药物基因组学与
个体化治疗用药决策

主　审　袁　洪　崔一民

主　编　阳国平　郭成贤

副主编　尹继业

编　者（按姓氏笔划排序）

尹继业　中南大学湘雅医院
刘丽娟　江西省肿瘤医院
阳国平　中南大学湘雅三医院
李　曦　中南大学湘雅医院
李金高　江西省肿瘤医院
杨　洪　美国马里兰大学
吴　畏　中南大学湘雅医院
张莉蓉　郑州大学基础医学院
孟祥光　郑州市第七人民医院
娄晓亚　中南大学湘雅三医院
袁义强　郑州市第七人民医院
郭　栋　美国马里兰大学
郭成贤　中南大学湘雅三医院
彭六保　中南大学湘雅二医院
裴　奇　中南大学湘雅三医院
谭重庆　中南大学湘雅二医院
魏　艳　郑州市第七人民医院

人民卫生出版社

图书在版编目(CIP)数据

药物基因组学与个体化治疗用药决策/阳国平,郭成贤主编.
—北京:人民卫生出版社,2016
ISBN 978-7-117-23734-5

Ⅰ.①药… Ⅱ.①阳… ②郭… Ⅲ.①药物-应用-基因组-
基因疗法 Ⅳ.①R394.6

中国版本图书馆 CIP 数据核字(2016)第 283726 号

人卫智网	**www.ipmph.com**	**医学教育、学术、考试、健康,**
		购书智慧智能综合服务平台
人卫官网	**www.pmph.com**	**人卫官方资讯发布平台**

药物基因组学与个体化治疗用药决策

主　　编:阳国平　郭成贤
出版发行:人民卫生出版社 (中继线 010-59780011)
地　　址:北京市朝阳区潘家园南里 19 号
邮　　编:100021
E - mail:pmph @ pmph. com
购书热线:010-59787592　010-59787584　010-65264830
印　　刷:北京盛通商印快线网络科技有限公司
经　　销:新华书店
开　　本:710×1000　1/16　印张:16
字　　数:296 千字
版　　次:2016 年 12 月第 1 版　2020 年 9 月第 1 版第 2 次印刷
标准书号:ISBN 978-7-117-23734-5/R·23735
定　　价:42.00 元

打击盗版举报电话:010-59787491　E-mail:WQ @ pmph. com
质量问题联系电话:010-59787234　E-mail:zhiliang @ pmph. com

序

　　药物反应个体差异是临床治疗中的普遍现象，揭示药物反应个体差异的最终目的是指导临床合理用药，提高药物治疗水平。药物基因组学是研究人类全基因组中基因影响药物反应的一门学科。随着人类基因组计划的完成和后基因组学的深入研究，越来越多的与药物反应相关的基因被发现，药物反应个体差异的遗传学机制得以逐渐阐明。这极大地促进了药物基因组学的发展，使得药物基因组学在临床上的应用也越来越广泛。基于药物基因组学的个体化药物治疗，将促进临床用药从"千人一药、万人一量"的经验用药模式向"一人一药一量"的精准用药新模式转变。这对提高药物治疗效应、降低药物不良反应发生风险、节约医疗成本均具有重要意义。

　　目前，在国外已出版了一些介绍药物基因组学与个体化治疗的书籍，而在我国相关书籍甚少。《药物基因组学与个体化治疗用药决策》一书，提纲挈领、图文并茂地分析了药物基因组学与临床个体化治疗实践的应用现状，系统地介绍了药物基因组学在精准医疗与个体化医疗中的应用。该书的推出，将助力药物基因组学在临床的应用和推广，为临床医生、药师以及科研工作者提供知识参考。

中国工程院院士

2016 年 8 月

前　言

　　药物基因组学（pharmacogenomics）是研究人类全基因组中基因影响药物反应的一门学科。药物基因组学的主要任务是研究人类全基因组中所有基因的结构、表达、功能等改变对药物反应的影响。其主要目的是阐明药物反应的个体差异和种族差异，以提高药物疗效、降低毒性反应、节约医疗成本，最终实现药物的个体化治疗。药物基因组学是精准医学的前沿研究领域，是个体化治疗的核心和理论基石。随着测序技术的不断提高和基因组学技术的进步，药物基因组学的发展日新月异，使得能够指导临床个体化用药的成果越来越多。然而，与之不匹配的是，药物基因组学专业人才缺乏，临床上对药物基因组学的认识还相对薄弱。

　　为给我国医药学工作者提供一本较为系统的阐述药物基因组学应用的参考书，我们编撰了这本专著。本书着眼于药物基因组学的临床个体化治疗实践，较系统地介绍了目前能用于临床个体化治疗的药物基因组学成果。本书第一部分（一至四章）为总论，重点介绍药物基因组学的理论基础；第二部分（五至十六章）为各论，重点阐述各类药物基于药物基因组学的个体化治疗实践。本书还运用了大量图表，尽可能将观点、数据进行精练的归纳和生动的阐释。

　　本书可供从事遗传药理学、药物基因组学、精准医学、个体化医学、转化医学、临床医学、分子诊断学以及分子病理学等有关临床、科研、教学以及产品研发的工作者参考，同时也可作为培训和医学继续教育教材使用。

　　尽管数易其稿、努力完善，但由于编者水平有限，不足之处仍难避免。在此，恳请广大读者和专家谅解！同时，也诚挚欢迎各位批评指正，以助我们日后改进。

编者

2016 年 8 月

目 录

第一章

概　论

第一节　药物基因组学渊源

随着人类基因组学计划的完成,后基因组学的深入研究,促进了药物基因组学(pharmacogenomics)的发展。药物基因组学是研究人类全基因组中基因影响药物反应的一门学科。药物基因组学是精准医学的前沿研究领域,是个体化治疗的核心和理论基石。药物基因组学是在遗传药理学(pharmacogenetics)的基础上形成的。遗传药理学是研究人体的遗传变异所引起药物反应异常的学科,其发展最早可追溯到英国科学家 Archibald Edward Garrod(1857—1936)等对先天性代谢缺陷的研究。Garrod 在对尿黑酸尿症和苯丙酮尿症进行深入研究后,提出缺乏这些酶的个体丧失对某些外源性物质(药物)的生物转化,并进一步强调参与外源性物质(药物)生物转化的酶活性也由遗传物质决定。在 20 世纪 50 年代,遗传药理学得到了快速发展,许多重要的成果在这一时期被发现,如葡糖-6-磷酸脱氢酶(glucose-6-phosphate dehydrogenase,G-6-PD)缺乏导致的抗疟疾药物伯氨喹引发急性溶血性贫血、胆碱酯酶活性缺乏引起的肌松药物琥珀胆碱导致的特异质反应、乙酰转移酶活性异常引起的抗结核药物异烟肼代谢异常。1962 年,Werner Kalow 出版了世界上首部遗传药理学专著——《Pharmacogenetics:Heredity and the Response to Drug》。我国遗传药理学的发展源于 20 世纪 80 年代,我国遗传药理学家周宏灏院士等在世界上首次提出了药物反应的种族差异。周宏灏院士等通过进一步对药物代谢酶、转运体和受体表型与基因多态性进行深入研究后,提出基因多态性在种族中的频率差异是导致药物反应种族差异的遗传学机制。人类基因组计划的完成,使得遗传药理学的理论得到了进一步的提升,产生了药物基因组学。药物基因组学主要研究人类全基因组中基因对药物反应的影响,它是遗传药理学的延伸和扩展。2001 年,Werner Kalow 出版了世界上首部药物基因组学专著——《Pharmacogenomics》(药物基因组学)。

目前,许多机构发布了药物基因组学应用建议,如美国食品药品监督管理局(U. S. Food and Drug Administration,FDA)(附录)、由美国国立卫生研究院(National Institutes of Health,NIH)下设的药物基因组学研究网络(Pharmacogenomics Research Network,PGRN)和美国斯坦福大学管理的药物基因组学知识库(The Pharmacogenomics Knowledge Base,PharmGKB)联合组建的临床药物基因组学应用委员会(Clinical Pharmacogenetics Implementation Consortium,CPIC)(CPIC 发布的指导药物见表 1-1)以及由荷兰皇家制药促进协会(The Royal Dutch Association for the Advancement of Pharmacy)创建的荷兰药物基因组学工作组(The Dutch Pharmacogenetic Working Group,DPWG)(DOWG 发布的指导药物见表 1-2)等。

表 1-1　CPIC 发布的指导药物

药物	基因
阿扎那韦(atazanavir)	*UGT1A1*
别嘌醇(allopurinol)	*HLA-B* * 58：01*
他克莫司(tacrolimus)	*CYP3A5*
可待因(codeine)	*CYP2D6*
苯妥英(phenytoin)	*CYP2C9*、*HLA-B*
辛伐他汀(simvastatin)	*SLCO1B1*
拉布立酶(rasburicase)	*G-6-PD*
依伐卡托(ivacaftor)	*CFTR*
阿巴卡韦(abacavir)	*HLA-B* * 57：01*
聚乙二醇干扰素-α(PEG interferon-α-based regimens)	*IL28B*
氟尿嘧啶(fluorouracil)	*DPYD*
氯吡格雷(clopidogrel)	*CYP2C19*
卡马西平(carbamazepine)	*HLA-B* * 15：02*
巯基嘌呤(thiopurine)	*TPMT*
华法林(warfarin)	*CYP2C9*、*VKORC1*
选择性五羟色胺吸收抑制剂(selective serotonin reuptake inhibitors)、三环类抗抑郁药(tricyclic antidepressants)	*CYP2D6*、*CYP2C19*

表 1-2　DPWG 发布的指导药物

药物	基因
阿米替林(amitriptyline)、阿立哌唑(aripiprazole)、托莫西汀(atomoxe-tine)、卡维地洛(carvedilol)、氯丙米嗪(clomipramine)、氯氮平(clozap-ine)、可待因(codeine)、多塞平(doxepin)、度洛西汀(duloxetine)、氟卡尼(flecainide)、氟哌噻醇(flupenthixol)、氟哌啶醇(haloperidol)、丙米嗪(imipramine)、美托洛尔(metoprolol)、米氮平(mirtazapine)、去甲替林(nortriptyline)、奥氮平(olanzapine)、羟考酮(oxycodone)、帕罗西汀(paroxetine)、普罗帕酮(propafenone)、利培酮(risperidone)、他莫昔芬(tamoxifen)、曲马多(tramadol)、文拉法辛(venlafaxine)、珠氯噻醇(zu-clopenthixol)	CYP2D6
醋硝香豆醇(acenocoumarol)、格列本脲(glibenclamide)、格列齐特(gli-clazide)、格列美脲(glimepiride)、苯丙香豆素(phenprocoumon)、苯妥英(phenytoin)、甲苯磺丁脲(tolbutamide)	CYP2C9
西酞普兰/艾司西酞普兰(citalopram/escitalopram)、氯吡格雷(clopi-dogrel)、埃索美拉唑(esomeprazole)、丙米嗪(imipramine)、兰索拉唑(lansoprazole)、吗氯贝胺(moclobemide)、奥美拉唑(omeprazole)、泮托拉唑(pantoprazole)、雷贝拉唑(rabeprazole)、舍曲林(sertraline)、伏立康唑(voriconazole)	CYP2C19
伊立替康(irinotecan)	UGT1A1
硫唑嘌呤(azathioprine)、巯嘌呤(mercaptopurine)、硫鸟嘌呤(thiogua-nine)	TPMT
利巴韦林(ribavirine)	HLA-B44
阿巴卡韦(abacavir)	HLA-B*5701
他克莫司(tacrolimus)	CYP3A5
醋硝香豆醇(acenocoumarol)、苯丙香豆(phenprocoumon)	VKORC1
氟尿嘧啶/卡培他滨(fluorouracil/capecitabine)、替加氟/尿嘧啶(tega-fur/uracil)	DPYD

第二节　药物基因组学的任务和研究内容

一、药物基因组学的任务

　　药物基因组学是生命科学中发展迅速和备受关注的热点研究领域,是精准医学重要的组成部分,是实现个体化治疗与精准用药的理论支柱。药物基因组学的主要任务是研究人类全基因组中所有基因结构、表达、功能等改变对药物反应的影响。其主要目的是阐明药物反应的个体差异,达到提高药物疗效、降低毒性反应、节约医疗成本,最终实现药物的个体化治疗。药物基因组学包含了基因组学、分子生物学、遗传学、药理学、生物信息学等学科特点,综合运用上述学科技术,研究与药物反应相关的基因变异、RNA 及蛋白质特征,阐明决定药物反应个体差异的根本机制,为临床基因导向个体化治疗提供理论依据。

二、药物基因组学的研究内容

药物基因组学研究的内容即为寻找与药物反应个体差异相关的基因多态性,主要包括药物代谢酶基因多态性、药物转运体基因多态性、药物作用靶点基因多态性等。

药物代谢酶参与内源性物质和外源性物质的代谢,许多药物代谢酶的基因多态性具有显著的功能意义,导致其对底物代谢能力发生改变,最终导致药物反应出现个体差异。代谢酶分为Ⅰ相药物代谢酶、Ⅱ相药物代谢酶,其中Ⅰ相药物代谢酶又分为细胞色素 P-450 酶(cytochrome P-450,CYP450)、非细胞色素 P-450 Ⅰ相酶。细胞色素 P-450 酶代谢临床上绝大部分药物,常见的细胞P-450 酶有 CYP2C9、CYP2C19、CYP2D6、CYP3A4 等。这些 P-450 代谢酶遗传多态性对临床药物个体化应用有重要影响(表 1-3)。非细胞色素 P-450 Ⅰ相酶,常见的有乙醛脱氢酶(aldehyde dehydrogenase,ALDH)、二氢嘧啶脱氢酶(dihydropyrimidine dehydrogenase,DPYD)。Ⅱ相药物代谢酶,常见的有N-乙酰基转移酶(N-acetyltransferase,NAT)、谷胱甘肽 S-转移酶(glutathione S-transferase,GST)、葡糖醛酸基转移酶(UDP-glucuronosyltransferase,UGT)、硫嘌呤甲基转移酶(thiopurine methyltransferase,TPMT)。

表 1-3　CYP2C9、CYP2C19、CYP2D6、CYP3A4 代谢酶的常见底物

代谢酶	底物
CYP2C9	塞来昔布(celecoxib)、环磷酰胺(cyclophosphamide)、双氯芬酸(diclofenac)、氟伐他汀(fluvastatin)、格列本脲(glibenclamide)、格列美脲(glimepiride)、格列吡嗪(glipizide)、布洛芬(ibuprofen)、厄贝沙坦(irbesartan)、美洛昔康(meloxicam)、萘普生(naproxen)、氯沙坦(losartan)、苯妥英(phenytoin)、他莫昔芬(tamoxifen)、甲苯磺丁脲(tolbutamide)、华法林(warfarin)、氯诺昔康(lornoxicam)、吡罗昔康(piroxicam)、舒洛芬(suprofen)、托拉塞米(torasemide)、氟西汀(fluoxetine)、那格列奈(nateglinide)、罗格列酮(rosiglitazone)、他莫西芬(tamoxifen)、阿米替林(amitriptyline)

代谢酶	底物
CYP2C19	阿米替林(amitriptyline)、卡立普多(carisoprodol)、西酞普兰(citalopram)、苯妥英(phenytoin)、氯吡格雷(clopidogrel)、环磷酰胺(cyclophosphamide)、环己烯巴比妥(hexobarbital)、丙米嗪(imipramine)、吲哚美辛(indomethacin)、兰索拉唑(lansoprazole)、美芬妥因(mephenytoin)、氯胍(proguanil)、吗氯贝胺(moclobemide)、奈非那韦(nelfinavir)、奥美拉唑(omeprazole)、泮托拉唑(pantoprazole)、苯巴比妥(phenobarbital)、氯丙米嗪(clomipramine)、扑痫酮(primidone)、黄体酮(progesterone)、甲苯比妥(methylphenobarbital)、普萘洛尔(propranolol)、替尼泊苷(teniposide)、华法林(warfarin)、尼鲁米特(nilutamide)、埃索美拉唑(Esomeprazole)、雷贝拉唑(rabeprazole)、地西泮(diazepam)
CYP2D6	阿普洛尔(alprenolol)、安非他明(amphetamine)、阿立哌唑(aripiprazole)、阿米替林(amitriptyline)、阿托西汀(atomoxetine)、丁呋洛尔(bufuralol)、卡维地洛(carvedilol)、氯苯那敏(chlorpheniramine)、氯丙嗪(chlorpromazine)、西酞普兰(citalopram)、氯丙米嗪(clomipramine)、氯氮平(clozapine)、可待因(codeine)、异喹胍(debrisoquine)、地昔帕明(desipramine)、多塞平(doxepin)、右芬氟拉明(dexfenfluramine)、右美沙芬(dextromethorphan)、度洛西汀(duloxetine)、恩卡尼(encainide)、氟卡尼(flecainide)、氟西汀(fluoxetine)、氟伏沙明(fluvoxamine)、利多卡因(lidocaine)、吉非替尼(gefitinib)、氟哌啶醇(haloperidol)、马普替林(maprotiline)、丙米嗪(imipramine)、甲氧氯普胺(metoclopramide)、美托洛尔(metoprolol)、米安色林(mianserin)、美西律(mexiletine)、苯哒吗啉(minaprine)、吗啡(morphine)、奈比洛尔(nebivolol)、去甲替林(nortriptyline)、帕罗西汀(paroxetine)、哌克昔林(perhexiline)、奋乃静(perphenazine)、异丙嗪(promethazine)、普罗帕酮(propafenone)、普萘洛尔(propranolol)、乙双胍(phenformin)、非那西汀(phenacetin)、司巴丁(sparteine)、利培酮(risperidone)、他莫西芬(tamoxifen)、甲硫哒嗪(thioridazine)、噻吗洛尔(timolol)、托特罗定(tolterodine)、育亨宾(yohimbine)、曲马多(tramadol)、珠氯噻醇(zuclopenthixol)、文拉法辛(venlafaxine)、金雀花碱(sparteine)、昂丹司琼(ondansetron)、羟考酮(oxycodone)
CYP3A4	阿芬太尼(alfentanil)、阿普唑仑(alprazolam)、氨氯地平(amlodipine)、阿瑞匹坦(aprepitant)、阿立哌唑(aripiprazole)、阿司咪唑(astemizole)、阿托伐他汀(atorvastatin)、阿奇霉素(azithromycin)、丁螺酮(buspirone)、咖啡因(caffeine)、氯苯那敏(chlorpheniramine)、西洛地唑(cilostazol)、西沙必利(cisapride)、克拉霉素(clarithromycin)、可卡因(cocaine)、麦角胺咖啡因片(ergotamine and caffeine tablets)、氨苯砜(dapsone)、环孢霉素(cyclosporine)、可待因(codeine)、地塞米松(dexamethasone)、美沙芬(dextromethorphan)、地西泮

续表

代谢酶	底物
	(diazepam)、地尔硫䓬(diltiazem)、多西他赛(docetaxel)、多潘立酮(domperi-done)、依普利酮(eplerenone)、红霉素(erythromycin)、雌二醇(estradiol)、非洛地平(felodipine)、芬太尼(fentanyl)、非那雄胺(finasteride)、氟哌啶醇(hal-operidol)、氢化可的松(hydrocortisone)、伊马替尼(imatinib)、尼群地平(nit-rendipine)、乐卡地平(lercanidipine)、伊立替康(irinotecan)、茚地那韦(indina-vir)、利多卡因(lidocaine)、洛伐他汀(lovastatin)、美沙酮(methadone)、咪达唑仑(midazolam)、尼索地平(nisoldipine)、硝苯地平(nifedipine)、奈非那韦(nelfinavir)、那格列奈(nateglinide)、昂丹司琼(ondansetron)、紫杉醇(paclita-xel)、黄体酮(progesterone)、匹莫齐特(pimozide)、普萘洛尔(propranolol)、普伐他汀(pravastatin)、奎硫平(quetiapine)、奎尼丁(quinidine)、奎宁(quinine)、利培酮(risperidone)、瑞舒伐他汀(rosuvastatin)、利托那韦(ritonavir)、沙美特罗(salmeterol)、沙奎那韦(saquinavir)、西地那非(sildenafil)、辛伐他汀(simvastatin)、西罗莫司(sirolimus)、类固醇 6β(steroid 6β-OH)、他克莫司(tacrolimus)、他莫昔芬(tamoxifen)、替利霉素(telithromycin)、特非那定(ter-fenadine)、睾酮(testosterone)、曲唑酮(trazodone)、三唑仑(triazolam)、维拉帕米(verapamil)、长春新碱(vincristine)、扎来普隆(zaleplon)、齐拉西酮(zi-prasidone)、唑吡坦(zolpidem)

药物转运体影响药物在体内的转运过程(摄入和外排),药物转运体的基因多态性会影响药物在体内的转运,进而导致药物在体内的吸收、分布和消除差异。药物转运体根据对底物的转运方向不同分为摄入转运体和外排转运体。摄入转运体,包括有机阴离子转运多肽家族(organic anion transporting polypeptides,OATP)、有机阴离子转运体家族(organic anion transporter,OAT)和有机阳离子转运体家族(organic cation transporters,OCT)等。外排转运体,包括多药耐药蛋白(multi-drug resistant protein,MDR)、多药耐药相关蛋白(multi-drug resistance-associated protein,MRP)以及肝脏胆盐外排泵(bile salt export pump,BSEP)等。药物转运体也可以根据结构分为三磷腺苷结合盒转运体(ATP binding cassette transporter,ABC 转运体)和溶质转运蛋白家族(solute transport protein family,SLC 家族)。

药物作用靶点基因多态性可引起药物与作用靶点的亲和力发生改变,导致个体产生不同的药物效应。常见的药物作用靶点有 α 肾上腺素受体(α-adrenoceptor,α-AR)、β 肾上腺素受体(β-adrenoceptor,β-AR)、血管紧张素受体(angiotensin receptor)、血管紧张素转化酶(angiotensin converting en-zyme,ACE)、阿片受体(opioid receptor)、多巴胺受体(dopamine receptor)、组胺受体(histamine receptor)、5-羟色胺受体(5-hydroxytryptamine receptor,5-HT)、维生素 D 受体(Vitamin D receptor,VDR)、血小板糖蛋白Ⅱb/Ⅲa (platelet glycoprotein Ⅱb/Ⅲa)、HMG-CoA 还原酶(HMG-CoA reductase)、受体酪氨酸激酶(receptor tyrosine kinase,RTKs)、线粒体 DNA(Mitochondrial DNA,mtDNA)等。

　　有些基因多态性并不是发生在与药物代谢(pharmacokinetics)和药物效应(pharmacodynamics)相关的通路上,也能对药物反应个体差异产生重要的影响。最常见的是人类白细胞抗原(human leukocyte antigen,HLA)基因型引起的罕见药物不良反应。有大量的研究已证实 HLA-B 等位基因与卡马西平(HLA-B*15:02)、苯妥英(HLA-B*15:02)、别嘌醇(HLA-B*58:01)、阿巴卡韦(HLA-B*57:01)、氨苯砜(HLA-B*13:01)、甲醋唑胺(HLA-B*59:01)、氟氯西林(HLA-B*57:01)等药物所致罕见不良反应发生风险相关。

第三节　药物基因组学常用研究方法

　　药物基因组学作为一个交叉学科,涉及基因组学、分子生物学、遗传学、药理学、大数据、生物信息学以及临床医学等多个学科,这些学科的研究方法和技术都可以被这门新兴学科所运用。药物基因组学的研究可以是从临床现象的发现,再到体外的功能验证,也可是体外的基础研究逐渐过渡到临床研究。因此,药物基因组学的研究也涉及分子细胞水平、动物水平以及人体研究水平等多个方面,本章将主要介绍一些药物基因组学研究中,相对较常见的方法。

一、分子细胞水平

　　研究基因多态性对基因表达和功能的影响,进而明确基因多态性对药物的影响及机制,是药物基因组学研究中常用的方法。常见的基因多态性包括:单核甘酸多态性(single nucleotide polymorphisms,SNP)、插入缺失突变(insert-deletion,Indel)、微卫星(microsatellite)、微卫星不稳定性(microsatellite instability,MSI)、拷贝数变异(copy number variation,CNV)、DNA 甲基化(DNA methylation)、融合基因(fusion gene)等。

　　基因多态性检测:基因多态性的检测方法较多,包括聚合酶链式反应(polymerase chain reaction,PCR)、限制性片段长度多态性 PCR(PCR-RFLP)、等位基因特异性 PCR(allele-specific PCR,AS-PCR)、高分辨率融解曲线(high-resolution melting curve,HRM)、基质辅助激光解吸电离飞行时间质谱(matrix assisted laser desorption/ionization time of flight mass spectrometry,MALDI-TOF-MS)、数字 PCR(digital PCR,dPCR)、荧光原位杂交(fluorescence in situ hybridization，FISH）、一代测序（sanger sequencing）、焦磷酸测序（pyrosequencing）、二代测序（next generation sequencing，NGS）、三代测序（third generation sequencing，TGS）。

基因表达检测：基因多态性有可能是直接影响基因的功能而发挥作用，也有可能是影响基因的 mRNA、蛋白质的表达而发挥作用。常用的检测 mR-NA、蛋白质表达的技术，如 Real-time PCR、Western blot，在药物基因组学研究中也较常用。

基因过表达：在药物基因组学研究中，常常需要探寻药物和某一特定基因之间的关系。在细胞中过表达这一特定基因是研究药物与基因相互作用的一个非常有效的手段。通过将某一特定基因的 cDNA 连接到特定的表达载体上，构建出重组载体（质粒），然后通过转染的方式将质粒携带的遗传信息在细胞内进行表达。在药物基因组学中，这一方法尤其适用于单核苷酸多态性（SNP）功能的研究。通过定点突变，可以构建具有不同 SNP 的质粒。然后通过将这些质粒在细胞内表达，再研究其和药物的相互作用，比较不同 SNP 之间功能性的差异。

基因 knockdown：简而言之，基因 knockdown 就是通过实验的方法将细胞内某一特定基因的表达降低的方法。基因 knockdown 与基因过表达一起，成为研究基因功能的一对可以相互印证的方法。比较常见的做法是通过RNA 干扰技术来实现对特定基因表达的下调。通过转染将与特定基因的mRNA 互补的小干扰 RNA（siRNA）或者由此设计的短发夹 RNA（shRNA）载体导入细胞内，siRNA 或者载体表达的 shRNA 经修剪形成的 siRNA 会与特定基因的 mRNA 结合，使 mRNA 降解来达到减少其表达的目的。基因编辑技术，如 CRISPR/Cas9 技术等，也是药物基因组学中研究基因突变功能的有效武器。

肝原代细胞培养：肝脏作为药物代谢的最主要器官，一直是药物基因组学的研究重点。相比被广泛使用的肝脏肿瘤源性细胞（如 HepG2 等），原代细胞基本保留了肝细胞各种药物代谢酶、转运体的活性，所以原代细胞也更多地被用来研究药物的代谢通路以及药物对代谢酶的诱导和抑制。HepaRG 细胞是另外一种越来越被广泛使用的肝源性细胞。通过对未分化的 HepaRG 细胞进行培养，研究人员可以获得相较 HepG2 细胞高出许多的肝源性酶的表达，这也使得 HepaRG 细胞在一定程度上能够替代肝原代细胞来开展研究。

肝微粒体研究：通过机械外力将肝组织细胞破坏，肝细胞的内质网会形成数量众多的小囊结构，可溶性药物代谢酶就存在于这种小囊结构（肝微粒体）中。通过差速离心将肝微粒体和其他细胞碎片进行分离，然后再通过超高速离心将肝微粒体中的其他杂质清除。这种方法获得的肝微粒体基本保留了肝细胞酶的活性,可以方便地用来研究药物的代谢通路和产物,筛选酶的抑制剂和诱导剂,以及在体外研究药物的相互作用。因为细胞结构被破坏,肝微粒体无法用于药物对药物代谢酶基因调控的研究。

二、动物水平

动物水平的研究是连接体外研究和人体研究的桥梁。一个合适的动物模型对于验证体外实验获得的结果是至关重要的,同时动物实验的结果也为下一步的临床试验研究提供数据支持。

基因敲除小鼠:在药物基因组学中,如果需要进一步明确某一基因在药物代谢中所起的作用,或者明确药物的作用途径,使用基因敲除的小鼠已经成为一个极其有力的工具。从最开始的全基因组敲除,到现在的组织特异性敲除;从单基因敲除,到多个基因敲除;对于科研工作者来说,最重要的工作就是如何挑选出最适合的动物模型来开展研究。

人源化转基因小鼠:虽然动物实验能够为之后的临床试验提供数据支持,但由于种属差异,药物在动物和人体中经常呈现不同的毒性或者作用。这也导致了很多在临床前表现有效的药物,却在之后的临床试验中失败。人源化的转基因小鼠为科研人员提供了很好的途径来解决此问题。将小鼠的某个基因敲除,再插入人源性的同源基因,从而成功让小鼠表达人源性的药物代谢酶、转运体以及核受体。

模型动物:科学家已经构建大量的模型动物来开展对疾病的研究。其中的一些模型动物也可以用于开展药物基因组学的研究。例如华法林耐药大鼠[由于维生素 K 还原酶(VKORC1)基因发生突变,导致的大鼠对华法林的耐受],可用来研究华法林的临床个体差异。

三、人体水平

药物基因组学研究的最终目的是根据个体遗传背景的不同,提供合理的个体化治疗方案。所有在体外和动物水平的研究最终都需要在人体水平进行验证。在循证医学的支持下,任何一个可以用于临床进行个体化治疗的遗传分子标志物都需要经过临床验证。

基于健康受试者的药物基因组学研究:此研究在药物基因组学的研究中起重要的作用。将健康受试者根据某一基因多态性进行分组,再观察分组间对于同一药物处置后反应的差异。利用健康受试者开展研究的优势在于其较少受到疾病状态的影响,更易观察到遗传因素的作用。

基于特定患者的药物基因组学研究:患者是药物基因组学最终的服务对象。正如药物研发必须经过大样本的、对特定患者的试验,才能最终被应用于临床。药物基因组学根据遗传特点进行的个体化治疗,也必须经过在特定患者中的临床验证,才能被用来指导临床个体化用药。药物基因组学临床研究方法包括病例-对照关联研究和前瞻性随机对照试验研究。在药物基因组学中,病例-对照关联研究可根据患者的表型或药物反应性(如药物治疗的疗效差异、不良事件发生与否等)进行病例分组。病例-对照关联研究包括两种不同的设计类型候选基因关联研究(candidate gene association study)、全基因研究[如全基因组关联研究(genome-wide association study,GWAS)、全基因组测序(whole genome sequencing)]、外显子测序(exon sequencing)等。在药物基因组学中,前瞻性随机对照试验研究主要是为了验证药物基因组学中的遗传分子标志物、比较根据基因多态性指导药物个体化治疗的优势。

第四节 药物基因组学与个体化治疗

药物基因组学临床应用主要包括:根据基因多态性对药物效应、不良反应的影响,选择合适的药物以及调整给药剂量。

一、选择合适的药物

(一)根据基因多态性对药物效应的影响,选择合适的药物

1. 药物代谢酶基因多态性对药物效应的影响 有些前体药物(prodrug)在体内需要在代谢酶的作用下才能转化成活性药物。当药物代谢酶基因出现变异,导致酶活性降低或缺乏时,前体药物在体内产生的活性成分减少,药物效应就会降低或无效。因此,药物代谢酶基因多态性,决定了药物的临床选择。氯吡格雷为无活性的前体药物,需经肝细胞内细胞色素 P450 酶系活化,其中约 85% 被酯酶转化为无活性的代谢产物,仅约 15% 氯吡格雷被活化生成具有活性的代谢产物而发挥其抗血小板的药理作用。影响氯吡格雷活化的P450 酶主要为 CYP2C19。CYP2C19 弱代谢人群中,由于缺乏 CYP2C19 酶活性而不能将氯吡格雷转化为活性代谢产物发挥抗凝作用。因此,CYP2C19 弱代谢人群中,不能使用氯吡格雷抗凝。可待因在体内需要经过 CYP2D6 代谢转化成吗啡才能发挥镇痛等药理作用。在 CYP2D6 弱代谢人群中,由于缺乏CYP2D6 酶活性而不能将可待因转化生成吗啡。因此,CYP2D6 弱代谢人群中,不能使用可待因镇痛。

2. 药物靶点基因多态性对药物效应的影响 随着药物基因组学和分子病理、遗传学等技术的发展,越来越多的疾病依据分子靶标被精确地划分为不同的亚型,而针对各个靶标的分子靶向药物则实现了对疾病的精准治疗,且在提高疗效的同时可减少副作用。与之相应的药物基因组靶点的分子分型也被称

为临床用药前的常规检查。首个乳腺癌分子靶向制剂曲妥珠单抗的上市,极大地推动了分子靶向药物的研究,也促进了临床药物基因组学与个体化治疗的发展。

在 *HER2* 扩增阳性的乳腺癌患者中,使用曲妥珠单抗疗效优于 *HER2* 扩增阴性的乳腺癌患者。进一步研究也发现,曲妥珠单抗对 *HER2* 扩增阳性的胃癌患者也有效。FDA 已于 2010 年批准曲妥珠单抗用于治疗胃癌 *HER2* 扩增阳性的患者。吉非替尼为首个小分子表皮生长因子受体酪氨酸激酶抑制剂,其通过与 *EGFR* 胞内的激酶区结合,抑制酪氨酸激酶的活性,从而发挥抗肿瘤作用。IPASS 研究显示吉非替尼在亚洲人群、不吸烟/轻度吸烟、腺癌的患者中疗效更好,进一步研究提示在腺癌患者中 *EGFR* 突变比例较高。现已阐明在 *EGFR* 基因第 19 外显子缺失、第 21 外显子突变(L858R)和第 18 外显子突变(G719X)的患者中,使用小分子酪氨酸激酶抑制剂效果较好。IPASS 研究成果不仅开创了非小细胞肺癌靶向治疗的时代,也提示了小分子靶向制剂使用的种族差异。目前在中国人群中使用的肿瘤分子靶向药物主要有小分子表皮生长因子受体(*EGFR*)酪氨酸激酶抑制剂、抗 *EGFR* 的单克隆抗体、抗 *HER-2* 的靶向药物、*BCR-ABL* 酪氨酸激酶抑制剂、*ALK* 激酶抑制剂等。

3. 其他基因多态性对药物效应的影响　有些基因多态性,并不是发生在与药物代谢或作用靶点相关的基因上,来影响药物的效应、决定药物的疗效。替莫唑胺用于胶质瘤的治疗,其通过引起 DNA 双链断裂,导致肿瘤细胞凋亡而发挥抗肿瘤作用。O6-甲基鸟嘌呤-DNA-甲基转移酶是一种 DNA 修复酶,起到维持细胞内 DNA 稳定的作用。因此,细胞内 O6-甲基鸟嘌呤-DNA-甲基转移酶的表达水平与替莫唑胺疗效密切相关,其表达水平增加可导致替莫唑胺耐药。细胞内 O6-甲基鸟嘌呤-DNA-甲基转移酶在组织中的表达水平与其启动子的甲基化程度成反比。因此,根据 O6-甲基鸟嘌呤-DNA-甲基转移酶启动子的甲基化水平,即可判断是否可用替莫唑胺治疗。

(二) 根据基因多态性对药物不良反应的影响,选择合适的药物

药物不良反应是指因药物本身的作用或药物间相互作用而产生的与用药目的无关而又不利于患者的各种反应,包括副作用、毒性反应、后遗效应、变态反应、继发反应和特异质反应等。药物不良反应有多种分类方法,通常按其与药理作用有无关联而分为两类:A 型(量变型异常)和 B 型(质变型异常)。A 型药物不良反应又称为剂量相关的不良反应,主要是由药物的药理作用过程所致,特点是可以预测,与剂量有关,发生效率较高,但死亡率很低,如抗凝药物所致的出血等。B 型是与正常药理作用完全无关的一种异常反应,难以预测,发生率很低,但死亡率高。

A 型不良反应,一般根据基因多态性调整给药剂量即可避免,将在后文叙述。B 型不良反应,一般需要换药。临床常见的与 B 型不良反应相关的基因,包括:①6-磷酸葡萄糖脱氢酶:红细胞 6-磷酸葡萄糖脱氢酶缺乏引起的伯氨喹、拉布立酶等药物所致的急性溶血性贫血。② $HLA-B$ 等位基因: $HLA-B^*$ $15:02$ 等位基因引起的卡马西平所致的严重皮肤不良反应史蒂文斯-约翰逊综合征(Stevens-Johnson,SJS)/中毒性表皮坏死松解症(Toxic epidermal necrolysis,TEN)、 $HLA-B^*13:01$ 等位基因引起的氨苯砜所致药物超敏综合征、 $HLA-B^*57:01$ 等位基因引起的氟氯西林所致的肝损伤。③线粒体 DNA:线粒体 DNA 12S rRNA 遗传多态引起的氨基糖苷类抗生素所致的耳毒性。

二、调整给药剂量

药物转运体、代谢酶基因多态性可影响自身的活性,进而影响其底物的血药浓度,最终可能导致药物疗效和毒性反应的差异。而药物作用靶点的变异,可直接影响药物效应。因此,临床上常需要根据基因多态性调整给药剂量。

(一) 根据药物代谢酶、转运体、作用靶点的多态性,调整给药剂量,提高药物疗效

当药物代谢酶、转运体、作用靶点出现变异时,常常影响到药物的代谢或效应。前面已提到 $CYP2C19$ 弱代谢人群,由于缺乏 CYP2C19 酶活性而不建议使用氯吡格雷进行抗凝治疗。而当 $CYP2C19$ 为中等代谢型时,酶的活性降低,氯吡格雷代谢减慢,要达到预期的抗凝效果,就要增加氯吡格雷的给药剂量。

(二) 根据药物代谢酶、转运体、作用靶点多态性,调整给药剂量,避免不良反应

对治疗窗窄的药物或细胞毒性药物,药物代谢酶、转运体、作用靶点的变异,容易导致 A 型不良反应的发生。伊立替康应用于结直肠癌等实体瘤的化疗,其活性代谢产物 SN-38 主要经 UGT1A1 灭活,从而使正常细胞免受 SN-38 毒性的影响。 $UGT1A1$ 基因常见的多态性位点为 ^{*28} 和 ^{*6} ,导致酶活性降低,对 SN-38 代谢能力减弱,使得 SN-38 在体内集聚增多,毒性风险增加。在 $UGT1A1$ 突变的患者中,使用伊立替康应减少给药剂量。

(三) 综合遗传和环境因素,精确计算药物给药剂量

在很多情况下,药物的作用并非仅由遗传因素决定,往往还受年龄、体重等多种因素的影响。综合多因素的个体化给药模型,是未来药物基因组学的发展趋势。华法林是这一现象研究中的经典范例。华法林治疗窗窄,个体差异大,易导致出血等不良事件的发生。华法林是由 S 型和 R 型对映体组成的消旋体,其中 S 型为主要活性成分。 S 型主要由 CYP2C9 代谢,其遗传多态位点(＊3)能显著影响到 S 型的血药浓度。维生素 K 环氧化物还原酶复合物亚基 1(VKORC1)是华法林作用的靶点,其遗传多态位点(−1639G ＞A)能显著影响华法林的抗凝效应。国际华法林药物基因组协会(The International Warfarin Pharmacogenetics Consortium,IWPC)根据遗传信息、年龄、身高、体重等信息建立了华法林个体化给药剂量预测模型{每周华法林剂量＝[5.6044−0.2614×年龄(每 10 岁)＋0.0087×身高(cm)＋0.0128×体重(kg)−0.8677× VKORC1 A/G − 1.6974 × VKORC 1 A/A − 0.4857 ×未知的 VKORC1−0.5211× CYP2C9＊1/＊2−0.9357×CYP2C9＊1/＊3−1.0616× CYP2C9＊2/＊2 − 1.9206 × CYP2C9＊2/＊3 − 2.3312 × CYP2C9＊3/＊3−0.2188×未知的 CYP2C9−0.1092×亚洲人群−0.2760×非洲人群/非裔美国人−0.1032×未知人群＋1.1816×酶诱导剂−0.5503×胺碘酮][2]}。根据该模型可以精确计算出华法林的初始给药剂量,避免过度抗凝或抗凝不足。如一房颤患者,男性、年龄 68 岁、身高 170cm、体重 62kg、CYP2C9 基因为野生型(＊1/＊1)、VKORC1 基因为杂合子(−1639GA),未有其他合并用药,根据计算该患者初始华法林使用剂量应为 4mg/d。

第五节　药物基因组学与个体化治疗面临的挑战

随着精准医学的提出和推进,药物基因组学的发展将会迎来新的机遇。国内的医疗机构已陆续开展基因检测指导临床药物合理使用;国家卫生和计划生育委员会临床检验中心相继开展了 EGFR、KRAS 等基因检测的室间质评;个体化治疗的技术指南也相继发布。这些都将对我国临床药物基因组学和个体化治疗应用于临床实践起到积极的推动作用。但我们也要清楚地认识到药物基因组学应用于临床依然面临诸多困境:①药物基因组学研究中的种族差异。尽管目前美国 FDA 公布了 140 余种药物的遗传标签,但由于种族差异的存在,使得国外的临床药物基因组学应用指南并不一定适合在中国人群中应用。如在白种人群中,研究发现阿巴卡韦引起的药物超敏综合征与 HLA-B＊57:01 等位基因密切相关。但在中国人群中,HLA-B＊57:01 等位基因频率较低,尚未有足够的研究支持在中国人群中检测 HLA-B＊57:01 等位基因对预警阿巴卡韦引起的罕见毒性反应有足够的价值。②临床药物基因组学研究还需不断深化。目前此研究尚缺乏前瞻性、大样本、多中心、随机对照试验,并且很多研究结果常常出现不一致的情况。因此,难以有效地向临床应用转化。③药物基因组学还属于比较新的学科,其发展与近年来基因组学的快速发展息息相关。而目前大部分临床医生缺乏基因组学与个体化治疗的相关知识。因此,还不被更多的临床医生所接受。④药物基因检测产生的经济成本。由于基因检测指导药物治疗,还未被纳入医保系统,使得部分患者不能接受额外产生的医疗费用。⑤药物基因检测项目的技术和数据分析也尚需进一步规范。理想的基因检测项目要求包括:操作便捷、成本低廉、结果准确可靠、数据分析简单、检测自动化程度高、通量高、有较大灵活性可以用来检测不同类型的突变等。目前尚未有一种检测项目具备上述所有特征,因此给卫生部门制订适合临床检验的药物基因检测方案带来了困难。

参 考 文 献

[1] 周宏灏. 遗传药理学. 2 版. 北京:科学出版社,2013.

[2] Manolio TA,Chisholm RL,Ozenberger B,et al. Implementing genomic medicine in the clinic:the future is now. Genet Med,2013,15(4):258-267.

[3] http://www. fda. gov/Drugs/ScienceResearch/ResearchAreas/Pharmacogenetics/ucm083378. htm.

[4] https://www. pharmgkb. org/view/dosing-guidelines. do.

[5] http://www. biodiscover. com/news/politics/120902. html.

[6] Hodoglugil U, Carrillo MW, Hebert JM, et al. PharmGKB summary: very important pharmacogene information for the epidermal growth factor receptor. Pharmacogenet Genomics,2013,23(11):636-642.

[7] Finkelman BS,Gage BF,Johnson JA,et al. Genetic warfarin dosing:tables versus algorithms. J Am Coll Cardiol,2011,57(5):612-618.

[8] Ann K Daly. Pharmacogenomics of adverse drug reactions. Genome Medicine,2013,5(1):5.

[9] Julia M. Barbarino,Deanna L. et al. PharmGKB summary:very important pharmacogene information for human leukocyte antigen B. Pharmacogenetics and Genomics,2015,25:205-221.

[10] Nahoko Kaniwa and Yoshiro Saito. Pharmacogenomics of severe cutaneous adverse reactions and drug-induced liver injury. J Hum Genet,2013,58:317-326.

第二章

药物基因组学与个体化治疗决策中的常用检测技术

第一节　临床个体化治疗样本处理

适当的样本处理是成功开展检测的前提条件,而临床个体化治疗的样本种类繁多,来源较为复杂,需要小心处理。临床样本处理的核心和关键是确保其完整性和样本质量不变,主要步骤包括采集、运输与储存。其中任何一个环节处置不当都有可能引起样本破坏,从而导致无法检测或者结果有误。本节将按照样本处理的流程,重点讲述各个步骤中的注意事项。

一、采样前准备

个体化治疗检测项目的申请:随着药物作用靶点的不断发现,个体化治疗发展迅速,检验项目更新很快,申请合适的检测项目是采样前准备工作中的重要一环。临床检验实验室需要定期对已开展和待开展项目进行总结和评估,根据患者的反馈信息和最新相关文献制订相应的检测项目。并以申请单的形式进行提供,申请单应该包含足够的信息和说明,便于有资质开具申请单的医生选择合适的项目。由于个体化治疗领域专业性较强并且体系复杂,临床医生对这些项目往往不太了解,因此需要跟临床检验实验室加强沟通,以便帮助医生针对每位患者选择合适的样本和有价值的检测项目,并能合理解释检测结果。患者则应该在了解检测项目后,积极配合医生和实验室,提供申请单所需要的相关信息。

1. 送检单填写与项目复核　样本采集前需填写送检申请表,提供受检者的必要信息,为临床医生选择适当的检测项目和采取治疗措施提供参考。需采集的信息主要包括以下内容:

(1)受检者常规信息:主要包括样本唯一性编号、申请的检测项目、采样日期、采样时间、受检者姓名、性别、民族、出生日期、样本来源、采样单位、采样人姓名等。

（2）受检者相关临床资料：主要包括身高、体重、疾病诊断、疾病分型分期、合并疾病、用药情况、送检医生姓名和单位等。

送检单到达检验实验室后，收样人员应该进行复核，根据其专业知识与送检单提供的相关信息，对检测项目的合理性进行审核，必要时应该与送检医生讨论。

2. 患者的正确识别与知情同意书　正确识别患者是获取正确临床样本的前提条件，由于临床工作中患者情况千差万别，有些可能服用了镇静类药物，有些可能临时改变了诊疗地点，有些可能存在感知方面的障碍等等。因此，医护人员在采样前需要仔细核对患者的姓名、送检医院、科室、住院号等相关身份信息，确保所采集样本来源于患者本人。签署知情同意书是开展临床检测前的重要环节，所有受检者均需签署知情同意书。知情同意书应该告知患者所检测项目的目的、意义、基本过程、患者的受益、检测可能给患者带来的不便和风险、项目的不足、检测后剩余样本的去向及保存时间、样本是否可匿名用于科研项目、如何确保受检者的个人隐私（包括医疗记录和医疗数据）得到保护等相关信息。对于有创的检测（比如穿刺活检），应该备有紧急风险预案。知情同意书是患者行使选择权和医生履行如实告知义务的书面证据，每一名患者均需签署。

3. 采样容器的选择和防污染　由于个体化用药检测的项目大多为分子检测，因此对于采样容器的要求较高。所有的采样材料需为一次性使用，容器也需为一次性、密闭和无菌装置，如果送检的样本为核酸，还必须保证容器无核酸。由于很多样本在后期都需要进行 PCR 扩增，因此容器不能含有 PCR 扩增抑制剂，比如在选择抗凝管时，不能使用肝素作为抗凝剂，而应该使用 ED-TA 或者枸橼酸盐。由于 PCR 扩增对核酸信号有放大作用，因此采样前和采样过程中一定要特别注意防止采样人员的头发、皮肤脱落细胞等物质对患者样本的污染。

二、样本采集

由于个体化用药的检测项目较多，涉及多种不同疾病，因此样本来源有多种，主要包括全血样本、组织样本（新鲜组织、冰冻组织、石蜡包埋组织、穿刺样本等）、口腔拭子和骨髓等。为确保样本采集的质量，避免污染和干扰，临床检验实验室首先需要对各种不同来源的样本采集流程制作相应的标准操作规程（SOP），并且加强对样本采集人员的培训。此外，患者也应该做好相应的准备，积极配合采样人员在正确的时间采集足够量的样本。下面，将就个体化治疗中常见样本的具体采集要求和注意事项进行详细说明。

（一）全血和骨髓样本

应该使用 EDTA 或者枸橼酸盐抗凝的真空采血管采集全血样本,一般采集静脉血 2～3ml,采集后将采血管颠倒混匀数次,保证抗凝效果。并在抗凝管外部标签纸上详细登记好血样信息,包括样本唯一性编号、姓名、性别、采集日期和时间、样本类型和送检医生姓名等。也可用专用采血卡采集,分袋盛放并登记好相关信息。骨髓样本使用注射器采集和保存,同样也应该使用 ED-TA 或者枸橼酸盐抗凝。如果检测目标是细胞内 RNA,建议用含 RNA 稳定剂的采样管进行全血或骨髓样本的采集,或者在采样后尽快将全血或骨髓加入到 RNA 稳定溶液中。血液样本应该在 4℃保存,24 小时之内提取核酸可以获得最佳效果,保存一周后 DNA 获得率会降低 15%～20%左右,保存两周后会降低 25%～30%左右,室温影响更大,因此应该将样本尽快送达临床检验实验室。并且在运输的途中做好低温处理和包装保护。

（二）组织样本

组织样本是个体化医学临床检验最常用的样本来源之一,特别是检测肿瘤组织中的体细胞突变、甲基化、mRNA 等,必须采集组织样本进行检测。组织样本主要分为以下两种类型:

（1）新鲜组织:是临床常见的组织类型之一,样本采集的大小取决于组织类型以及所含目的细胞的多少。虽然用于个体化治疗检测的组织越大越好,但有时临床往往难以取到大量组织块,比如很多患者只能接受穿刺活检。这时需要根据临床检验实验室的方法灵敏度和组织中包含待检测细胞数来确定采样量,很难准确定义所需的最小样本量。一般情况下,对于细胞含量较多的组织,比如肿瘤组织,20mg 样本可提取出 10～40μg DNA 或 RNA,足够满足大部分分子检测的要求。因此,建议无菌条件下取米粒大小（25mg 左右）手术或活检组织送检。若采样的是肿瘤组织,要求未坏死肿瘤组织比例不低于50%。获取的组织块应该立即使用无菌生理盐水冲洗 2～3 次,并迅速置于液氮中冷冻。也可以置于 10%中性甲醛溶液中进行固定,由于甲醛对 DNA 有损伤作用,因此不宜固定太久,一般推荐较小的组织（如活检组织样本）固定6～12 小时,较大的组织（如手术切除样本）固定 6～48 小时。若是进行 RNA分析,为防止 RNA 酶的降解作用,需要使用 RNA 稳定液保存。采集后的样本同样需要在容器上详细登记好相关信息,包括样本唯一性编号、姓名、性别、床位号、采集日期和时间、样本类型和送检医生姓名等。

（2）石蜡包埋组织:很多用于分子检测的样本经过了石蜡包埋,此时应该送检未经染色的 10μm 厚白片或者石蜡卷。具体数量需视组织大小而定,一般情况下 250mm^2（成人拇指盖大小）的切片可以提取约 0.5～1μg DNA。因此建议手术样本送检 5～8 张切片,穿刺活检样本送检 10～12 张。此外,还需要送检或者预留一张 HE 染色(苏木精—伊红染色法)的切片用于判断待测细胞的数量和比例。对于肿瘤组织,应保证含至少 $200\sim400$ 个肿瘤细胞,并尽量剔除非肿瘤细胞和组织。肿瘤组织切片应经病理医师审阅,取一片 HE 染色后显微镜下观察,确保肿瘤组织含量＞50％、坏死组织比例＜10％,并在对应的白片上画出癌巢,对肿瘤细胞密集区域进行分析。石蜡包埋组织可以在常温下保存和运输,但也应该尽快送检,以免出现抗原和细胞损伤的情况。同样,送检切片或者石蜡卷需标注好相关信息。

(三)口腔脱落细胞

由于采集过程简单,无创,安全,卫生,快速,无需特殊仪器设备,并可自行采集,口腔脱落细胞已被广泛用于 DNA 和 RNA 分析。目前较为常用的是口腔拭子,采样前先用清水漱口,清洁双手,采样过程中一定要避免接触棉签,然后用医用消毒棉签伸进口腔,在口腔内侧脸颊黏膜处左右反复擦拭 $15\sim20$ 次左右,取出棉签,将棉签置于干净滤纸上自然风干,以同样的方法采集 $5\sim6$ 根。棉签立即放入干净封口塑料袋内封闭并放入纸质信封,并在信封上登记相关信息。

(四)胸腹水

胸腹部的部分疾病(比如肿瘤)可以导致异常胸腹水的产生,并且含有部分脱落细胞,可以用于进行个体化治疗的分子检测。其采样过程为穿刺抽取积液,首次抽取时要弃掉第一管样本和注射器,换用新的后留取中段液体于带盖的无菌、EDTA 抗凝容器中。临床检验实验室在收到样本后应该离心获取细胞块,然后进行石蜡包埋。后期处理与石蜡包埋的穿刺活检组织一致。

三、样本运输

样本运输是样本处理过程中的重要环节,由于很多样本采集的地点与开展临床检验的实验室相隔较远,因此要特别注意避免在此过程中发生样本损坏,下面将就具体的注意事项予以详细说明:

1. 常规注意事项

(1)临床检验实验室需要针对不同类型的样本运输过程制作相应的标准操作规程(SOP),并且加强对运输人员的培训。如果依托于快递公司,则应该将样本运输过程中的特殊要求告知公司运输人员。

(2)应该选择可靠、准时的快递公司,以尽量缩短样本在运输途中的停留时间。样本寄出后应尽快告知检验实验室快递单号及相关信息,以便对样本运输情况进行查询和跟踪。

(3)样本运输过程应选用轻质且不易破碎的包装物,并在包装间隙用细碎轻质材料填充,要特别注意对于玻片的保护。对于低温运输的样本,应放置足够数量的冰袋或者干冰,确保样本达到实验室时仍然处于低温状态。

(4)用于核酸检测的样本,要确保样本运输过程中避免暴露于可能导致核酸降解的环境中。

2. 不同类型样本注意事项

(1)全血样本:用于 DNA 分析的全血样本可在室温下放置 8 小时,或在 4℃暂存 72 小时,运输时包装容器中应同时放入干冰或足够的冰袋,以确保样本送达时仍维持在低温环境。用于 RNA 分析的血液样本应用干冰进行运输,且在提取 RNA 前避免解冻;加有 RNA 稳定剂的血液样本要求迅速冻存或在采样后 4 小时内完成 RNA 提取。干血迹样本也可用于 DNA 分析,但此类样本干燥后不宜放置在潮湿、密闭的袋子中,以免引起微生物生长。若放置在塑料袋或容器中,应在容器中放置干燥剂除湿。干血迹样本可在常温条件下运输,多个样本一起运输时,需用玻璃纸或纸质盖玻片隔开,以避免相互污染。

(2)骨髓穿刺样本:用于 DNA 分析的骨髓样本在处理前可在 4℃下短时间放置;运输过程应该使用冰袋,并且在 72 小时内完成核酸提取。若需长期保存,可将去红细胞的骨髓样本在−20℃放置数月。当用于 RNA 分析时,未加 RNA 稳定剂的骨髓样本应迅速置于冰上并运送至临检实验室。对于未加 RNA 稳定剂、不能冻存的骨髓样本,应在采样后 1~4 小时内完成 RNA 提取。骨髓样本同样需去红细胞后才能冻存,因为样本冻存与解冻过程中可出现红细胞裂解和血红素释放,后者可抑制 PCR。

(3)新鲜组织样本:低温保存的新鲜组织样本应低温运输(内置干冰或冰袋);一般组织中的 DNA 在 4℃可以稳定保存 24 小时,−20℃可以稳定保存 2 周。甲醛固定的新鲜组织样本可以采用常温运输,置于 1.5ml EP 管内,石蜡封口膜密封,适当固定 EP 管以防运输时损坏导致漏液。进行 RNA 分析用的组织样本应用干冰进行运输,且在提取 RNA 前避免解冻。由于 RNA 酶在−20℃仍有活性,用于 RNA 分析的样本尽量保存在−70℃或更低的温度条件下。

(4)石蜡包埋组织样本:石蜡包埋组织块,切片或者石蜡卷可以在常温下运输,应采取措施固定石蜡切片(如切片盒),以防运输损坏玻片或切片脱落,并置于泡沫盒中运送。

(5)口腔脱落细胞:用于 DNA 分析的口腔脱落细胞在常温下可保存 1 周,可在常温下运输。

(6)胸腹水:胸腹水应该使用干冰或者冰袋进行低温运输,样本在−20℃可以存放 72 小时,长期保存应该去除红细胞后放置于−70℃环境中。用于

RNA分析的血液样本应用干冰进行运输,且在提取 RNA 前避免解冻;加有 RNA 稳定剂的血液样本要求迅速冻存或在采样后 4 小时内完成 RNA 提取。

四、样本接收和保存

样本接收和保存是进入临床检验实验室开展检测的第一步,高质量的样本是成功进行后期检测的基础,下面就其注意事项进行详细讲解:

1. 样本接收

(1)临床检验中心应该针对不同的样本制定相关的接受和拒收 SOP,定期对人员进行培训,并安排专人接收样本,接收人在接收样本时应进行仔细检查。首先确认送检样本的相关信息是否完全,送样单和样本是否标识清楚,是否签署了知情同意书。到达时需确认样本是否符合保存条件,是否使用符合要求的容器进行采集、容器有无破损、有无开盖、接收时样本的大致温度,样本量是否符合要求等,样本签收时实行送样人和收样人双签名制度。

(2)对于不符合要求的样本应该拒收,并予以登记。应该针对不同类型的样本制定相应的拒收标准。拒收样本主要包括以下情况:

1)送样单信息填写不完全,不清楚,与标本标识不符;

2)运输和保存条件不符合要求,比如血液或者新鲜组织样本没有使用低温运输;

3)运输所用容器不符合要求,比如血液样本使用肝素抗凝管或其他非密闭、不洁净容器;

4)运输过程中容器有破损或者开盖的情况;

5)运输时间或者运输前标本在外放置时间过长;

6)样本量达不到检测所需最低量要求;

7)同一批送检样本之间有交叉,导致样本不能区分或者有相互污染的可能;

8)血液样本出现溶血;

9)核酸样本浓度、纯度和总量达不到要求;

10)对需要使用白片的组织样本进行了染色;

11)部分实验的组织切片未使用防脱玻片或者切片厚度不符合相关实验的要求。

(3)符合要求的样本签收后应该立即登记样本基本信息、收样日期和时间,并尽快将样本信息录入实验室(或医院)信息管理系统。

2. 样本保存 不同的样本保存条件不尽相同,下面根据样本类型进行详细说明。

（1）用于 DNA 检测的血液样本可以在 2～8℃冰箱暂存，建议收到样本后 24 小时内提取 DNA，血样保存时间最长不超过 72 小时。超过该时间应该保存在−20℃以下。用于 RNA 检测的样本需要存放于−70℃条件下。

（2）骨髓穿刺样本或骨髓穿刺活检样本可以在 2～8℃冰箱暂存 72 小时。进行 RNA 检测的骨髓穿刺样本应用干冰处理后送达检测实验室。如果样本中没有加 RNA 稳定剂，需在采样后 4 小时内完成 RNA 的提取。如果暂时不提取 DNA 或 RNA，需要先去除红细胞后冻存。

（3）用于 DNA 分析的新鲜组织样本运抵实验室后，应该立即进行 DNA 提取或者保存在−20℃，长期保存需放置于−70℃或更低的温度条件。带血的组织样本需先用灭菌生理盐水冲洗后再冰冻保存。组织样本不应放置在无霜冷冻冰箱中，以避免由于冻融循环而导致的核酸降解。用于 RNA 提取的新鲜组织运抵后应该迅速提取 RNA 或者保存在−70℃。冻存样本在提取 RNA 前不应该解冻，应当用异硫氰酸胍缓冲液或其他 RNA 提取液直接制备匀浆。没有速冻或没有加 RNA 稳定剂的组织样本应在采样后 4 小时（最好是 1 小时）内提取 RNA。

（4）用于 DNA 分析的甲醛固定石蜡包埋组织可在室温条件下放置较长时间。用于免疫组化或者 FISH 的切片组织，建议尽快处理，因为组织细胞暴露于空气中太久可能导致抗原破坏。不建议用甲醛固定的石蜡包埋组织提取 RNA，除非在取不到其他合适样本的情况下。

（5）若送检的为 DNA 样本时，应放于−20℃保存，长期保存应该置于−70℃。RNA 样本应该立即置于−70℃保存，并且避免反复冻融。

第二节　常用的检测技术

药物基因组学与临床个体化治疗以每位患者的遗传信息为基础来制订个人的治疗方案，因此其常用的检测技术主要为针对遗传物质的分子检测。由于遗传物质的存在和变异形式多样，因此相关的检测技术也较为复杂。根据需要选择合适的检测方法，检测过程中进行严格的质量控制，对于检测结果进行合理的解读是开展个体化治疗临床检测的基础。一种理想的分子检测方法应该具备以下特征：①操作简单、快速；②低成本；③结果准确；④操作过程自动化程度高，尽量没有人工干预；⑤结果数据分析简单；⑥通量高，且有较大的灵活性，可以用来检测不同类型的分子。一种方法通常很难具备上述所有特征，因此根据需要来挑选不同的检测方法至关重要。本章内容将具体阐述当前用于个体化治疗临床检测的几种主流分子检测技术，包括它们的基本原理，优缺点,主要步骤和临床应用,它们各自的优缺点总结见表 2-1。

表 2-1　不同 SNP 分型方法优缺点及其使用范围

方法	优点	缺点	适用性
AS-PCR	灵敏度高,可以检测低突变比例的 SNP	通量低	小样本,低突变比例的 SNP 位点检测
TaqMan	通量较高,操作简单,仪器设备较为普及	探针较贵,检测位点有一定的局限性	大样本相同位点的检测
PCR-RFLP	成本低,所需仪器设备简单	通量低,灵敏度和准确度均较差	实验条件较差的实验室开展低通量分型
基因芯片	高通量	灵活性差	适合大样本,多位点的 SNP 分型
焦磷酸测序	高通量,高灵敏度,可以检测插入/缺失突变和未知突变	需要特殊仪器设备	适合较大样本,突变比例高于 5% 的各种类型 SNP 检测
质谱	高通量	仪器设备较贵	适合大样本 SNP 分型
HRM	成本低,灵敏度高,闭管操作,降低污染风险	需要特殊仪器设备	适合有该类机器的实验室开展各种类型 SNP 分型研究
Sanger 法测序	直接获取序列,分型的金标准	通量低,不能检测突变比例大于 20% 的 SNP	突变比例大于 20% 的各类型 SNP 检测,以及验证其他分型的结果
DHPLC	通量高,检测 DNA 片段长度变动范围大	不能确定 SNP 的位置和具体类型,所需设备较贵	对 SNP 的位置和具体类型没有要求的检测

一、聚合酶链式反应相关技术

聚合酶链式反应(polymerase chain reaction,PCR)技术简称 PCR 技术,是分子检测领域革命性的技术之一。其于 1983 年由 Kary Mullis 发明,发明者也因此获得了 1993 年的诺贝尔化学奖。PCR 技术可以在体外短时间内对 DNA 分子直接进行大量扩增,由于其具有灵敏度高,操作简单,省时省力,并可以自动化运行等特点,PCR 及其衍生技术已被广泛应用到个体化医学分子检测的各个方面,成为很多检测手段的必需步骤之一。PCR 技术由以下三个基本步骤构成：①变性：通过加热使模板双链 DNA 解链成单链 DNA；②退火：降低温度使引物与模板单链 DNA 结合；③延伸：在 DNA 聚合酶的作用下，按照碱基配对原则，以引物为起点合成一条与模板链互补的新链。以上三个步骤构成一个循环周期，每个周期合成的产物成为下一个周期的模板，经过28～35 个循环后，初始 DNA 分子得到大量扩增（图 2-1）。

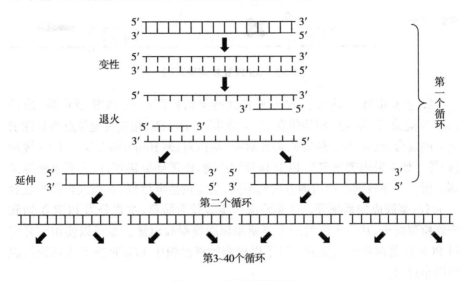

图 2-1　PCR 扩增原理图

基于该技术衍生出很多分子检测的技术，下面针对个体化治疗中常用的PCR 及其衍生技术进行介绍，并就其中临床最常用的部分技术进行详解。

（一）等位基因特异性 PCR（allele-specific PCR，AS-PCR）

1. **基本原理**　等位基因特异性 PCR 又称之为扩增阻滞突变系统 PCR（amplification refractory mutation system PCR，ARMS-PCR）。该技术所基于的原理为 *Taq* DNA 聚合酶缺乏 3′到 5′端的外切酶活性，因此 3′端错配的碱基会导致引物延伸速度变慢，当错配达到一定程度时，引物延伸将终止，得不到特异长度的 PCR 扩增产物，从而提示模板 DNA 没有与引物 3′端配对的碱基，反之则有。因此，AS-PCR 反应需要两条等位基因特异的引物和一条公用的反向引物，两条非特异性引物在 3′端与模板错配，但其他部分则完全一样。只有引物的 3′端与模板完全配对时，PCR 扩增才可以进行。然后通过电泳检测 PCR 产物来进行基因型的鉴定。该方法也可以与实时荧光定量 PCR 结合来分型。具体原理见图 2-2。此法简单易行，灵活度高，成本较低，所需仪器设备简单。由于进行了 PCR 扩增，因此其最大的优点是可以检测低丰度的突变，但此法通量较低。

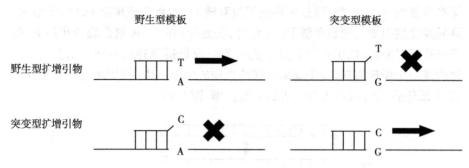

图 2-2　AS-PCR 检测原理图

2. 主要步骤　该实验方法所需试剂包括检测位点 PCR 反应液、质控 PCR 反应液（每种反应液均包含 PCR 缓冲液、dNTPs、相应突变位点特异性引物）、酶混合液（含 *Taq* 酶等）、阳性对照、空白对照（10mmol/L Tris-HCl 缓冲液）等。如果采用荧光定量 PCR 仪检测产物，还需要提供探针、荧光染料等试剂。所需仪器根据产物检测方法而不同，主要包括电泳仪、普通或者荧光定量 PCR 仪、凝胶成像系统等。该实验操作步骤较为简单，主要分为 PCR 扩增和产物检测两步，其中产物检测主要使用琼脂糖凝胶电泳。也可以使用荧光定量 PCR 法将两步同时完成。以下以检测肿瘤组织中 *EGFR* 突变为例详细说明操作过程。

【主要试剂】PCR 反应液（包括特异性引物、探针、dNTP 的混合物），*Taq* DNA 聚合酶，阳性质控品，空白对照液。

【仪器设备】离心机，涡旋振荡器，加样器，荧光定量 PCR 仪。

【实验步骤】

(1)样本准备

1)样本先经过病理切片观察，挑选肿瘤细胞大于 50% 的石蜡包埋样本；

2)使用核酸提取试剂盒完成 DNA 提取，需达到以下质量要求：$OD_{260}/OD_{280}=1.8\pm0.2$，$OD_{260}/OD_{230}\geqslant1.7$，浓度：$5\sim15ng/\mu l$。

(2)加样

1)先将各种试剂解冻并离心，根据待测样本的数量计算需要使用的试剂量，注意每次实验都需要设置阴性和阳性质控品组，每组均需要检测内参基因和目标基因；

2)首先将样本与 *Taq* 酶混匀，吹打后进行短暂离心，然后迅速与 PCR 反应液混匀，并离心，加样过程中要注意防止交叉污染。

3)上机：根据探针标记的荧光，在 Real-time PCR 仪上选取相对应的荧光通道，设置如下反应程序（表 2-2），进行检测；

表 2-2　Real-time PCR 仪的荧光通道反应程序

程序步骤	温度(℃)	时间	循环数
1	95	5min	1
2	95	15s	40
3	60	1min	

注:以上程序只是举例,需要根据具体使用的酶和引物进行调整。

（3）结果判读

1）阴性质控品必须无扩增,否则说明有核酸交叉污染;

2）阳性质控品需要有扩增,否则说明实验失败;

3）内参基因必须有扩增,并且 Ct 值需要在合理范围之内,否则说明样品浓度过高或过低;

4）在以上基础上,样品中的突变位点检测有扩增,并且 Ct 值小于阴性临界值,说明突变结果为阳性,若样品中的突变位点检测无扩增或者有扩增但是 Ct 值大于阳性临界值,说明突变结果为阴性,若 Ct 值在二者之间需要重复实验。

3. 临床应用　该方法可以用于检测各种类型的 SNP,其优势是灵敏度高,特别适合于检测突变比例比较低的体细胞突变。但对于一个位点存在多种突变的 SNP,因为要设计多条引物,检测过程比较复杂。当前已经有大量 SNP 使用该方法进行检测,并且有部分商业化的试剂盒提供,比如 *EGFR* 的突变检测,就可以使用该方法。

（二）TaqMan® 探针

1. 基本原理　该技术为基于杂交原理的一种分型方法,但同时也综合了 5′端核酶活性和荧光等技术。它的反应过程使用 4 条寡核苷酸链,其中两条为等位基因特异的探针,两条为扩增包含 SNP 区域的 PCR 引物。两条探针分别设计为与突变型和野生型模板互补,其两端分别使用报告基团和淬灭基团的染料进行标记,不同基因型的探针其报告基团荧光染料不一样,以便于检测。由于探针较短,没有与模板进行配对的探针报告基团和淬灭基团在空间构象上位置临近,由于荧光能量传递的关系,保持荧光灭活状态。在进行 SNP 检测时,PCR 扩增的退火过程,可以导致探针与模板的杂交结合,当引物延伸至探针处时,由于 DNA 聚合酶的 5′端外切酶活性,可以将探针的 5′端报告基团从探针上切除,使之与淬灭基团分离,从而释放出相对应的荧光,而没有配对的探针仍然保持完整而不会发荧光。由于不同基因型的探针使用不同荧光染料标记,因此不同的等位基因所发荧光信号不同,通过对荧光信号的检测可以进行基因分型。其具体原理可以参见图 2-3。该方法操作过程简单快捷,灵敏度高,分型准确,所需仪器设备较为普及。因此,被认为是中通量基因分型的最佳选择。但该方法所需探针较贵,其精确性对反应条件较为敏感,使得探针设计和实验条件优化较为繁琐。

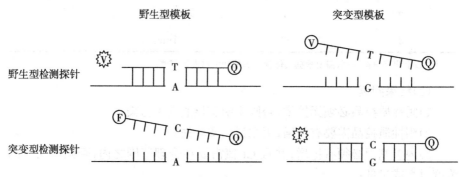

图 2-3 TaqMan 探针分型原理图

2. 主要步骤 该实验所需试剂包括检测位点 PCR 反应液、质控 PCR 反应液(每种反应液均包含 PCR 缓冲液、dNTPs、相应突变位点扩增引物和等位基因特异性探针)、酶混合液(含 Taq 酶、UNG 酶)、参比染料 ROX、内标模板、阳性对照、空白对照(10mM Tris-HCl 缓冲液)。所需仪器:荧光定量 PCR 仪。该实验操作仅需一步,将所有的试剂和待检测模板混合后,使用荧光定量 PCR 仪完成分型。

3. 临床应用 该方法可以用于检测各种类型的 SNP,并且通量较高,适合对大量样本的相同位点进行分型。同样对于一个位点存在多种突变的 SNP,因为要设计多条探针,检测过程比较复杂。该方法适用于中通量基因分型,绝大部分的突变可以使用该方法完成,并且有大量商业化的试剂盒提供。比如,$UGT1A1 * 6$ 就可以使用该方法进行分型。

(三) 限制性片段长度多态性(restriction fragment length polymorphism, RFLP)

1. 基本原理 RFLP 是一种基于酶切原理的方法,是最早用于基因分型的经典方法之一,现在仍被广泛采用。该方法主要基于某些限制性内切酶可以特异性识别某一特定序列和结构 DNA,并对其进行剪切的原理。如果待分型 SNP 位点在某种限制性内切酶识别序列中,并且不同基因型碱基可以影响酶的识别作用,就可以使用此法。限制性内切酶通常识别双链 DNA 的某一特定序列,并且在特定位置或者附近将双链 DNA 切断,从而产生较短的 DNA 片段。由于限制性内切酶识别序列的严格性,一个碱基的变化就可以导致酶切活性的消失。利用这一特性,若待分型的 SNP 位点在某一限制性内切酶的识别位点上,将会导致该酶只对其中的一种基因型有酶切活性。因此,对位于限制性酶切识别位点的 SNP 进行分型时,可以使用包含该位点的 PCR 产物与相应的限制性内切酶进行孵育。酶切以后的产物进行电泳,可以很容易的根据产物的片段大小来进行基因分型。其具体原理可以参见图 2-4。该方法不需要任何探针,也不需要特别的仪器设备,成本较低,实验过程简单,可操作性强。但缺点也很明显,主要是通量太低,大量分型时工作量大,灵敏度和准确度均较差。其原理如下图所示:

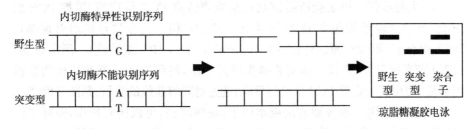

图 2-4　PCR-RFLP 基因分型原理图

2. 主要步骤　该实验所需试剂包括扩增包含检测位点片段的 PCR 反应液(每种反应液均包含 PCR 缓冲液、dNTPs 等)、DNA 聚合酶、阳性对照、空白对照(10mmol/L Tris-HCl 缓冲液)、位点特异的限制性内切酶及其反应缓冲液。所需仪器:PCR 仪,凝胶成像系统。该实验操作可分为三步:第一步是 PCR 反应,用于扩增包含待检测位点的 DNA 片段;第二步为酶消化过程,将扩增的 PCR 产物与特异性的限制性内切酶共孵育;第三步为对消化产物进行分析,主要采用的方法是琼脂糖凝胶电泳,根据消化后的片段大小,进行基因型的判断。

3. 临床应用　该分型方法简单易行,所需仪器设备较为普及。但灵敏度和准确度均较差,限制了其使用。此外,对于大样本的分型,该实验工作量太大。因此,RFLP 主要适用于条件不好的实验室开展部分 SNP 的低通量分型实验。该方法是传统的经典方法,很多位点可以使用该方法进行分型。

(四) 高分辨率融解曲线(high-resolution melting curve analysis,HRM)

1. 基本原理　HRM 是近年来快速兴起的一种新的分型方法,它的基本原理是通过对 PCR 反应的融解曲线分析,来进行分型。PCR 扩增的融解曲线取决于其扩增序列,序列中一个碱基的突变都可以导致双链 DNA 的解链温度发生变化,通过使用实时荧光定量 PCR 仪监测这种细微的温度变化,可以知道扩增的序列中是否有突变发生,从而对其进行基因分型。普通的实时荧光定量 PCR 使用的是 SYBR Green I 等非饱和荧光染料。该类染料高浓度时对 PCR 反应有抑制作用,使用的浓度较低,不能占据 DNA 双螺旋结构中的小沟。当 DNA 发生变性时,荧光染料分子可以重新结合到双链 DNA 的空缺位置,从而导致荧光信号不够特异。而 HRM 分析使用的是 LC Green 等饱和荧光染料,该类染料在饱和浓度时对 PCR 反应也没有抑制作用,因此可以高浓度使用,从而全部结合 DNA 双螺旋结构中的小沟。在双链 DNA 分子的变性过程中,就不存在荧光分子的重排,其特异度得到大幅提升,因此,溶解曲线细微的变化可以反映扩增片段中碱基的不同。由于一个碱基的突变导致 DNA 解链温度变化很小,因此该方法对仪器的灵敏度和分辨率有较高要求。

2. 主要步骤 该实验所需试剂包括检测位点 PCR 反应液、质控 PCR 反应液(每种反应液均包含 PCR 缓冲液、dNTPs、相应突变位点扩增引物等)、DNA 聚合酶、阳性对照、空白对照(10mmol/L Tris-HCl 缓冲液)。所需仪器:HRM 荧光定量 PCR 仪。该实验操作仅需一步,将所有的试剂和待检测模板混合后,使用荧光定量 PCR 仪进行反应,通过对融解曲线的分析,判断基因型。

3. 临床应用 该分型方法成本较低,灵敏度高,可以闭管操作,降低了污染风险。但是对实时荧光定量 PCR 仪要求比较高,需要特殊仪器设备。适合有该类机器的实验室开展各种类型 SNP 分型研究。

(五)单链构象多态性(single-strand conformation polymorphism,SSCP)

1. 基本原理 SSCP 是一种基于 PCR 的经典基因多态检测方法,其原理为利用 DNA 二级结构的变化来检测基因突变。经过 PCR 扩增后的待检测 DNA 产物经过处理可以解链并保持在单链状态,单链分子为维持其稳定性,通过分子间作用力在空间上形成稳定的二级空间构象。该构象由碱基的数量和序列决定,单链 DNA 中的碱基发生变化,即使是单个碱基的突变也会导致整条链二级构象的变化,该现象称之为 SSCP。在非变性聚丙烯酰胺凝胶中进行电泳时,不同构象 DNA 的迁移率不同,从而停留在胶上的不同区域。经过显色后,可以被发现,从而反映出 DNA 序列是否发生了突变。早期的 PCR-SSCP 主要通过放射性同位素进行标记结合放射性自显影技术显示结果。经过改进后,已经可以通过荧光标记,银染和溴化乙锭等方法直接染色,使该方法大大简化并得到推广。该方法的优点为简单,无需特殊仪器设备,成本较低,灵敏度高,可以检测出一个碱基的突变。其主要缺点为随着片段长度的增加,灵敏度逐渐下降,对大于 300bp 的 DNA 片段,不推荐使用此法进行检测。由于 DNA 分子的二级构象受较多因素影响,确定一个稳定的检测条件比较难。且由于该方法不能确定具体的突变类型以及位置,因此不能对序列进行精确分析。此外,此法通量也较低,基于以上缺陷,目前在临床检验中较为少用。

2. 主要步骤 该实验所需试剂包括扩增包含检测位点片段的 PCR 反应液(每种反应液均包含 PCR 缓冲液、dNTPs 等)、DNA 聚合酶、阳性对照、空白对照(10mmol/L Tris-HCl 缓冲液),可用于制聚丙烯酰胺凝胶所需的丙烯酰胺、过硫酸铵、TEMED 等,也可用于染色所需要的荧光染料、溴化乙锭或者硝酸银等。所需的主要仪器:PCR 仪、电泳仪、凝胶成像系统。该实验操作可分为三步:第一步是 PCR 反应,用于扩增包含待检测位点的 DNA 片段;第二步为聚丙烯酰胺凝胶电泳,将扩增的 PCR 产物经过变性后,通过电泳进行分离;第三步为显色,主要通过溴化乙锭、硝酸银或者荧光染料进行。

3. 临床应用　该分型方法简单易行,成本低廉,所需仪器设备较为普及。但分析片段较短,不能对序列进行精确分析,通量较低,限制了其使用。因此,SSCP 主要适用于硬件设备较差的实验室开展 SNP 的低通量分型实验。

(六) 数字 PCR(digital PCR)

1. 基本原理　数字 PCR 被认为是第三代 PCR 技术,它可以直接对目标分子进行计数,是一种绝对定量的 PCR 方法。随着人们对突变检测灵敏度的要求越来越高,尤其是对肿瘤组织稀有体细胞突变的检测,需要将灵敏度精确到单个分子,传统 PCR 技术往往不能满足该要求。数字 PCR 通过将待测样本进行极限稀释,从而使每个反应室中平均只有一个拷贝或者没有目标 DNA分子,然后加入荧光信号进行 PCR 扩增。由于每个拷贝的 DNA 分子都单独进行反应,混杂在大量野生型中的突变也可以产生一个非常明显的突变信号,从而使其灵敏度很高,可以检测到低至一个拷贝的突变。不同于传统的荧光定量 PCR,该方法不需要制作标准曲线,不进行 Ct 值的计算,不受扩增效率的影响,通过泊松分布统计,直接对每个反应室的产物进行定量分析,是一种误差较小的绝对定量方法。原始的数字 PCR 操作较为复杂,通过引入 BEAM-ing(珠子,乳液,扩增,磁性)技术后,可以将原来分散在微孔板中的反应转移成油包水反应液滴。从而可以实现自动化、快速和高通量操作。根据反应形式的不同,目前数字 PCR 系统主要有三大类:微孔板、微流体和液滴式。

2. 主要步骤　该实验所需试剂根据反应方法的不同而不同,主要包括PCR 反应液(每种反应液均包含 PCR 缓冲液和 dNTPs)、DNA 聚合酶、阳性对照、空白对照(10mmol/L Tris-HCl 缓冲液)、反应芯片、突变位点特异性引物和探针。所需仪器设备主要为数字化 PCR 系统。该实验操作步骤较为简单,主要分为 PCR 扩增和产物检测两步,其中产物检测主要通过荧光分析。

3. 临床应用　由于该方法的高灵敏度,主要适用于对微量样本突变的检测,比如母体血液中的胎儿游离 DNA,肿瘤患者血液或者粪便中的肿瘤细胞基因组 DNA 等。

(七) 甲基化特异性 PCR(methylation-specific PCR,MS-PCR)

1. 基本原理　DNA 甲基化是指在 DNA 甲基转移酶催化作用下,S-腺苷蛋氨酸上的甲基转移到胞嘧啶上的修饰反应。它是体内重要的表观遗传学改变,部分基因的甲基化程度与药物疗效相关,因此 DNA 甲基化检测是个体化治疗的重要检测手段之一。甲基化特异性 PCR 的基本原理是使用亚硫酸氢钠处理 DNA 样本时,未发生甲基化的胞嘧啶(C)会发生氧化脱氨基作用,使胞嘧啶转化为尿嘧啶(U),经过 PCR 扩增后进一步变为胸腺嘧啶(T)。而发生了甲基化的碱基可以抵抗该种变化,从而使甲基化位点和程度的不同转变为序列的不同,便于进行检测。甲基化特异性 PCR 需要设计两对引物,分别针对处理后甲基化和非甲基化序列对亚硫酸氢钠处理的 DNA 进行扩增。若使用甲基化的引物可以扩增出预期片段,说明被检测位点存在甲基化,若使用非甲基化的引物可以扩增出预期片段,说明被检测位点不存在甲基化,若二者均可以扩增出预期片段,说明被检测位点存在一定程度的甲基化。其具体原理可以参见图 2-5。该方法简单高效,无需特殊的仪器设备,操作简便,可以对任意位点的甲基化状态进行检测,因此得到广泛的应用。

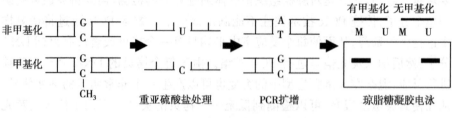

图 2-5　甲基化特异性 PCR 原理图

2. 主要步骤　该实验所需试剂包括亚硫酸氢钠及其处理相关试剂(对苯二酚、乙醇、异丙醇、氢氧化钠、糖原、醋酸铵等),PCR 反应液、质控 PCR 反应液(每种反应液均包含 PCR 缓冲液、dNTPs、相应突变位点特异性引物)、酶混合液(含 Taq 酶等)、阳性对照、空白对照(10mmol/L Tris-HCl 缓冲液)等。该方法无需特殊的仪器设备:主要使用 PCR 仪、电泳仪、凝胶成像系统等。实验操作主要分为三步:第一步为亚硫酸氢钠处理,将 DNA 分子中甲基化位点进行转化;第二步为 PCR 反应,分别用甲基化和非甲基化引物扩增处理后的 DNA 片段;第三步为 PCR 产物分析,可以通过聚丙烯酰胺或者琼脂糖凝胶电泳进行条带区分,使用凝胶成像系统进行拍照分析。

3. 临床应用　该检测方法简单易行,所需仪器设备较为普及,但通量较低。适用于开展低通量检测,比如 MGMT 的甲基化程度检测。

二、分子杂交技术

(一) 基因芯片技术

1. 基本原理　基因芯片技术是一项高速、高通量分型技术,该技术的基本原理是杂交。探针和靶序列之间完全匹配和存在错配时,双链 DNA 的热稳定性不同,基因芯片利用这一原理对其进行分型。一般来说,这种区别主要取决于探针的长度和序列,SNP 在探针中的定位和杂交的条件等。其基本原理为首先将与靶序列互补的特异性寡核苷酸探针高密度连接到固相载体表面,一个位点对应多条探针,以提高准确性。靶序列在扩增时被掺入荧光标记,与芯片进行杂交后,芯片扫描仪检测每个杂交信号的强度。完全配对的探针结合效率高,可以释放强的荧光信号,而错配的探针则信号较弱,可以作为交叉杂交的对照,从而对不同基因型进行分型。该方法的最大优点为高通量,但是缺点也很明显包括:灵活度低,很难在已经定制好的芯片中增减或者替换某一特定位点,成本较高,该方法需要的各种仪器设备、试剂都较为特殊,不适合推广普及等。此外,该方法的敏感性和准确性也需要提高。

2. 主要步骤 该实验所需试剂包括检测位点 PCR 反应液(每种反应液均包含 PCR 缓冲液、dNTPs)、荧光标记的相应突变位点扩增引物、DNA 聚合酶、阳性对照溶液、杂交液、洗脱液等。所需仪器:PCR 仪、芯片扫描仪等。该实验操作可分为核酸扩增、杂交、洗片、读片和结果分析等步骤。其中核酸扩增部分主要是 PCR 反应,然后将扩增后的产物与芯片进行杂交,洗脱后使用芯片扫描仪对荧光信号进行检测,最后根据信号对结果进行判读。

3. 临床应用 该技术特别适用于大样本、高通量基因分型,对于小样本分型成本较高,需要特殊仪器设备。

(二) 荧光原位杂交(fluorescence *in situ* hybridization,FISH)

1. 基本原理 荧光原位杂交是 20 世纪 80 年代建立起的一种衔接分子生物学和细胞遗传学的技术,开创了分子细胞遗传学的新学科。该技术起源于放射性原位杂交技术,在其基础上使用荧光标记替代同位素标记,从而发展出来的一种非放射性分子细胞遗传技术。它利用杂交的原理,通过碱基间的互补配对,将荧光标记的 DNA 或 RNA 探针直接在染色体、细胞或组织水平定位特定靶核酸序列。然后通过荧光显微镜观测荧光信号位置、大小及数量来判断待测序列的缺失、扩增及易位等情况。它可以同时分析多个细胞,不需要提取核酸,在检测到信号的同时可以保持原有组织的结构,从而准确地反映组织细胞的功能状态。通过针对不同基因设计特异性探针,FISH 可以检测到大多数染色体的重排、易位、倒位等结构改变,通过荧光信号的放大,对待测样本中低含量的靶序列有较高的灵敏度。基于以上优点,该技术在个体化医学临床检测中得到了广泛应用,并成为很多基因扩增或者融合基因检测的标准方法。通过荧光信号标记方式的不同,可以将 FISH 技术分为直接标记和间接标记两大类方法。直接标记法将荧光素与核酸探针直接相连,经过杂交后可以直接显色;间接标记法将生物素或者半抗原与核酸探针连接,杂交后与荧光素标记的抗体或者抗生物素孵育,再激发荧光。

31

2. 主要步骤　根据 FISH 技术的基本原理,该实验主要分为以下几个步骤:①将探针进行荧光标记,然后对待测样本进行加热处理使其 DNA 发生变性,便于探针的结合;②将探针和待测样本进行共孵育,经过一定时间的处理后,二者发生特异性的结合;③进行显色观察。对于基因扩增的检测为了排除多倍体等干扰因素,需要加入两种 DNA 探针:一种为检测目的基因位点特异性标记(locus specific identifier,LSI)探针;另一种为参照用的染色体计数探针(chromosome enumeration probe,CEP)。通常选用 LSI 探针所处染色体的着丝粒位置。下面我们以检测肿瘤组织中 *HER2* 基因扩增为例说明 FISH 法检测基因扩增的全过程。

【主要试剂】LSI *HER-2* 探针(橙色荧光标记),*CEP17* 探针(绿色荧光标记),DAPI 染液,NP-40,SSC 缓冲液,中性甲醛缓冲液(在 PBS 中配制的 4% 甲醛溶液),二甲苯(或其他替代脱蜡试剂),蛋白酶 K,封片剂,不同浓度的乙醇。

【仪器设备】防脱载玻片,切片机,烤片机,温度计,无蛋白质的水浴槽,染色缸,恒温水浴箱,原位杂交仪,荧光显微镜,图像采集分析系统。

【实验步骤】

(1)制片

1)从甲醛固定的石蜡包埋组织中进行切片,厚度为 $4\mu m \pm 1\mu m$;

2)将切下来的组织在 37℃ 双蒸水中充分展开,并贴于防脱玻片上;

3)自然晾干后,56℃ 烤片过夜;

4)同时切另外一张切片,进行 HE 染色,用于判断肿瘤细胞的位置。

(2)脱蜡和杂交前处理

1)与 HE 染色的片子比对后确定肿瘤细胞的位置,刮去非肿瘤组织;

2)将切片使用二甲苯脱蜡 10 分钟×3 次;

3)使用无水乙醇处理 5 分钟×3 次,并自然晾干;

4)将切片在开水中煮沸 20 分钟,冷却至室温后使用 2×SSC 处理,5 分钟×2 次;

5)将切片在 37℃ 中使用预热的蛋白酶 K 消化 15 分钟左右(视组织的多少调整消化时间的长短);

6)消化后的切片在室温使用 2×SSC 处理,5 分钟×2 次,并自然晾干;

7)室温按顺序分别使用 70% 乙醇、85% 乙醇和 100% 乙醇各处理 3 分钟,自然晾干。

(3)杂交

1)将探针从冰箱拿出并解冻,取 $10\mu l$ 加至杂交组织中央处,注意调暗室内灯光;

2)立即加盖盖玻片,用封片胶封边,放入湿盒后使用杂交仪进行杂交,程序设置为 75℃ 5 分钟,37℃ 14～18 小时杂交过夜。

(4)洗片与复染

1)杂交完后,去除封片胶,同时预加热洗液(含 0.3% NP-40 的 2×SSC)温度至 72℃±1℃;

2)将切片置于室温的洗液中处理数分钟,待盖玻片自行滑落;

3)将切片置于预热的洗液中处理 2 分钟,然后取出玻片并避光晾干;

4)每张玻片加上 10μl 的 DAPI 复染液,立即盖上盖玻片,并封片;

5)将玻片置于−20℃冰箱长期保存,或者 30 分钟后进行阅片。

(5)阅片

1)首先对杂交结果的有效性进行评估,杂交信号应该明亮、清楚且易于观察,背景应该为黑色且无荧光颗粒和背景干扰;

2)细胞内无或者只有一种荧光信号,不应计数;

3)计算至少 20 个细胞核的橙绿信号比值,比值<2.0,则认为未观察到 *HER2* 基因扩增。比值≥2.0,则认为观察到 *HER2* 基因扩增。如果比值在临界值(1.8～2.2 之间),需再增加计数 20 个细胞核并重新计算该比值,并要求由另一名技术人员重新判读,以进一步验证该结果。

3. 临床应用 由于 FISH 技术的精确性和高灵敏度,可检测染色体数目异常、基因扩增、缺失、重排等多种异常,其在个体化治疗临床检验中有广泛的应用。包括遗传性疾病的包括遗传性疾病的产前诊断和筛查,血液和淋巴系统肿瘤的诊断,分子靶向药物作用靶点的检测等。比如乳腺癌的 *HER2* 基因扩增,非小细胞肺癌的 *ALK* 基因融合等,都已经有成熟的商品化试剂盒提供。

(三) 显色原位杂交(chromogenic *in situ* hybridization,CISH)

1. 基本原理 CISH 是一种介于 FISH 和免疫组化之间的方法,其基本原理与 FISH 类似,都是用特异性探针与目的片段进行原位杂交,来检测样本中是否存在基因扩增、缺失、断裂等异常,两者的不同之处在于探针信号标记的方法。FISH 使用荧光染料标记特异性探针,用荧光显微镜观察杂交信号,而 CISH 基于显色原理,与免疫组织化学的显色方法类似。首先用地高辛或生物素标记特异性探针,然后利用抗体标记的辣根过氧化物酶与抗地高辛抗体结合,加入底物使之显色,该杂交结果在普通光学显微镜下就可以进行观察。早期的 CISH 使用单色探针,但由于特异性较差,后来发展为地高辛和 DNP 标记的双色探针。因为没有使用荧光信号进行标记,因此该实验操作简单,信号比较稳定,可以直接在普通光学显微镜下进行结果判读。待测样本还可以用苏木素染色来观察组织细胞的形态变化,无需另外制作 HE 染色对照片,结果比较容易判断,染色后的信号不会像荧光信号一样产生衰减,因此切片可以在室温下长期保存。此外,该方法成本较低,易于推广。

2. 主要步骤　与 FISH 比较,两种实验的制片,脱蜡,杂交前处理,杂交等过程基本一样,不同之处在于 CISH 使用显色反应代替了荧光。需要使用的试剂主要包括标记的探针,NP-40,SSC 缓冲液,中性甲醛缓冲液(在 PBS 中配制的 4% 甲醛溶液),二甲苯(或其他替代脱蜡试剂),蛋白酶 K,封片剂,不同浓度的乙醇,苏木素,底物显色液等。需要的仪器设备主要包括防脱载玻片,切片机,烤片机,温度计,无蛋白质的水浴槽,染色缸,恒温水浴箱,原位杂交仪,光学显微镜等。实验步骤主要包括脱蜡,杂交前处理,酶消化,变性,杂交,杂交后洗涤和免疫显色。其中前期流程与 FISH 一致,免疫显色的流程与免疫组织化学流程一致。

3. 临床应用　该方法简单实用,对于部分检测项目可以替代 FISH,比如 *HER2* 基因扩增的检测,美国 FDA 已经批准了使用 CISH 进行检测的试剂盒,比较适合由于成本或者仪器设备原因不能开展 FISH 的实验室。

三、测序技术

(一) 毛细管电泳(capillary electrophoresis,CE)

1. 基本原理　CE 指一类以毛细管为分离通道,通过高压电场驱动进行液相分离的技术。目前最新的技术称为高效毛细管电泳(HPCE)。CE 主要基于电泳理论和电渗理论。电泳即带电粒子在电场作用下的定向移动。CE 使用的分离通道为石英毛细管柱,该管柱在 pH>3 的情况下内表面带负电,因此与溶液接触时会形成双电层。毛细管在高电压场的作用下,双电层中的水合阳离子会引起流体整体地由正极朝负极方向移动,这种现象叫电渗。在电渗和电泳两种作用的驱动下,带电粒子在毛细管内电解质中的迁移速度会因粒子的电性不同而不同,从而实现各种粒子的分离。例如带正离子的粒子电泳运动方向与电渗所产生电渗流的方向一致,会最先流出;中性粒子无电泳速度,因此它的迁移速度与电渗流的速度相同,将第二个流出;带负离子的粒子电泳运动方向与电渗流方向相反,当电渗流速度大于电泳流速度时,它们将在中性粒子之后流出。在核酸检测领域,CE 主要用于核酸片段长度的检测。检测前将核酸片段进行荧光标记,然后进行 CE 记录时间并检测荧光强度即可判定该片段长度。

2. 主要步骤　首先将待检测的核酸片段进行荧光标记然后 PCR 扩增。扩增完成后取适量 PCR 产物、分子内标和缓冲液在遗传分析仪中进行 CE。记录荧光信号并通过软件进行图像收集和分析确定待测片段长度。CE 的步骤比较简单,通常包括:毛细管清洗、更换缓冲液、进样和电泳 4 个步骤。

3. 临床应用　该方法简单实用,在临床上主要用于微卫星不稳定性

(MSI)检测。MSI 检测的标本通常为同一患者的血液和肿瘤组织标本。检测前将血液和组织 DNA 中特定的微卫星位点进行荧光标记并进行 PCR 扩增，然后通过对比血液和组织 DNA 中微卫星位点扩增产物在 CE 过程中的荧光情况，来判定微卫星位点的稳定性。目前 MSI 检测已被纳入美国国立综合癌症网络(NCCN)结直肠癌治疗指南，结直肠癌患者可更具 MSI 检测结果实施个体化的治疗方案。

(二) 焦磷酸测序(pyrosequencing)

1. 基本原理 焦硫酸测序是 1996 年由波尔·尼伦和穆斯塔法·罗纳吉在瑞典斯德哥尔摩的皇家工学院发展出来的一种新型 DNA 测序方法。该方法主要基于 4 种酶催化的同一反应体系中的酶级联化学发光反应。这 4 种酶包括 DNA 聚合酶、ATP 硫酸化酶、荧光素酶和三磷腺苷双磷酸酶。测序所需的反应体系除了 4 种酶外还包含 5'-磷酰硫酸、荧光素、待测模板和测序引物。在进行测序时，测序仪将依次向反应体系中过量加入一种脱氧核糖核苷三磷酸(dNTP)，如果该 dNTP 与待测模板结合生成焦磷酸，焦磷酸与 ATP 硫酸化酶作用生成 ATP，ATP 和荧光素在荧光素酶的催化下可生成可见光，测序仪捕捉并记录可见光的信号，多余的 dNTP 将被三磷腺苷双磷酸酶降解，随后开始下一个循环；而如果加入的 dNTP 没有与模板结合将被直接降解，不会产生可见光。测序完成后通过光信号图和 dNTP 加入的顺序即可判定待测模板的碱基序列。焦磷酸测序只能进行单链检测，因此在测序前需进行单链模板的制备。单链模板制备主要基于生物素与链霉亲和素磁珠的偶联反应。在对目的片段进行 PCR 扩增时，有一条引物预先采用生物素标记。扩增完成后将链霉亲和素磁珠与 PCR 产物偶联，吸附磁珠，随后进行变性和洗涤。没有被生物素标记的单链将被洗脱，被标记的单链被磁珠吸附得以保留。

2. 主要步骤 焦磷酸测序主要包含 PCR 扩增、单链模板制备和上机测序三个步骤，这里重点介绍后两个步骤，具体实验流程如下：

【主要试剂】焦磷酸测序试剂盒(4 种 dNTP、底物和酶)；结合缓冲液(binding buffer)；链霉亲和素磁珠；退火缓冲液(annealing buffer)；测序引物；双蒸水；70%乙醇；变性缓冲液(denaturation buffer)；洗涤缓冲液(washing buffer)。

【仪器设备】焦磷酸测序仪；真空准备工作站及其配套真空泵；96 孔板振荡器；电脑；恒温箱；冰箱；移液器。

【实验步骤】

(1)单链模板制备

1)在 8 连管中每孔加入 $65\mu l$ 包含磁珠的结合缓冲液；

2)每孔加入一个待测样品的 DNA 模板，一般为 $15\mu l$；

3)将加入溶液的孔盖上 8 连管盖,然后置于 96 孔板振荡器上振荡 10 分钟;

4)取一个焦磷酸测序反应板,每孔中加入 15μl 退火缓冲液和 1μl 测序引物;

5)在真空预装工作站中对应的孔中分别加入双蒸水、70％乙醇、变性缓冲液、洗涤缓冲液,并在相应位置安装好焦磷酸测序反应板;

6)振荡完成后将 8 连管置于真空预装工作站相应插槽内并取下管盖;

7)打开真空泵及真空预装工具开关,将工具置于真空预装工作站中加入水的孔中洗涤 30 秒,然后放入 8 连管中抓取磁珠,磁珠抓取完成后分别在 70％乙醇、变性缓冲液、洗涤缓冲液中洗涤 5 秒、8 秒和 15 秒;

8)将真空预装工具置于焦磷酸测序反应板之上,关闭真空泵及真空预装工具开关,并将工具置于反应板中对应的孔中充分振荡摇晃以释放磁珠;

9)将焦磷酸测序反应板置于 80℃恒温箱中 2 分钟,然后冷却至室温。

(2)上机测序

1)打开软件,选择新建项目,设置测序反应板基因型检测的内容,并记录试剂仓中各试剂加入的体积;

2)将新建项目文件保存至 U 盘中,并取下 U 盘,接入焦磷酸测序仪;

3)在试剂仓对应的孔中根据前面记录的加入量分别加入 4 种 dNTP、底物和酶。

4)打开仪器仓,将试剂仓和测序反应板置于相应的位置固定好并关仓;

5)将 U 盘连接至焦磷酸测序仪,点击 run,然后选择之前新建的项目文件,点击 yes 开始测序,时间为 30～60 分钟;

6)测序完成后将 U 盘取出,并连接至装有软件的电脑,打开结果文件后点击 analyze 开始分析结果,读取测序结果。

(3)临床应用:该方法简单实用,重复性和准确度较高,灵敏度适中(5％),可进行定性和定量检测,但可检测片段较短(50bp 左右),常用于 SNP 分型、单位点或短序列的插入缺失体细胞突变检测以及病原微生物检测。市面上的焦磷酸测序仪根据其检测通量可分为可检测 24 孔的测序仪和可检测 96 孔的测序仪。目前国家食品药品监督管理总局(CFDA)已批准了 PyroMark Q24(24 孔版本)及部分适用于该仪器的 SNP 检测试剂盒用于临床检测。

（三）Sanger 法测序

1. 基本原理　Sanger 法测序是弗雷德里克・桑格于 1977 年发展出来的全球第一种用于 DNA 测序的方法,该方法的开发使得桑格获得了 1980 年的诺贝尔化学奖,是人类基因组计划实施的基础。Sanger 法测序主要基于桑格发明的双脱氧链终止法(chain termination method)和 PCR 反应。在 Sanger

法测序时,会加入 4 种 dNTP 和一定比例的双脱氧核苷三磷酸(ddNTP)进行测序 PCR。与 dNTP 相比 ddNTP 缺少延伸所需要的 3′-OH 基团。通常情况下待测模板会在 DNA 聚合酶的作用下不断延伸,但由于 ddNTP 的加入,该延伸可能随机在 A、T、G 或 C 处终止,从而产生以 A、T、C、G 结尾的四组不同长度的核苷酸。由于 4 种 ddNTP 被 4 种不同颜色的荧光标记,因此将延伸反应产物置于尿素变性的 PAGE 胶上电泳并进行荧光检测即可根据电泳时间和荧光信号的出现顺序获取 DNA 碱基序列。

2. 主要步骤　Sanger 法测序主要包含 PCR、PCR 产物纯化、PCR 产物测序、测序 PCR 纯化和电泳五个步骤,这里重点介绍后四个步骤,具体实验流程如下:

【主要试剂】纯化试剂盒(溶胶/结合液、漂洗液、洗脱液、3mol/L 醋酸钠、异丙醇、吸附柱、收集管等);测序引物;Bigdye v3.1;ddH$_2$O;POP7 胶;ABC(阳极缓冲液);CBC(阴极缓冲液);Hi-Di(去离子甲酰胺)

【仪器设备】Sanger 测序仪;高速冷冻离心机;桌面离心机;电脑;冰箱;移液器。

【实验步骤】(1)单链模板制备(柱纯化法)

1)取 100μlPCR 产物与 500μl 溶胶/结合液充分混匀;

2)将吸附柱放入收集管中,然后将混合溶液转移至吸附柱内,室温放置 1 分钟;

3)12 000rpm 离心 1 分钟,取出吸附柱,弃去收集管中的废液,再将吸附柱放回收集管;

4)在吸附柱中加入漂洗液 700μl,12 000rpm 离心 1 分钟,取吸附柱,去废液,再放回吸附柱,重复两次;

5)12 000rpm 离心 2 分钟,取出吸附柱至另一干净离心管,在吸附膜中心位置加入 50μl 洗脱液,室温放置 2 分钟;

6)12 000rpm 离心 1 分钟,将得到的洗脱液再次加入吸附柱,再次进行 12 000rpm 离心 1 分钟。

(2)PCR 产物测序

1)配置 PCR 产物测序反应体系(标准),配方如下:纯化后的 PCR 产物(200~500bp,10ng/μl)1μl、引物(0.8~3.2pmol/μl)4μl、BigDye(2.5x)8μl、ddH$_2$O 7μl;

2)设置 PCR 循环条件,条件如下:96℃ 1 分钟、(96℃ 10 秒→50℃ 5 秒→60℃ 4 分钟)×25 循环、4℃ 保温;

3)开始测序 PCR。

(3)测序产物纯化(酒精/EDTA/NaAc 法)

1)每管加入 2μl 125mmol EDTA(pH＝8)，2μl 3mmol NaAc(pH＝5.2)，加到管底；

2)加入 50μl 100％酒精，封严，振荡 4 次，室温放置 15 分钟；

3)3000×g 4℃离心 30 分钟，马上倒置 96 孔板，185×g 离心 1 分钟；

4)加入 70μl 70％酒精，3000×g 4℃离心 15 分钟，马上倒置 96 孔板，185×g 离心 1 分钟；

5)70％酒精重复洗涤 1 次或 2 次，让残余的酒精在室温挥发干。

(4)电泳：加入 10μl　Hi-Di 甲酰胺，95℃变性 4 分钟，迅速置冰上 4 分钟，上样电泳。

3. 临床应用　Sanger 法测序为 DNA 序列检测的金标准，该方法操作简单，测序成本低，重复性和准确度均较高，可检测片段长(500～1000bp)，但灵敏度较低，仅为 20％。目前，Sanger 法测序常用于 SNP 分型、片段较长的插入或缺失突变(包括 ARMS-PCR 和焦磷酸测序无法检测的体细胞突变)及高通量测序突变结果验证。目前 CFDA 已批准了 Thermo 公司的 3500 Dx 和 3500xL Dx 系列基因分析仪用于临床检测。

(四) 二代测序

随着现代医学和生物学的不断发展，人们发现遗传因素在疾病的预防、发生和发展过程中起到重要作用，对于基因组信息的渴求愈发强烈。一代测序低通量、高成本的问题不断被放大，新的测序技术亟待开发。在这种背景下，二代测序技术应运而生。2005 年瑞士罗氏公司(Roche)推出了全球第一台二代测序仪——454 测序系统，随后美国 Illumina 公司和美国 Applied Biosystems 公司也相继推出自己的二代测序仪，标志着人类进入高通量测序时代。这些公司的测序技术各不相同，但都具有智能化、高通量、大规模平行检测的特点，因此被统称为二代测序或下一代测序(Next generation sequencing, NGS)。NGS 的出现使得 DNA 测序的费用大幅下降为此前的 1％，极大地推动了基因组医学的发展，让基因组测序更加贴近普通民众。目前市面上最广泛使用的二代测序仪包括 Thermo fisher 的 Ion Torrent 系列和 Illumina 公司的 Hiseq 系列。本部分将重点介绍这两种测序技术的原理和工作流程。

1. Ion Torrent　Ion Torrent 是一种基于半导体芯片的测序技术，它最早由 Life Technology 开发，后来被 Thermo fisher 收购，目前属于 Thermo fisher 的主推二代测序产品。Ion Torrent 技术使用的高密度半导体芯片上布满了小孔，每个小孔为一个测序反应池，构成一个单独的测序反应体系。与焦磷酸测序原理类似，进行 Ion Torrent 测序时，每次加入一种过量的 dNTP。当 DNA 聚合酶把 dNTP 聚合到延伸中的 DNA 链上时会释放出 H^+，因此反应池中的 pH 会发生变化。位于反应池下的离子感受器感受到此变化并将它与 dNTP 释放的信号相结合转化为数字信号，即可读出 DNA 序列。相比于一代测序只能检测单一片段或少量的多片段，Ion Torrent 测序技术可开展全基因组测序或者多区域的靶向测序（如全外显子测序）。进行全基因组测序时，要先进行 DNA 文库构建。提取待测样品的 DNA 后，将基因组 DNA 进行物理打断。打断完成后连接接头并进行片段大小筛选，筛选出 100～400bp 长度的片段。将筛选出的片段变性连接到水油包被的磁珠（每个磁珠只含有一种 DNA 模板），然后进行油包水 PCR 扩增，即完成文库构建。油包水 PCR 最大的特点是可以形成数目庞大的独立反应空间以进行 DNA 扩增。文库构建完成后需进行文库定量，文库量过低导致测序得出的数据量低从而结果不可靠。定量完成后将富含单一 DNA 模板的磁珠装载到半导体芯片的孔中，每个孔仅能容纳一个磁珠。装载完成后即可开始后续的测序过程。靶向测序与全基因组测序仅在文库制备过程中存在差异。靶向测序得到 DNA 模板片段的方法不是物理打断而是多重 PCR，利用多对引物在同一 PCR 反应中进行扩增，得到多个目标核酸片段。

2. Hiseq　Hiseq 系列测序系统是目前全球使用量最大的第二代测序系统，该系统主要采用边合成边测序的方法。与 Ion Torrent 测序技术相比，在测序时 Hiseq 测序系统也需要进行 DNA 打断、片段筛选、连接接头和定量等工作，不同之处在于 Hiseq 测序系统不需要磁珠，测序时使用被称为流通池（Flowcell）的芯片而不是布满了小孔的半导体芯片，DNA 模板的扩增和测序都在 Flowcell 上完成。每个 Flowcell 上包含 8 个泳道（lane），每个 lane 表面附有很多成对存在的接头，这些接头可以跟加载 DNA 模板的接头互补结合。文库构建好后将文库流过 Flowcell，DNA 模板会随机的与 lane 表面的接头结合附着在 lane 的表面。然后利用桥式 PCR 扩增原理不断的扩增和变性循环（约 35 个循环），这样每个 DNA 模板都将在各自的位置上集中成束（cluster），每个 cluster 都含有单个 DNA 模板及其互补链的多个拷贝。通过化学处理去除掉一条链以后即可开展测序。桥式 PCR 的目的是将碱基的信号强度放大，以达到测序所需的信号要求。测序时向反应体系中同时添加 DNA 聚合酶、接头测序引物和带有碱基特异荧光标记的 4 种 dNTP 进行互补链合成。这些 dNTP 的 3′ 端添加了阻滞基团，因此在测序时当 dNTP 被添加到合成链上后不能继续延伸。所有未使用的游离 dNTP 和 DNA 聚合酶将被洗脱。接着加入激发荧光所需的缓冲液并用激光激发荧光信号。光学设备记录荧光信号，然后通过计算机分析将荧光信号转化为测序碱基。荧光信号记录完成后，再加入化学试剂淬灭荧光信号并去除 dNTP 3′ 端的阻滞基团，以便开始下一轮的循环。

3. **主要步骤**　大多数二代测序的操作步骤都大同小异。主要包括：文库构建、文库定量、上机测序、数据分析四个步骤。不同的测序技术及适用于该技术平台的不同试剂盒在这些步骤上的方法和要求上可能有所差异。主要仪器设备包括：二代测序仪、96 孔板离心机、微型离心机、96 孔板式磁力架、移液器、1.5ml 试管架和涡旋混合器等。

4. **临床应用**　二代测序检测通量大、重复性和准确度较高，目前主要适用于多基因位点的突变检测（点突变、插入缺失突变等），在临床上主要用于肿瘤靶向用药基因突变检测，肿瘤易感性基因突变检测等。此外，二代测序还能对 NCCN 指南中包含的一些融合基因进行检测，如 *ALK*、*ROS1*、*RET* 等。融合基因检测的对象为患者肿瘤组织中的 RNA。从肿瘤组织中提取 RNA 后逆转录成 cDNA，然后再构建文库上机测序。

（五）三代测序

近年来测序技术不断飞速发展，在二代测序刚开始普及时，三代测序技术也悄然进入市场。与前两代测序技术相比，三代测序技术最大的特点是单分子测序，无需进行 PCR 扩增即可测序。目前最具代表性的三代测序技术包括 PacBio 的单分子实时测序技术和 Oxford Nanopore Technologies 的纳米孔单分子测序技术。

单分子实时测序技术也应用了边合成边测序的思想，其基本原理是四色荧光标记 dNTP 在 DNA 聚合酶的作用下和模板结合，不同 dNTP 的加入，可激发出不同荧光，根据光的波长与峰值可判断进入的碱基类型。单分子实时测序技术的关键问题是如何区分反应信号与周围游离碱基的强大荧光背景。为了最小化荧光背景的干扰，单分子实时测序技术利用了零模波导孔原理。该技术将待测单链置于零模波导孔中，该导孔外径比检测激光波长小，因此检测激光不能穿过该孔激发游离碱基的荧光，但可以覆盖检测区域，从而将反应信号与荧光背景区分。单分子实时测序技术测序速度很快，每秒可检测约 10 个 dNTP。该技术还使用了特殊处理的 DNA 聚合酶，因此具有超长读长。此外，该技术还可以直接检测 DNA 甲基化而无需通过重亚硫酸盐转化。该技术检测碱基修饰主要通过相邻两峰的测序时间来判定，如果碱基存在修饰，则通过聚合酶时的速度会减慢，相邻两峰之间距离增大。该技术目前最大的问题是测序错误率高达 15%，不过这种错误是随机出现，可以通过多次测序进行纠错。

纳米孔单分子测序技术是基于电信号的测序技术。该技术设计了一种特殊的纳米孔，纳米孔置于含有一对电极的脂质双分子层上，孔内结合了一个核酸外切酶。当 DNA 通过纳米孔时，核酸外切酶会顺序剪切掉穿过纳米孔的 DNA 碱基，因此每个碱基通过纳米孔时会产生一个阻断，从而短暂地影响流过纳米孔的电流强度。不同的碱基对电流强度影响的幅度是不同的,采用高精度电子设备检测这些变化并将它转化为相应的碱基就能直接读取 DNA 序列。纳米孔单分子测序技术读长长、通量高,也可以直接读出碱基修饰,目前测序的错误率介于 1%～4%。但由于该技术采用了水解测序法,DNA 模板在测序过程中直接被水解,因此不能进行重复测序,目前还难以达到一个满意的测序精确度。

与二代测序类似,三代测序也可用于基因组测序、表观基因组检测以及基因突变,但还有很长一段路要走。

四、其他技术

(一)基质辅助激光解吸电离飞行时间质谱(matrix assisted laser desorption/ionization time of flight mass spectrometry,MALDI-TOF-MS)

1. **基本原理**　MALDI-TOF-MS 是一种广泛使用的通过生物分子质量来对其进行分离的方法。这些分子可以包括核苷酸、多肽、蛋白等。该方法具体原理为利用一种称之为基质的有机小分子,该分子可以吸收离子激光的能量。当待分析的样品与基质混合并形成共结晶后,基质可以从激光中吸收能量传递给生物分子,使结合后的分子发生电离。产生的离子在电场作用下加速通过飞行管道,它们的质量和所带电荷可以影响其飞行时间,因此,根据它们到达检测器飞行时间的不同对待检测物进行分离。使用 MALDI-TOF MS 进行基因分型时,可以同时对多种寡核苷酸进行快速而准确的区分,而不需要对其进行任何标记,因此该方法得以广泛应用,其原理可以参见图 2-6。具体操作过程中,该方法包括 PinPoint,MassEXTEND,SPC-SBE 和 GOOD 法等。PinPoint 法使用 ddNTP 对引物进行一个碱基的延伸,然后通过质谱进行区分。它不用对核苷酸或者引物进行任何化学修饰,是最简单的方法。缺点是分辨率不够高,尤其对于 A/T 杂合子的分离效果有限。但有使用质量标记的 ddNTP 来增加等位基因之间质量区别的方法,可以增加该方法的灵敏度。MassEXTEND 法使用 ddNTP 和 dNTP 的混合物来进行引物延伸,这样可以增加延伸后产物之间的质量区别,从而增加基因分型的准确率。MassEXTEND 现在已经可以使用 Sequenom 公司开发的 MassARRAY 平台来进行自动化的高通量基因分型,是当前使用最为广泛的质谱基因分型平台之一。GOOD 法使用 3′端进行了硫代磷酸酯修饰的引物,在 α-S-ddNTP 参与的情况下产生电荷标记的 DNA 片段。电荷标记的好处是可以减少质谱分析前产物纯化的过程,并且使用更短的片段可以提高分辨率。SPC-SBE 法则使用生物素标记的 ddNTP(biotin-ddNTPs)来进行引物延伸,从而产生 3′端有生物素标记的 DNA 片段,在进行质谱分析前很容易使用 streptavidin 包埋的磁珠进行分离。该方法灵敏、准确、通量高，并且具有自动化数据收集的能力。因此，适合高通量的分型分析。缺点是需要特殊的仪器设备，购置费用较为昂贵。

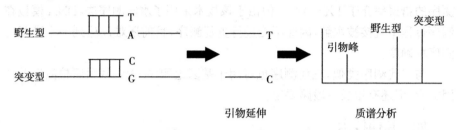

图 2-6　MALDI-TOF-MS 基因分型原理图

2. 主要步骤　该方法包括多种反应平台，现以目前使用最为广泛的 Sequenom 公司 MassArray 平台为例进行说明。该方法检测所需试剂包括核酸扩增试剂、样品纯化试剂、引物延伸试剂等三大类。核酸扩增试剂包括 PCR 反应预混液（含 dNTP、DNA 聚合酶、引物、Mg^{2+} 等），样品纯化试剂包括碱性磷酸酶及其缓冲液、纯化用树脂，引物延伸试剂包括反应缓冲液、酶、延伸用核苷酸等。所需仪器有：PCR 仪、质谱分析仪。

该实验操作可分为三步：第一步是 PCR 反应，用于扩增包含待检测位点的 DNA 片段；第二步为引物延伸过程，将扩增的 PCR 产物纯化后与引物延伸试剂共孵育；第三步为质谱分析，将上述引物延伸产物与树脂混合进行纯化后，上样到机器里进行分析。最后根据机器对片段大小进行分析后，得出基因型结果。

3. 临床应用　该方法最大优点为通量高，因此主要用于高通量、大样本的基因分型。由于仪器购置费用昂贵，不适合于小样本的分型。

（二）变性高效液相色谱（denaturing high performance liquid chromatography，DHPLC）

1. 基本原理　变性高效液相色谱通过检测在部分变性和完全变性的情况下，DNA 分子的移动情况来进行 SNP 分型。DHPLC 在变性情况下检测 PCR 扩增所得双链 DNA 的 SNP。PCR 产物被变性，然后重新退火，形成同源和异源双链，通过色谱柱进行分离。异源双链的稳定性较差，在柱子中保留的时间较短，因此比同源双链洗脱得更快，在色谱图中出现相应的峰。而完全变性条件下的 DHPLC 可以区分单链 DNA 中的单个碱基突变。具体来说，该方法为在高压闭合的液相流路中，将 DNA 样品与缓冲液混合后自动注入 DNA 分离色谱柱，通过缓冲液的不同梯度和柱温的变化对待检测 DNA 进行分离，然后通过紫外或者荧光检测分离后的样品。整个过程可以实现自动化操作，该方法优点为所检测的 DNA 长度变动范围较广,从点突变到大片段插入/缺失和微卫星分析,特异度、灵敏度和通量都较高。主要缺点为可以判断是否有突变,但不能确定 SNP 的位置和具体类型。此外,需要特殊仪器设备,购置费用较贵。

2. 主要步骤　该实验所需试剂包括检测位点 PCR 反应液(每种反应液均包含 PCR 缓冲液、dNTPs、相应突变位点扩增引物等)、DNA 聚合酶、TEAA 缓冲液、乙腈等。所需仪器:PCR 仪和色谱仪。第一步为 PCR 反应,用于扩增包含待检测位点的 DNA 片段。第二步为色谱分析,将扩增的 PCR 产物确定好溶解温度后,与流动相混合,上到色谱仪里进行分析。最后,根据出峰的结果确定基因型。

3. 临床应用　该方法快速,灵敏,但是不能确定具体突变碱基的具体信息。因此,适合检测对具体碱基信息没有要求的样本检测。

(三) 免疫组织化学(immunohistochemistry,IHC)

1. 基本原理　IHC 是个体化治疗临床检验方法中较为成熟的实验技术,是很多医院和检验机构的常规开展项目。该方法基于抗原抗体特异性结合的基本原理,通过显色剂标记的特异性抗体在组织细胞原位与抗原结合,然后通过化学反应使显色剂显色,从而检测相应抗原的定位和表达。基于该原理,IHC 首先需要有针对待测抗原的特异性抗体,可以将抗原提取并纯化后免疫小鼠、兔或者山羊等动物进行制备,这种抗体称之为第一抗体。如果在一抗上直接标上显色剂则称之为直接标记法,但是由于这种方法信号不强,为进一步放大抗原信号,往往需要用第一抗体进一步免疫动物制作第二抗体,然后在第二抗体标上显色剂,这种方法称之为间接标记法。根据标记物质可以将 IHC 分为不同类型,包括荧光法、放射性同位素法、酶标法、胶体金法等。目前临床检验中最为常见的方法是免疫酶标法,常用辣根过氧化物酶(HRP)或者碱性磷酸酶(AP)进行标记。HRP 是使用最为广泛的酶之一,其底物为过氧化物和供氢体,实验过程中常用的过氧化物是过氧化氢,常用的供氢体为 DAB(3,3-二氨基联苯胺)。

2. 主要步骤　免疫组化的分类方法较多,如前所述,根据标记物质的种类可以分类,根据实验染色步骤可以分为直接法、间接法,根据连接方式可以分为链霉素抗生物素蛋白-过氧化物酶(streptavidin-perosidase,SP)法和链霉亲和素-生物素-过氧化物酶(streptavidin-biotin-perosidase complex,SABC)法等。下面以使用 SP 法检测石蜡包埋肿瘤组织中的蛋白表达为例详细说明该方法的步骤。

【主要试剂】PBS 缓冲液,0.01mol/L 枸橼酸缓冲液(pH 6.0),0.5mol/L EDTA (pH 8.0),一抗,二抗,SP,DAB,3%过氧化氢溶液,封闭液,不同浓度

梯度乙醇,二甲苯,苏木精等。

【仪器设备】水浴锅,高压锅,电磁炉,离心机,显微镜,烤片机,染色缸,图像分析系统。

【实验步骤】

(1)脱蜡

1)脱蜡前先将切片放到 60℃烤片过夜;

2)将切片使用二甲苯脱蜡 10 分钟×3 次;

3)使用无水乙醇处理 5 分钟×2 次,然后分别使用 95%、80%和 70%的乙醇重复该步骤;

4)PBS 冲洗 2~3 次,每次 5 分钟。

(2)抗原修复

1)使用 3%过氧化氢溶液处理切片 10 分钟,用于灭活内源性的过氧化物酶活性;

2)PBS 冲洗 2~3 次,每次 5 分钟;

3)将切片置于 0.01mol/L 枸橼酸缓冲液(pH 6.0)中煮沸 15~20 分钟,然后自然冷却至室温;

4)PBS 冲洗 2~3 次,每次 5 分钟。

(3)抗体孵育

1)在抗体孵育之前需要先封闭,加入山羊血清封闭液,室温孵育 30 分钟;

2)去除封闭液后,滴加适当浓度的一抗,37℃放置 2 小时,或者 4℃过夜;

3)PBS 冲洗 2~3 次,每次 5 分钟;

4)滴加适当浓度的二抗,37℃放置 2 小时;

5)PBS 冲洗 2~3 次,每次 5 分钟。

(4)显色

1)滴加 SP 溶液,37℃放置 1 小时;

2)PBS 冲洗 2~3 次,每次 5 分钟;

3)将 DAB 与过氧化氢,PBS 按比例混合后用水稀释,取适量滴加到切片上,显色 5~10 分钟,可以在显微镜下观察以便控制显色程度;

4)自来水冲洗 10 分钟终止反应;

5)使用苏木精染核 2 分钟;

6)自来水冲洗 10 分钟;

7)封片并进行结果分析。

3. 临床应用 IHC 方法成熟、稳定,结果可靠,可以长期保存,不需要特殊的仪器设备,经过图像处理软件的分析后,可以对结果进行定量,因此得到了广泛应用。适合于对药物作用靶点相关蛋白进行检测,比如乳腺癌组织中

HER2 蛋白的表达,结直肠癌组织中 MMR 通路蛋白的表达等。

第三节　个体化治疗检测的质量保证

个体化治疗分子检测中的质量保证可以定义为:为确保检测结果和报告准确及时而采取的一系列质量控制措施。它在整个分子检测中占有重要的地位,是临床检测规范化和标准化的首要前提。由于个体化治疗分子检测可以划分为分析前、分析中和分析后三个环节,因此本节将从以上三个方面来介绍如何在临床检验中进行质量保证。

一、个体化治疗分析前质量保证

分析前阶段是指从患者签署知情同意书到样本进入实验室开展分子检测实验前的过程,主要包括患者签署知情同意书、送检医生开具检测申请单、患者识别与准备、医护人员采样前准备、样本采集、样本相关信息的收集与登记、样本暂存、样本运输、样本接收等几个方面。其中每一环节都非常重要,必须进行规范化操作。

1. 签署知情同意书　患者有权利知晓自己的病情,并可以对医务人员所采取的治疗措施和临床检测项目进行取舍,知情同意书的签署正是患者行使选择权的依据,所有受检者均需了解所做检测项目的必要性和意义,并签署知情同意书。知情同意本身是一个过程,需要患者和医护人员的配合来完成。医护人员应该首先向患者介绍拟开展检测项目的意义、过程和必要性,然后清楚告知和解释可能遇到的风险及采取的紧急预案。在得到患者的理解和同意后才可以采集到高质量的样本。知情同意书应该包括的具体内容见本章第一节。

2. 检测项目申请　随着大量临床试验的开展和结果公布,不断有新的分子靶标和标志物被确证,个体化治疗发展极为迅速,检测项目也在不断更新,因此申请合适的检测项目非常重要。检验项目应该由有资质的临床医师开具检验申请单,项目的申请决定着样本采集的类型。由于个体化治疗临床检测涉及范围很广,因此对临床医生提出了较高的要求。为避免出现项目申请的错误,一般要求临床医师在接受指定机构培训并合格后,结合患者的临床症状,科学合理地选择适合患者的检测项目。临床医生在填写项目申请单时应该规范并提供尽可能多的信息用于帮助患者检测,项目申请单应该包括的具体内容见本章第一节。

3. 患者的正确识别　正确识别患者是分析前质量控制的重要环节,也是临床获得正确样本的前提条件。应该反复核对患者的姓名、住院号、性别等重要信息,特别是对于有感知障碍的患者,更应该防止出错。

4. 样本的采集、运送和保存　样本的采集、运送和保存是保证个体化医学检验结果准确性的关键之一。首先应该根据首检项目的要求采集正确的标本,如胚系突变(germline mutation)检测取患者外周血即可,而体细胞突变(somatic mutation)、微卫星不稳定、融合基因检测等则应采集患者的肿瘤组织进行后续检测。一般而言,肿瘤组织在离体后30分钟内用10％中性甲醛缓冲液(终浓度4％)固定,固定液应为组织块体积的10倍,1.0cm厚度切开肿瘤组织以充分固定。小组织固定时间宜为6～12小时,大样本宜为6～48小时。血液、骨髓和胸腹水样本应该使用枸橼酸盐或者EDTA抗凝的容器进行收集,并进行冷藏和运输。用于RNA提取的样本要求较为严格,需要使用RNA稳定剂,并尽量减少中间过程,尽早提取RNA。个体化治疗中各种不同标本的采集、运送和保存的具体要求和注意事项见本章的第一节。

样本采集过程中要严防污染,最好在一次性采样系统中完成,所用材料如注射器、棉签等应为一次性使用。在石蜡组织切片制备过程中,不能使用同一刀片对不同组织进行切片,这样会导致不同样本间的交叉污染。应该使用一次性刀片,或者备上几组防腐刀片,每切取一个样本并将刀片放置于次氯酸钠溶液当中浸泡,用酒精擦拭以去除残留次氯酸钠后方可再次使用。

5. 样本接收与预处理　各实验室应建立严格的样本接受与拒收制度,不符合要求的样本果断拒收,并要求送检单位按要求重新采集样本。本章第一节列出了一些导致标本拒收的常见问题。合格样本应分配可唯一标识的编码,并详细填写样本的信息。基于组织细胞学形态基础的检测项目应由具有病理诊断资质的医师确认样本是否满足检测要求。组织样本接受后应先进行HE染色,肿瘤细胞量≥50％可直接进行基因扩增检测,肿瘤细胞量<50％时宜用显微切割技术在超高倍显微镜下挑取肿瘤组织进行后续检测。血液样本接收后可放置于4℃下保存并尽快分离血浆,胸水样本离心后留沉淀−20℃保存,石蜡样本常温保存,脱蜡后也应置于−20℃保存。

二、个体化治疗分析中质量保证

分析中质量控制涵盖内容较为丰富,体系较为复杂。一般而言,可以分为室内质量控制和室间质量评价两个大方面,而室内质量控制又包括实验室的设计和环境,仪器设备的使用、维护和保养,人员培训,SOP的制定与执行、检测方法和试剂的方法确认与性能验证,质控方法的应用等。

1. 个体化治疗检测实验室的设计与环境要求 不同于其他检测,个体化治疗检测对象主要以核酸为主,基本都会涉及 PCR 过程。因此,实验室设计的核心是防止核酸污染,整个实验室的设计和环境要求都围绕该核心进行。

(1)物理分区:实验室分区的面积大小和多少没有定论,需要根据实验操作流程和样本量来进行规划,应根据实际情况选择最适合于本实验室的分区方法。一般而言,应至少分为 4 个独立的区域:试剂准备区、样本制备区、扩增区和核酸分析区,各区应严格遵循"杜绝空气相通"的原则。各分区也可以进行适当的增加和合并,比如使用荧光定量 PCR 检测基因型的实验室,由于扩增和产物分析同时进行,可以将这两区进行合并。而有条件的实验室可以准备一个试剂准备区的备用房间,此房间应该与试剂准备间一样严格控制——不得有核酸"污染",在试剂准备间发生"污染"时及时启用备用间,使日常检测工作不中断,待到消除"污染"后,重新回到样本制备间进行实验。一个理想的个体化治疗检测实验室布局见图 2-7。

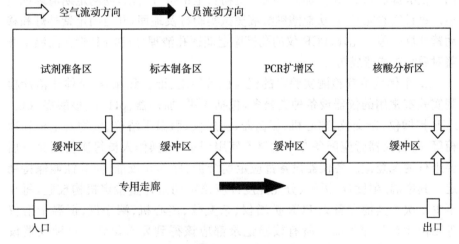

图 2-7 理想的个体化用药检测实验室布局

(2)气流和人流方向控制:仅从物理分区上防止"污染"还不能完全达到目的。核酸主要以"气溶胶"的形式存在于空气中,因此要从源头上控制此类污染,需要杜绝气溶胶随空气进入试剂准备区及样本制备区,而控制空气流向是较为有效的方法。个体化治疗分子检测实验室的空气流向控制可以通过上游实验室的相对正压及下游实验室的相对负压来实现,即可在上游实验室安装进风装置,下游实验室安装排风装置,通过设计不同区的进风、排风功率,使实验室内空气在专用走廊沿着"试剂准备区外区域→样本制备区外区域→扩增区外区域→产物分析区外区域"流动,这样就可避免 PCR 产物扩散进入上游区域而造成"污染"。除此之外,还要求所有工作人员遵循"单一流向"原则,即规定人流方向只能从上游至下游,且进入下游实验室的人不得马上进入上游实验室,必须在通风处停留 0.5～1 小时后方可进入实验室。

(3)各区设备和环境要求:各区均要求独立配备专用的仪器设备、耗材、实验服及清洁用具,任何仪器设备耗材均不得混用,在仪器设备上贴上标签,任何人不得将其带出。各区应配备颜色不同的实验服以便区分,工作人员离开各工作区域时,不得将实验服带出。实验服定期用次氯酸钠溶液浸泡洗涤,各区实验服分开洗晒。实验用的 Tip 头、EP 管等耗材应先灭菌后置于烘箱中烘干,随后放置于超净工作台并开启紫外照射 30 分钟后方可使用。各区清洁工具也必须专区专用,用次氯酸钠溶液浸泡 30 分钟。各区均需配备固定紫外灯及移动紫外灯,紫外照射的有效距离为 60～90cm,紫外波长一般选择 254nm。试剂准备区与样本制备区内应配备生物安全柜,样本制备区应配备两台,分别用于核酸提取和 PCR 前加入模板。生物安全柜每日清洁,滤网定期清理或更换。每日实验完毕,用次氯酸钠溶液擦拭实验台及地面,开启固定紫外灯和移动紫外灯灭菌。此外,PCR 仪的孔槽应定期逐孔清理,以防 EP 管在高温下开盖对后续扩增造成污染。

2. 个体化治疗检测实验室的仪器设备使用、维护和保养:个体化治疗检测实验室常用的仪器设备种类繁多,包括天平、加样器、pH 计、核酸提取仪、PCR 扩增仪、杂交仪、离心机、振荡器、测序仪、恒温干浴仪、生物安全柜和冰箱等,每台仪器旁应配备专用的仪器使用记录本,操作人员每次使用完毕后要进行情况登记。各仪器设备都应定期维护、保养和校准,使其性能保持稳定。其中温/湿度计、天平、分光光度计应该定期由计量检定机构校验,每年至少 1 次。其他设备如 PCR 扩增仪、杂交仪、离心机、测序仪、恒温干浴仪等则由生产厂家检验。所有校验记录都应该得到妥善保管。每种仪器设备在购入时均应有详细的安装、使用、维护和保养指南,实验室可参考并结合自身实际情况,制定各仪器设备的使用、维护及保养的标准操作程序。在例行仪器的维护及保养后,应填写仪器维护保养记录表,如果维护或使用的过程中发现问题,要将出现的问题详细记录,及时汇报并与仪器生产商联系。

3. 人员培训 个体化用药检测中,涉的方法、试剂、仪器设备多样。操作过程复杂,要求精密,特别是操作人员必须要有"无核酸"的概念,否则一些容易忽视的不良习惯将影响实验结果的正确性,导致发出错误结果的报告,延误患者治疗甚至造成更严重的后果。因此,操作人员需要进行培训。人员培训可以分为上岗培训、内部培训和外部培训。

上岗培训是指检测人员需要接受相关管理机构的专业技术知识培训并通过考核后,才可以上岗。比如根据《个体化医学检测质量保证指南》,相关人员需要经过国家卫生计生委医政医管局指定机构进行的个体化医学检测培训并取得上岗证,方可从事相关检测。而《医疗机构临床基因扩增检验实验室管理办法》则规定,医疗机构临床基因扩增检验实验室人员应该经省级以上卫生行政部门指定机构技术培训合格后,方可从事临床基因扩增检验工作。

内部培训和外部培训属于在岗培训,其中内部培训更为重要。包括定期组织操作人员进行内部课程学习及实验技术操作培训并考核,不合格者暂停上岗资格,经学习培训复核通过后方可上岗。内部培训主要有安全防护,专业知识,"无核酸、无污染"概念,新进仪器使用、维护及保养、标准操作程序的培训等。培训者要制订适宜的培训考核计划,每次培训要有详细记录,分析考核成绩。外部培训则需要定期派实验人员参与相关机构举办的会议或者培训班,了解相关技术,质量控制等的最新进展。实验室技术人员应该至少每2年接受一次在岗培训。

4. 标准操作规程(standard operation procedures,SOP)　可操作性的SOP是个体化医学检测实验室质量控制的核心。SOP源于一些标准文件和实验室工作经验的积累,应包括试剂准备、样本采集、样本接收与预处理、核酸提取、测定方法、仪器操作、实验室安全措施、结果分析和报告等临床检验的任何一个环节。SOP的编写应注意通俗易懂、注重细节(特别是可能对影响实验结果的细节应详细说明)、清晰明了、图文并茂,要做到任何操作人员根据SOP的规则在相同环境下进行操作,都能得出一致的预期结果。SOP一旦制定好,实验室工作人员应严格遵循标准操作程序中的步骤要求进行操作,当发现SOP有"故障"时,经过技术研发小组的工作人员讨论、实验验证后及时修改。

5. 检测试剂或检测体系的方法确认与性能验证　个体化用药检测过程中大量使用体外诊断试剂,其结果直接影响临床检验的结果。因此,使用优质和性能稳定的试剂是保证结果准确的前提。但由于使用者无法确定检测试剂的质量。因此,要求每一批试剂进入实验室都必须进行方法确认或者性能验证。其主要内容包括:正确度(灵敏度/特异度),精密度,检出限,可报告范围,参考区间,干扰等。下面逐一进行说明。

(1)正确度:正确度定义为大量检测结果得到的平均数与接受参考值间的一致程度。正确度不能直接以数值进行表示,通常用不正确度来间接衡量。一般情况下使用标准物质或者标准方法来评价正确度的高低。

对于定性检测,正确度的评价常以灵敏度/特异度或者阳性符合率/阴性符合率表示。通常的做法是首先分别挑选 50 例阳性和阴性日常检测的样本，然后使用待验证的方法和金标准或者参比方法同时对这批样本进行检测，为期 10～20 天。不一致的结果再使用第三种或者金标准方法进行确认，中间如有不满足要求的异常结果样本需剔除后再进行补齐，重新进行检测。最后计算灵敏度/特异度或者阳性符合率/阴性符合率来评价其正确度。一般情况下要求灵敏度/特异度或者阳性符合率/阴性符合率大于 95%。

对于定量检测，通常使用偏倚来评价正确度，偏倚定义为测试结果的期望与真值之差。偏倚越小则正确度越高，反之偏倚越大则正确度越低，因此正确度估计又称之为偏倚试验。首先挑选 50 份覆盖方法可报告范围的临床检验样本，然后分别使用待验证的方法和金标准或者参比方法同时对这批样本进行检测，最后将不同方法检测得到的结果进行对比分析。分别计算偏倚、总误差和相关系数等统计学指标。根据实验室和临床检测要求设定允许偏倚和总误差范围，从而判断正确度是否符合要求。

(2)精密度：精密度定义为在规定的条件下，独立测试结果间的一致程度。需要注意的是精密度与真值或者参考值无关，而主要依赖于随机误差的分布。精密度也不直接以数值形式衡量，而通常使用不精密度表示。

定性检测的精密度为同一阳性或者阴性样本，在相同检测条件下进行重复多次检测，得到的阳性或者阴性结果的比率。其具体操作为挑选一份弱阳性样本，在规定的相同检测条件下进行至少 20 次（次数更多更好）的重复检验，分别计算阳性和阴性结果的次数，其中阳性率需大于 95%。

定量检测的精密度根据不同场合和需要使用不同的指标来进行衡量，主要有极差、平均偏差、标准差、方差和变异系数等，其中以标准差和变异系数使用较多。标准差和变异系数越大，精密度越差。具体操作如下：①首先选取 2 个不同浓度的样本，每天分 2 批对它们进行检测，每批次间隔至少 2 小时以上，每批每个样本重复测定 2 次，一共测定 20 天；②分别计算它们的批内标准差、日间标准差、批间标准差、变异系数、总不精密度等值。根据实验室和临床检测要求设定允许不精密度范围。正确度和精密度的关系见图 2-8。

(3)检出限：检出限(LoD)是指所使用方法能够检测到的分析物最低浓度，进行检出限评价实验时需要同时确定空白检测限(LoB)，其定义为测量空白样本时可能得到的最高检测结果，一般情况下 LoB 要小于 LoD。定性和定量检测该指标的评价方法是一样的。

检出限试验的最低要求为在一台仪器上，三天内使用两个批号的试剂进行检测，其中 4 个空白样本用于确定 LoB，4 个低浓度样本用于确定 LoD，每个

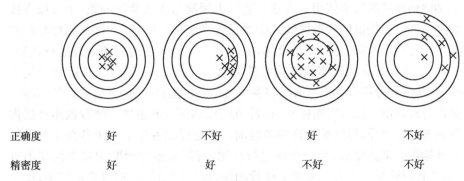

正确度	好	不好	好	不好
精密度	好	好	不好	不好

图 2-8　正确度和紧密度示意图

样本需要至少重复测量两次,获得至少 60 个数据。由于检出限一般已经由厂家或者方法建立者完成,因此个体化治疗临床检测实验室往往只需要验证其正确性即可。此时的操作相对简单,首先验证 LoB,对一份空白样本检测 20次,如果不超过 3 次检测结果大于 LoB,则验证通过。然后验证 LoD,选取一份浓度为 LoD 的样本同样检测至少 20 次,计算大于 LoB 的结果数(阳性结果数)所占比例是否符合要求。

(4)线性和可报告范围:线性是指在检测范围内,测量值与预测值之间的关系。可报告范围则指采用标本的稀释、浓缩或者其他预处理方式用于延长直接分析测量范围下的分析物值的范围,或者也可以通俗地理解为能够报告的可靠最低和最高检测结果。

线性试验首先需要准备一系列已知浓度样本,或者已知高浓度样本的系列稀释物。至少需要使用 4 个及以上的不同梯度浓度,每个样本检测至少 3次,然后进行直线相关与回归分析,用于评价测量值和已知值之间是否存在线性关系。可报告范围基于线性试验得出,通常情况下已经由厂家或者方法建立者完成,个体化治疗实验室需要做的是进行验证。具体操作同线性试验,但是在设置浓度梯度时要包括最低和最高检测限浓度。将所有数据点绘制成直线后,进行分析和判断。

(5)参考区间:参考区间定义为在上、下参考限之间的参考值分布范围。根据参考值的分布特征和临床使用要求,选择合适的统计学方法进行归纳分析,确定参考分布中的一部分为参考区间。若检测结果在参考区间内视为正常,否则视为异常。

某种检测试剂或者方法的参考区间一般由生产厂商或者方法建立者完成。个体化治疗检测实验室如果想验证该参考区间可以采用以下几种方法:①直接转换法,考察本实验室与初始参考值研究相关的各种因素是否一致。包括参考人群的地理,人口因素,分析前和分析中的详细步骤,分析性能,参考值和评估参考区间所使用的方法。若以上因素与本实验室一致,则可以直接使用生产厂商提供的参考区间。②少量参考个体检测法,个体化治疗检测实验室检测自身人群中的 20 个个体,并将其结果与大型的初始研究进行比较。这 20 个个体需能代表实验室检测的健康人群,并符合相应的排除与分组标准,分析前和分析中各因素必须与参考值制定过程相一致,并且最后的检测结果没有离群值。结果判断标准为,若 20 个结果中,不超过 2 个数值落在提供的参考区间以外,可以接受该参考区间。若超过或者等于 3 个落在参考区间以外则需要重新收集 20 个个体进行检测,若再次超过判断为参考区间不可用,需自行建立。③大量参考个体检测法,此法使用的样本量要求较多,比如120 名。具体操作方法同第二种,然后与初始研究参考值进行比较。该法由于样本量比较大,结果更为准确。

(6)干扰:干扰试验的目的是评价被分析样本中其他物质引起的系统误差,该误差受样本中干扰物浓度影响,而与被分析物的浓度无关。具体方法为将样本分为两份:一份加入干扰物质,第二份加入溶剂或者不包括干扰物的稀释剂。然后对两份样本中的分析物浓度进行检测(图 2-9)。注意加入的溶液体积不能超过总体积的 5%,所有样本均应该进行双份测定,重复 3 次。通过使用配对 t 检验比较两份样本中的分析物浓度是否有区别,从而片段干扰物是否影响检测结果。

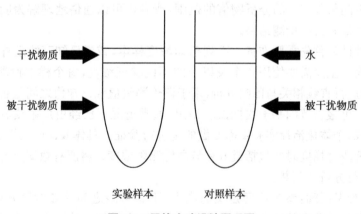

图 2-9　干扰实验设计原理图

6. 非统计和统计学室内质量控制　检测临床样本的过程中,必须纳入非统计学和统计学质量控制,分析判断每次质控样本的测定结果是否偏出允许的变异范围,进而决定常规临床样本检测结果的有效性。

(1)质控样本:理想的质控样本应具有以下几个条件:基质与待测样本一致;所含待测物浓度应接近试验的决定性水平,且要有很好的稳定性、预期结果确定;不得有生物传染危险性并能大量获得。质控样本有阳性质控品和阴性质控品,在实验室中,常选择以前检测过的特定基因突变样本或体外构建的已知特定突变的质粒作为阳性质控品;选择不含核酸的水样本或不含核酸的DNA溶解液作为阴性质控品。

质控品结果异常通常表现为阳性质控样本检测结果偏低或为阴性、阴性质控样本发生"污染"等。若是前者,则应考虑是否是核酸提取中靶核酸丢失、有机溶剂去除不彻底、样本中的扩增抑制物残留或扩增管中含有抑制物、PCR体系配制不当、扩增仪空间温度异常或试剂盒失效等原因,可以采用如纯化核酸、换新试剂盒、使用带滤芯的吸头、稀释样本以消除抑制物作用等方法解决。若是后者,则应考虑是否为环境中扩增产物"污染"或核酸提取过程中发生的样本间交叉"污染"。应该积极采取一系列措施进行治理。

(2)非统计学和统计学质量控制:对于定性检测,比如基因突变和多态性等,一般使用非统计学方法进行室内质量控制。每次实验应设置阴性、弱阳性和阳性质控。质控规则的设立应确保试验的稳定性和检验结果的可靠性。

对于定量检测,应该采用统计学的方法进行质量控制。具体做法为除了阴性对照以外,还需要对连续的一个浓度梯度的阳性样本进行检测,然后指定质控规则,便于判断是否发生了失控。目前较为常用的统计方法有基线测定、Levey-Jennings质控图方法、Westgard多规则质控方法、累积和(CUSUM)质控方法及"即刻法"质控方法,各实验室根据自身情况可采用不同的方法。其中Westgard多规则质控方法较为常用,下面以此为例具体介绍日常检测中如何融入统计学质量控制。

样本处理时加入阴性和阳性质控样本,所有步骤与待测样本一致。所有阴性和阳性质控样本的检测结果应符合预期值,记录各个阳性质控品检测结果,用Z计分质控图进行统计分析,根据质控规则判断检测结果是否在控。质控图应包括质控结果、质控品名称、浓度、批号和有效期、质控图的中心线和控制界线、分析仪器名称和唯一标识、方法学名称、检验项目名称、试剂和校准品批号、每个数据点的日期和时间、干扰行为的记录、质控人员及审核人员的签字、失控时的分析处理程序和纠正措施等。质控规则如下:

1_{2s}:一个质控测定值超出 $x\pm2s$ 控制线,预警。

1_{3s}:一个质控测定值超出 $x\pm3s$ 控制线,失控。

2_{2s}:二个连续的质控测定值同时超出 $x+2s$ 或 $x-2s$ 控制线,失控。

R_{4s}:同一批测定中,2个不同浓度质控物的测定值之间的差值超出 $4s$ 控制线,失控。

4_{1s}:4个连续的质控测定值同时超出 $x+1s$ 或 $x-1s$ 控制线,失控。

10_x:10个连续的质控测定值同时处于均值(x)的同一侧,失控。

　　只有当使用所有质控规则判断确定测定值在控时结果才为可信结果,而只要上述质控规则之一判断测定值失控则即认为该测定值失控(图 2-10)。阴性质控品检测结果为阳性,也判定失控。一旦失控出现,当日所有检测结果无效,暂停实验及时查明原因,采取一系列改进措施,直至测定结果在控后方可重新开始临床检测。每次出现失控情况需填写失控记录,详细记录失控原因、采取措施及其效果,失控报告及时通报公布,以免反复出现同一原因导致的失控。如果违背了 $2_{2s}/4_{1s}/10_x$ 规则,说明存在系统误差,如果违背了 $1_{3s}/R_{4s}$ 规则,则提示为随机误差。此时应仔细分析在测定过程中可能导致误差发生的影响因素,纠正发现的问题,重新测定质控样本与临检样本,并以同一方法统计分析,判断在控后方可发出患者的检测结果报告。

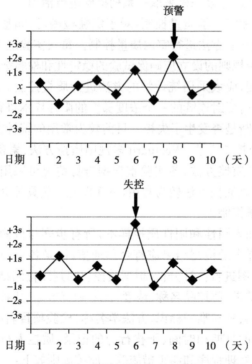

图 2-10　多规则质控的预警和失控样本示例

　　7. 室间质量评价(EQA)　　EQA 是多家实验室分析同一样本并由外部独立机构收集和反馈实验室上报结果评价实验室操作的过程。室内质控监测的是实验室检测的重复性,而 EQA 监控的是准确性。EQA 越来越受到大家的重视。参加 EQA 可以发现日常临床检测过程中存在的问题,并且进行改进,从而避免同样的问题再次发生,因此是提高实验室检测质量的重要途径。

个体化治疗检测实验室应积极参加相应的室间质评,如国家卫生计生委临检中心室间质评活动等。对待 EQA 样本不能特殊化,应使用相同的检测系统检测质控样本与患者样本,并由从事常规检验工作的人员实施室间质评样品的检测,禁止与其他实验室核对室间质评结果,详细、如实地记录参与 EQA 的全过程,根据反馈结果了解本实验室的能力、自查分析存在的问题,及时寻求改进方法,解决问题,完善实验室质量控制体系,以促实验室更好的发展。

由于个体化治疗的项目更新较快,相关的 EQA 发展相对滞后,因此很多项目目前尚未被覆盖。此时,应通过与其他实验室(如已获认可的实验室或其他使用相同检测方法的配套系统的同级别或高级别实验室)比对的方式,判断检验结果的可接受性,并应满足如下要求:①规定比对实验室的选择原则;②样品数量:至少 5 份,包括正常和异常水平;③频率:至少每年 2 次;④判定标准:应有≥80%的结果满足要求。当实验室间比对不可行或不适用时,实验室应制定评价检验结果与临床诊断一致性的方法,判断检验结果的可接受性。每年评价不少于 2 次,并详细记录。

三、个体化治疗分析后的质量控制

个体化医学检测分析后的质量控制是实验室较易忽略的环节,分析后结果的分析报告和解释,是医学检测是否能有效应用于临床用药指导的关键,检测报告发放不当,可能延误患者的治疗。因此,个体化用药检测实验室必须坚持严格的分析后质量控制。主要包括检测结果的制作、审核和发放,检测结果的解释及与临床的沟通,检测后样本的储存与处理等。

1. 检测报告的制作、审核和发放　检测报告应规范,通俗易懂。具体内容应该包括以下信息:患者信息(姓名,性别,年龄等)、送检样本信息(样本类型、送检医院或者单位名称,科室等)、样本采集和接收时间、样本唯一性编号、检测项目、检测方法和所使用的主要仪器设备、检测结果、结果解释、参考区间和检测限、检测局限性、咨询人员的姓名和联系方式、参考文献及进一步的检测建议等,报告中还应注明有资质的遗传咨询人员的详细联系方式等。检测报告制作后,需专人检查审核无误后方可发放。发放的报告需要由检测人、审核人和复核人签字。

个体化治疗检测的结果直接用于临床指导用药,这要求报告应尽可能在有效时间内发出,检测结果的延迟发出,将直接影响患者的病情,耽误最佳疗效时间。衡量实验室结果回报的一个重要指标是报告周转时间(turnaround time,TAT),也称为结果回报时间,其定义为从临床医生开出检验申请单到接收到报告之间的时间。上述定义符合临床医生期待,但对于检验实验室来说,实验室外不可控因素太多,因此常常使用实验室内 TAT。其定义为从接收标本到报告结果的时间。实验室应该对 TAT 值进行监测,并根据实际情况设定不同项目的目标值。发现有离群值则需要追查原因,进行改进。

由于大部分的个体化治疗涉及基因检测,包含了受检者的遗传信息,因此要注意检测报告的保密性。这涉及患者的隐私权,也涉及伦理问题,未经患者同意,任何人不得公开、泄露患者的个人信息及检测结果,否则可能使患者产生心理障碍,造成社会歧视、家庭成员的恐慌等。

2. 检测结果的解释及与临床的沟通　由于个体化治疗检测项目复杂,进展和更新都很快,临床医生了解有限。因此,实验室除了提供正确、及时、有效的检测结果外,还应提供结果解释和咨询服务,对待临床医师和患者的任何疑问都应耐心细致地解释,有条件的实验室可通过会诊或者培训等方式对检测结果进行解释并提出临床用药建议,以实现个体化医学检测的真正意义。

个体化治疗检测实验室应尽量做到让医生、患者满意,避免发生投诉、纠纷等问题。若已产生这类问题要正确、积极地对待,尽可能妥善解决,给医生、患者一个满意的答复。实验室检测报告投诉需记录并统计,分析原因,避免二次错误。

3. 检测后样本的储存与处理　样本检测后应保留一定时间,以备必要时复查。样本保存时间应该根据项目不同而有不同的规定。至少在整个药物治疗期间要保存好,最好是尽可能长期保存。此外,对于罕见突变等重要特殊样本则需要重点单独保管。

样本及检测过程中使用的材料应严格按照《医疗废物管理条例》和《医疗卫生机构医疗废物管理办法》及国家、地区的相关要求进行处理,保证样本的生物安全,不可对社会和环境造成危害。

参 考 文 献

[1] Kim S, Misra A. SNP genotyping: technologies and biomedical applications. Annual review of biomedical engineering, 2001, 9: 289-320.

[2] Wittwer CT, Reed GH, Gundry CN, et al. High-resolution genotyping by amplicon melting analysis using LCGreen. Clinical chemistry, 2003, 49(6 Pt 1): 853-860.

[3] Radvanszky J, Surovy M, Nagyova E, et al. Comparison of different DNA binding fluorescent dyes for applications of high-resolution melting analysis. Clin Biochem, 2015, 48(9): 609-616.

[4] Sauer S. Typing of single nucleotide polymorphisms by MALDI mass spectrometry: principles and diagnostic applications. Clinica chimica acta; international journal of clinical chemistry, 2006, 363(1-2): 95-105.

[5] Wangkumhang P, Chaichoompu K, Ngamphiw C, et al. WASP: a Web-based Allele-Spe-

cific PCR assay designing tool for detecting SNPs and mutations. BMC genomics,2007,
8:275.

[6] Goodwin S,McPherson JD,McCombie WR. Coming of age:ten years of next-generation
sequencing technologies. Nature reviews Genetics,2016,17(6):333-351.

[7] Shendure J,Ji H. Next-generation DNA sequencing. Nature biotechnology, 2008, 26
(10):1135-1145.

[8] Gillis NK,Patel JN,Innocenti F. Clinical implementation of germ line cancer pharmaco-
genetic variants during the next-generation sequencing era. Clin Pharmacol Ther,2014,
95(3):269-280.

[9] 周宏灏. 遗传药理学. 2 版. 北京:科学出版社,2013.

[10] 李艳,李金明. 个体化医疗中的临床分子诊断. 北京:人民卫生出版社,2013.

第三章

药物基因组学与个体化治疗
决策中的生物信息学

近年来实验设备和技术的进步产生了大量数据,这预示着生命科学领域大数据时代的来临,并由此促进了生物信息学的迅猛发展。生物信息学是伴随着人类基因组计划(human genome project,HGP)的启动而产生的一门交叉学科,它包含了生物信息的获取、加工、存储、分配、分析等,最终挖掘出隐含在数据中的生物学意义。生物信息学内涵丰富、研究范围广泛,包括各类组学的研究,例如基因组学、转录组学、蛋白组学等。组学主要用于研究某个单位(线粒体、细胞、组织或个体等)的所有基因或蛋白的系统生物学特性。目前基因组学是所有组学研究的核心,而其他组学可以理解为它的一个分支或拓展。

HGP是由美国科学家于1985年率先提出,1990年正式实施,由美国、英国、法国、德国、日本和中国的科学家经历15年,把人类基因组存在的所有30亿对碱基定位和排序,最终绘制出了一幅完整的基因组图谱,这一过程也被科学界称之为前基因组时代。而自2005年后的时期被称为后基因组时代(或功能基因组时代)。

药物基因组学(pharmacogenomics,PGx)诞生于前基因组时代的早期,发展于后基因组时代,它融汇了药理学、基因组学、生物信息学等学科,是一门跨领域的交叉学科,其目的在于寻找个体间在全基因组、候选基因、多态性、单倍型、基因表达或失活方面的差异,并为临床用药安全和疗效提供保障。此外,最初的PGx主要用于研究遗传变异对药物疗效和毒性的反应,而随着表观遗传学的发展,现代的PGx也涉及了诸如DNA甲基化、组蛋白修饰和miRNA调控等方面的内容。因此,PGx是动态发展,不断丰富和完善的一门学科。

目前PGx的飞速发展已经带来海量的生物学数据,并进一步推动了生物信息学的发展。二代测序技术(next generation sequencing,NGS)是一种可一次获得"G"级别(在计算机学科中用于描述数据大小的单位)大小的数据,并且

NGS 的市场占有率逐年膨胀,呈爆发式增长。因此为了满足对大规模数据的分析与处理,科学家需要不断更新硬件,尤其是要充分借助生物信息学中的生物数据管理系统(biology data management system,BDMS)深入挖掘 PGx 研究中实验数据的生物学意义。

本章将着重对 PGx 研究中涉及到的生物信息学相关概念、数据库及软件进行介绍。

第一节　生物信息学相关简介

一、生物数据管理系统

生物数据管理系统(biology data management system,BDMS)由各种数据库与软件工具构成,是生物信息学的基础。从计算机科学来讲,BDMS 是一种操纵和管理生物研究领域数据的大型软件,主要用于维护和处理数据,保证数据的安全性和完整性。它主要划分为三个层面:储存原始数据的数据层、进行逻辑业务处理的逻辑层以及进行交互的用户层。①数据层用于存储结构化的原始数据,也即位于底层的数据库,它们可以使用结构化的数据库语言(例如 SQL 语言)进行调用,一般根据数据量、访问量或用途来设立专门的服务器进行管理;②逻辑层位于数据层和用户层之间,由操作和分析数据的集成软件组成,是整个管理系统处理事务的核心。BDMS 除了增加、删除、修改和查询等基本指令外大都集成了很多处理数据的分析工具,例如 GenBank 数据库系统整合了诸如基本局部序列比对软件(basic local alignment search tool,BLAST)等一系列软件工具;③用户层也称为界面层,是整个管理系统的外壳,是用户和系统进行访问交互的入口。狭义上讲,任何一种生物信息学软件都可以称为 BDMS,区别只在于规模,例如很多为了方便操作而开发的小型软件包或者脚本程序就没有底层的数据库,甚至没有界面,仅使用简单的命令行模式来控制数据。BDMS 主要以在线模式和单机模式存在。在线模式就是系统代码位于互联网服务器上,用户需要借助网络才能访问;单机模式也被称本地化应用,用户需要把原始代码预先安装在自己的计算机中运行,不需要网络。一般来讲,在线系统功能强大,操作方便,但由于速度原因不得不进行数据量上传和下载的相应限制,并且由于网络的开放性使得数据的安全性大打折扣。单机系统在处理数据的速度和安全方面具有很大优势,但需要繁琐的安装和不定期的更新,且功能相对有限。目前很多在线 BDMS 都提供各种分析工具的单机版,不过阉割了很多在线可以实现的功能,且安装相对比较繁琐。

二、数据库

近年来,由于高通量测序技术的出现,使得 PGx 研究产生了大量数据,并不断把它们存储到各类数据库中。数据库(database)是伴随计算机而产生的数据存储系统,可以把它看作一个电子化的文件柜(数据空间),用于存放各类结构化的数据。用户通过数据库的查询入口,可以搜索和访问相关数据,并通过业务逻辑模块对数据库进行添加、修改、更新、删除等操作。数据库可以包括多种类型,如简单的字处理系统(写字板或 Excel 表格)、大型的 BDMS(GenBank 数据库)等。

一般来讲,出于某种目的把多个数据成组就构成简单的数据集,而数据库则是把结构化的数据按照相应关系存储,并可以进行深层生物学意义挖掘的一个整合数据集。生物数据库的基本元素是记录,每个记录一般由序列、注释和文献等信息组成,其最基本的功能是查询。除此之外,大部分的数据库还具有其他的数据处理功能,例如序列比对、数据可视化等。生物信息数据库大致可分为四类:基因组数据库、核酸和蛋白质一级结构序列数据库、生物大分子三维空间结构数据库以及由这三类数据库和文献资料为基础构建的二次数据库。前三类数据库又称为一级数据库,收录原始的试验性数据,包括各个科研机构产生的 DNA、RNA 和蛋白质序列、蛋白质结构等,具有数据量大、更新快、用户面广、有过多冗余等特点,目前最有代表性的是三大核酸数据库(美国国立生物技术信息中心的 GenBank、欧洲分子生物学实验室的 EMBL 和日本国立遗传学研究所的 DDBJ),它们也被称为基本数据库或初始数据库;二级数据库是对一级数据库中的数据进行加工整理并结合文献资料产生的数据库,专注于某一研究领域,具有数据量小、更新慢、冗余少的特点,也被称为专门数据库、专用数据库或专业数据库。

三、分析软件

随着 HGP 的完成,后基因组时代的开启,各种组学的产生与发展势不可当,BDMS 的不断出现和更新迫使数理学家研究新的算法、开发新的软件以发掘生物学数据的隐含意义,从而揭示生命科学的奥秘。

分析软件是为了某种特定的用途而被开发的程序,是一组功能联系紧密,互相协作的指令集合,主要位于 BDMS 的逻辑层。数据库只是用于存储结构化的数据,而分析软件则是用来处理并挖掘数据库中的数据。分析软件的核心是算法,即一系列解决问题的清晰指令,例如序列比对的动态规划算法等。算法的不同可以使得软件运行速度或者得出的最终结果有很大不同,这就必然促使数理学家去开发新的算法或者更新现有的算法。目前具有同样研究目的分析软件很多,因此就需要研究人员认真选择,从中选取具有最优算法的一个来使用。

四、相关刊物

目前涉及 BDMS 内容的杂志有很多,例如核酸研究(nucleic acids research,NAR)、Bioinformatics、BMC Genomics 等。截至 2016 年,NAR 已经公布了 1685 个在线数据库和多个在线分析软件。NAR 会在每年元月第 1 期用一个专版来刊登生物信息数据库相关的内容,并在每年的 7 月份同样用 1 期的专版刊登基于网络的软件。这些刊物为 BDMS 的进一步发展提供了可靠而坚实的平台,使得每一位从事 PGx 或者生物信息学的研究人员能够迅速掌握最新的情报资讯。

总之,数据库和分析软件是 BDMS 的核心,是生物信息学的灵魂。未来还会不断出现新的数据库和分析软件,因此我们科研人员学习和掌握 BDMS 是项坚定不移的首要任务。

第二节 药物基因组学相关数据库

一、最大的生物医学综合数据库 NCBI

美国国家生物技术信息中心(NCBI)是美国国立卫生研究院(NIH)下属国立医学图书馆(NLM)的一个分支机构,于 1988 年由美国参议员 Claude Pepper 发起并建立,其任务主要是利用计算机信息化对生物医学研究进行指导,发展新的信息学技术来理解健康和疾病产生的基本分子生物学过程。

NCBI 主要包括四项任务:①整合一个完善的系统对分子生物学、生物化学和遗传学等信息进行存储和分析,全面实现自动化;②从计算方法学上研究生物学上重要的分子化合物结构和功能;③促进生物技术研究者和医药人员对数据库和分析软件的应用;④开展世界范围内的生物信息技术合作。NCBI 研究范围广泛,成立有多个研究小组,研究内容涉及计算机科学、分子生物学、数学、生物化学、实验物理学、结构生物学等方面,各研究小组齐心协力不断进行分子生物学的基本研究和应用。这些研究小组不仅在基础科学上有着突出的贡献,而且在应用研究领域也有独到的见解和成果。NCBI 研究计划主要包括:检测和分析基因组织、重复序列、蛋白域和结构单元,建立人类和其他生命形式的基因组图谱、HIV 感染动力学数学模型,分析数据库搜索中的各类错误,开发新的搜索和比对算法,构建非冗余序列数据库,评估比对模型等。

目前 NCBI 管理的资源数据库包括:Gene、SNP、Nucleotide、PubMed、

Map Viewer 等。这些资源都可以经由 NCBI 主页访问，并可以通过 FTP 站点 ftp://ftp. ncbi. nlm. nih. gov 免费下载。此外，用户可以通过 NCBI 提供的各类在线指南、帮助文档和教程更深入了解和应用它。

　　NCBI 的主页地址为 http://www. ncbi. nlm. nih. gov，界面如图 3-1 所示。研究人员可以根据自己的需求点击相应的链接进行操作。正面界面包括 6 个操作选项，分别为 Submit（提交数据或稿件）、Download（下载 NCBI 数据库中的数据）、Learn（获取 NCBI 数据库相关帮助文档）、Develop（利用 NCBI 提供的应用程序编程接口或代码库建立应用）、Analyze（应用 NCBI 中的工具进行数据分析）和 Research（查看 NCBI 的研究及其合作性项目）。如果需要选择特定的数据库进行搜索可点击 All Databases 右侧的三角形显示下拉菜单（下拉菜单中包含 42 个选项），选择目的数据库即可。目前 NCBI 下属的数据库访问查看的地址为 http://www. ncbi. nlm. nih. gov/gquery/。不同的数据库界面大致相同，可在界面中上部的长条处输入相应的关键词进行检索。NCBI 数据库检索的关键词来源广泛，可以是单词、短语、句子、数据标识符和基因符号等。每个子数据库的搜索框下通常包含 Advanced 选项，利用该选项可以进行高级搜索。在 Advanced 的页面下，研究人员可以限定不同搜索字段，如作者、杂志、特定 ID 等，并且可以灵活运用布尔操作符"AND""OR"

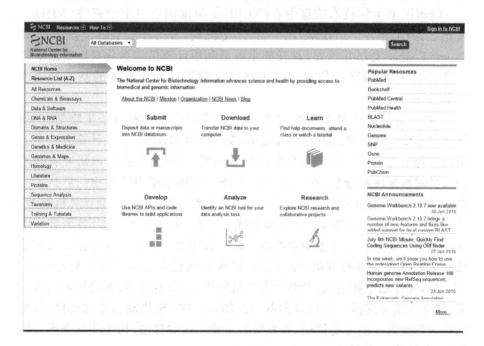

图 3-1　NCBI 首页界面

"NOT"以及通配符"＊"组成各种检索式来进行综合查询以提升检索的精确率和成功率。

作为全球最大的生物医学综合数据库，NCBI 为各个数据库建立了一个功能强大的关联网络，几乎囊括了当前生物医学研究中所有常用数据库，以方便研究人员进行各类数据信息的查询和分析。通过对 NCBI 中的一个数据库进行检索，可根据检索内容链接至其他数据库甚至是非 NCBI 管理的数据库。本节将以人类药物代谢酶基因 *CYP2D6* 为例，展示 NCBI 的数据库关联功能。首先，在 NCBI 主页 All Databases 处点击下拉箭头选择 Gene 数据库，在搜索框中输入 CYP2D6 并点击 Search 开始检索。然后，选择人类（Homo sapiens）进入 *CYP2D6* 基因描述页面（图 3-2）。

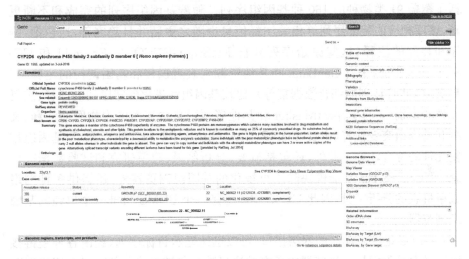

图 3-2　*CYP2D6* 基因信息界面

基因描述页面左侧包含基因的基本描述（summary）、基因位置信息（genomic context）、基因转录、翻译等信息（genomic regions、transcripts and products）和涉及基因的文献（bibliography）等。描述页面右侧则是一个侧边导航栏（sidebar），包含对本页面及一些其他数据库的索引。其中 table of contents 为对本页面的索引，对应本页面的各项信息，点击后可直接跳跃至索引所关联的信息页面。其他的则大多为各类数据库链接，可在相应的数据库中查询与 *CYP2D6* 有关的信息。例如，点击 map viewer 可以图片的形式查看 *CYP2D6* 在染色体上的相关信息；点击 SNP 可查看 *CYP2D6* 中所有被 NCBI 的 SNP 数据库中收录的 SNP 的基本信息；点击 nucleotide 可查看 *CYP2D6* 基因的 DNA、RNA 的序列信息。研究人员可根据自己的研究目的点击相应的条目获取 *CYP2D6* 基因的各类信息。

二、基因组浏览器

基因组浏览器是基于基因组的浏览框架,可用于实现很多功能,如用户可进行交互式的浏览,能够查看大小的基因组区域。一些浏览器可以直接查看和 SNP 相关的信息,并可以把这些信息直接导入 Excel 电子表格或者其他数据分析工具中。

(1)UCSC 基因组浏览数据库:UCSC 基因组浏览数据库(UCSC genome browser database)于 2000 年由美国加利福尼亚州的圣克鲁兹大学(University of California Santa Cruz)创立并维护,提供脊椎动物和一些模式生物的基因组装配序列和注释的数据库(http://genome. ucsc. edu/)。目前,数据库包括了覆盖 91 类物种的 160 种基因组序列。随着基因组序列的完成和不断更新,该库相应的装配序列等相关注释信息也随之更新并日趋完善,这包括:测序和装配的注释(这些原始序列来自 RefSeq、GENCODE、Ensembl 和 UCSC)、转录实证(来自 GenBank 和其他资源)、表观遗传和基因调控的注释(来自 ENCODE 计划的综合数据集等)、比较基因组和进化保守序列的注释、重复元件的识别(来自 RepeatMasker 和其他资源)、包含表型的生物医药注释、文献和基因组突变注释(来自 dbSNP、千人基因组计划和其他资源)和基因组重复元件的综合注释。此外,还包括概要、分析结果、建模研究和试验数据等信息。UCSC 整个的功能模块除了可视化的基因组浏览器外,还提供多种网络或单机版的分析工具,因此 UCSC 本质上是一个 BDMS,并非一个单纯的基因组浏览器。

UCSC 是一个动态的网络接口,可以迅速显示目标序列,经由各种超链接可以导向其他模块。浏览器中所有的注释数据集被格式化并可以由用户以不同的配置在不同分辨率下进行图形化的浏览,例如可以对浏览器任意区域使用鼠标进行放大缩小(范围从完整的染色体到单个的碱基)、拖曳或者高亮显示,各种显示轨道的顺序可以单击鼠标拖曳来改变。UCSC 浏览器主页的搜索框内可以键入基因符号、基因位置和其他搜索关键词来进行搜索,并且还配备其他定位器来进行搜索,例如基因组坐标、染色体条带、rs 编号等。浏览器主页还配备 4 个按钮来进行配置,分别是轨道和显示、轨道搜索、添加自定义轨道和轨道 hubs。轨道和显示页面可以用于配置浏览器导出文件的分辨率、注释文字标题的宽度等,以及配置基因、突变、表观遗传学和其他注释项目的轨道显示,例如显示 UCSC 的基因轨道、显示 Ensembl 的基因轨道、RefSeq 的基因轨道等。此外,这些经过配置后的预览参数可被作为"session"保存,方便以后直接调出或者和其他用户共享。添加自定义轨道允许用户上传自己试验或者其他的小型注释文件,如果更大的文件需要利用浏览器提供的其他软件

(例如 GBiB)进行格式化以支持远程访问或者本地化的 UCSC 基因组浏览器。轨道 hubs 可以独立被预览也可以和其他用户共享,例如装配序列 hubs(assembly hubs),它是一种专门用于基因组装配序列的轨道 hubs,它可以经由用户配置把用户或者其他组织管理的基因组装配序列以远程可视化的方式来访问。

UCSC 提供各种软件分析工具,主要包括:基于网络的表格浏览器(table browser)、突变注释整合器(variant annotation integrator,VAI)、基因分类器(gene sorter)、基因组图形化软件(genome graphs)、虚拟基因组显微镜 Visigene 和 LiftOver 等。表格浏览器可以对 UCSC 数据库进行基因数据的自定义下载,并可获得多种输出格式,也可把输出结果直接导入到其他外部软件进一步分析,例如 Galaxy、Genome Space 和 GREAT 等。VAI 可使用户上传突变信息并且让用户浏览所选择的转录本或调控数据集,如 ENCODE、COSMIC 或保守元件。用户可以以各种方式上传突变信息:如直接输入 dbSNP 的 rs 编号,或者上传 VCF 和 pgSNP 格式的文件。输出的文件可以是 HTML 格式或者是带有 tab 分隔符的文本文件。基因分类器可以以表格格式来显示一组相关基因。这些基因的相关性可以通过该软件页面的下拉框来设置。基因组图形化软件是一个用于显示全基因组数据集的工具,例如全基因组 SNP 研究结果集。虚拟基因组显微镜提供了由细胞到组织范围的原位图谱。这些图谱和用户查询的基因相关。用户可以对这些图谱进行缩放等操作。LiftOver 可以把经由 UCSC 软件注释的装配序列文件转换成其他版本,它有网络版,也有命令行模式的单机版。

如果用户要求数据保密,或者进行可视化的研发,那么可以安装一个本地化的基因组浏览器或者盒子中的浏览器(genome browser in a box,GBiB)。GBiB 是一个很重要的软件工具,它主要由一个运行于用户电脑上的虚拟机和网络浏览器组成,支持 Windows、Mac OSX 或者 Linux 等操作系统平台。可以通过虚拟机对 UCSC 数据进行远程访问也可由 UCSC 服务器来读取用户电脑上的大数据,例如 NGS 数据(由于数据量太大,这些数据不能使用 UCSC 的"自定义轨道"上传)。UCSC 还提供应用广泛的 BLAT 序列比对工具。以上这些工具都可以在 UCSC 网站免费下载或者注册使用。

(2)ENSEMBL 数据库:ENSEMBL 是一种对真核生物基因组进行自动注释的软件系统,由欧洲分子生物学实验室的欧洲生物信息学研究所(EMBL-EBI)和英国惠康基金桑格研究所(Wellcome Trust Sanger Institute,WTSI)共同协作创办并维护。该软件主要用于注释脊索动物和模式生物的基因组数据,例如基因和转录体位置、基因序列进化、基因组演变、序列和结构变异以及调控元件等。ENSEMBL 目前版本为 84,其对应的 GENCODE 版本为 24。

ENSEMBL 提供这些注释数据的访问接口——ENSEMBL 基因组浏览器(http://www. ensembl. org/index. html)。ENSEMBL 数据库中的数据都可以从网站提供的 API 接口和 FTP 网址进行无限制访问和下载。

ENSEMBL 基因注释数据近两年主要来自具有实验证据的 Illumina RNA-seq。数据以计算机识别的二进制(binary alignment/map,BAM)格式存储。由一个基于矩阵的配置工具处理这些 RNA-seq 数据,接着进行自动和人工注释产生 GENCODE 基因集,同时为每个注释的基因生成一个转录本集,这个转录本集被称为 GENCODE 基本集。基本集中具有全长蛋白编码的转录本或者非编码转录本在浏览器中被高亮显示,其相关信息显示在浏览器查询的结果页,这些信息主要包括转录表格(transcript table)和转录概要(summary)。转录表格中“flag”字段有一个转录支持水平(transcript support levels,TSL)标签,代表该转录本的可信度,该值来自 UCSC 或者 ENSEMBL 对 mRNA 或者 EST 进行比对而确定的结果。ENSEMBL 参与共识编码序列计划(consensus coding sequence,CCDS),该计划的协作者还包括其他几个大型基因组数据库中心(EBI、HGNC、MGI、NCBI、UCSC 和 WTSI),目的是对人类和小鼠基因组蛋白质编码区进行高质量的注释并获得一致。ENSEMBL 定期把人类和小鼠的 GENCODE 基因和 NCBI 中的 RefSeq 基因进行比对以产生 CCDS 记录模型。

ENSEMBL 的调控区注释是针对跨越整个基因组的表观遗传标记进行的,这些数据涉及十几种人类和几种小鼠细胞的基因组。ENSEMBL 调控区的注释数据主要来自 JASPAR 数据库的转录因子结合模序。ENSEMBL 注释了大量基因组突变信息,收录了约 3.23 亿个等位基因和基因型频率已知的短序列突变和插入删除突变,以及 1300 万个结构突变和 14 个物种的疾病相关信息。这些突变数据还包括胚系突变和体细胞突变。ENSEMBL 经由 API 接口提供独有的全基因组范围内的基因型和连锁不平衡信息访问。此外,ENSEMBL 还可以直接在自己的网站显示来自 DECIPHER 和 Leiden Open Variation Database (LOVD)的突变注释数据。ENSEMBL 在默认条件下的突变轨道显示的是来自千人基因组计划最小等位基因频率不小于 1% 的常见突变。ENSEMBL 还利用 Genocoding 计划和 PubMed 提供更多的突变注释信息。

ENSEMBL 提供各种访问和分析工具,如用于数据挖掘的表述性状态传输 API(representational state transfer API,REST API),用于序列搜索比对的突变效应预测器(variant effect predictor,VEP),用于数据筛选的 BioMart 等。ENSEMBL 的软件架构基于 Ehive。Ehive 是一个内建的计算农场管理软件,它具有强大的处理大型数据集的能力。ENSEMBL 很多软件都运行在这个平台上。

VEP 是一个强大、灵活、针对用户的注释突变工具。可以被应用于所有 ENSEMBL 支持的物种，甚至不支持的物种。仅需要两个文件（基因组 FAS-TA 格式文件和 GTF 格式的转录注释文件）就可以运行并迅速获得结果。VEP 输出结果包括概要统计信息、一个饼图和一个可分类、可过滤的数据表。ENSEMBL 也提供支持更多数据的 VEP 单机版，如 PubMed IDs、Exon Sequencing Project 频率、UniProt IDs、HGNC IDs 等，并且可以加载实现若干功能的插件集。VEP 除了可以对 RefSeq 和 ENSEMBL 转录体、GENCODE 基本转录体和座位参考基因组等序列进行注释外，还可以为用户自己的基因集进行注释。

ENSEMBL 使用 REST 为用户提供一个访问服务器，REST 支持 JSON 和 FASTA 文件格式，可以在大大减少客户端资源的同时，允许用户以多种程序语言对 ENSEMBL 数据进行检索。ENSEMBL 数据可以经由几种方式访问，如基因组浏览器、BioMart 挖掘工具、R 软件包 Bioconductor 或者 Dalliance 浏览器。

三、基因组注释数据库

利用生物信息学相关的各种方法可以建立不同知识库，并将这些库里面的内容相互关联，提供综合的解释，由此诞生了基因组注释数据库。当前最著名的两个基因组注释数据库为日本京都基因与基因组百科全书（kyoto encyclopedia of genes and genomes，KEGG）和基因本体论（cene ontology，GO）。

（1）KEGG：KEGG 成立于 1995 年，是一个破译基因组密码的参考知识库。它的信息来自试验性的数据，并可以由几个分子网络来表征（KEGG PATHWAY、BRITE HIERARCHY 和 KEGG MODULE）。KEGG 的数据结构由 KEGG ORTHOLOGY 构成，该系统是把基因组中的基因与上述几个分子网络中的各个节点进行连接的关键组件。自成立以来，KEGG 不断发展以求更好地满足大型计划和普通研究人员的需要，其近几年的任务主要是收集并注释能够影响上述分子网络的疾病和药物信息。KEGG 可经由 KEGG 网站（http://www.kegg.jp/）和 GenomeNet 网站（http://www.genome.jp/kegg/）访问。

KEGG 是一个整合的数据库资源，由 15 个主要子库组成（图 3-3）。它包括各种 KEGG 数据对象。这些对象，被用于表征 KEGG 内部若干种分子系统，如系统信息（PATHWAY、BRITE、MODULE、DISEASE、DRUG 和 EN-VIRON）、基因组信息（ORTHOLOGY、GENOME 和 GENES）、化学信息（COMPOUND、GLYCAN、REACTION、RPAIR、RCLASS 和 ENZYME）等。

一般来讲,每个数据库记录的标示符由"db:entry"构成,db 表示数据库名,entry 是记录名。记录名由 KEGG 对象标识符组成(数据库前缀+5 位数字)。由于记录名具有唯一性,因此 db 可以在由人工建立的 13 个数据库中省略。剩下的 2 个数据库 KEGG GENES 和 KEGG ENZYME 的数据分别来自 RefSeq 和 ExplorEnz,这些原始数据经过 KEGG 再次注释以供用户访问和分析。除此之外,在基因组信息分类中还有计算产生的附加数据库,包括 KEGG DGENES、KEGG DGENES、KEGG MGENES 和 KEGG SSDB。它们分别收录基因组草图中的基因、EST 重叠组基因、宏基因组基因和序列相似性的关系。

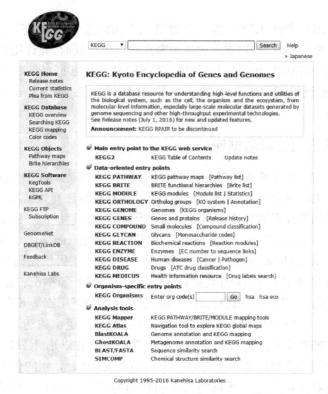

图 3-3 KEGG 首页界面

KEGG GENES 是一个收集所有物种基因(来自 RefSeq 数据库中的完整测序的基因组)的数据库。每个物种的编码由 3 字符的物种代码和记录名(要么是 NCBI 基因 ID 号,要么是 locus 标签)组成。其中数据库代码可以由 KEGG GENOME 数据库中的 T 编码标识符替换,如人类"hsa"等价于 T01001。物种代码可以同时作为前缀来标识 KEGG pathway maps、BRITE hierarchies 和 KEGG modules 数据库物种专有版。KEGG DGENES 和 EGENES 的物种可以用 4 字符的物种代码(分别以 d 和 e 开头)或者 T 编码来标识。MGENES 的环境样本只通过 T 编码来标识。

KEGG PATHWAY 由图形化的图表构成,它们用于表述各种分子互作和反应网络,如代谢、遗传信息、环境信息、细胞过程、物种系统、人类疾病和药物研发等。每张图的资料来源于具有试验实证的出版文献,由人工进行审议,并经过内建软件 KegSketch 处理。KEGG PATHWAY 中基本的图形对象包括:方形盒(K 编码标识的 KO 集合)、圆形图(C 编码标识的小分子,G 编码标识的聚多糖等)和线条(总代谢图中的 KO 集合)。在常规代谢图中的方形盒与总代谢图中的线条同时与 EC 编码标识的酶和 R 编码标识的反应连接在一起。参考通路图的名字由前缀"map"来标识,其 3 个子版分别使用前缀"ko"、"ec"或"rn"标识。

BRITE hierarchy 文件,被称为 htext (或 hierarchical text),描述了已知基因与蛋白、疾病与药物、化合物与反应、物种与细胞的功能树分支。每个htext 文件由人工和内建的 KegHierEditor 软件生成。文件的首列包括"A""B""C"等,它们用以显示分级关系,并且可以含有多个 tab 间隔的列。BRITE htext 文件有两种类别,"ko"代表基因和蛋白,"br"(日文版的称为 jp)代表疾病、药物和化合物。

KEGG 的通路信息以 3 种分辨模式被显示:全图(代谢图)、常规图和模块图模式。为了更详细的显示通路中的相关信息 KEGG MODULE 被引入。KEGG 模块有 4 种类型:通路、结构复合物、功能集和信号模块。前 3 种模块类型通常和 KEGG 部分通路图及 BRITE 树分支对应。信号模块是一套基因组或转录组中的基因,这些基因可以被作为诸如病因发生和代谢能力等表型的生物标记。每个 KEGG 模块通过 K 编码集来定义,并且和一个自动产生的模块图相关。

KEGG PATHWAY、BRITE 和 KEGG MODULE 用一种相同的方式创建并应用于所有物种。这种方式是基于 KO 集合而非具体物种。每个 KO 记录表示一个人工定义的特定条件下的直系同源集合。这个集合是由基因组注释程序形成的直系同源基因,对应于 PATHWAY、BRITE 或 MODULE 中的每一个节点。

从本质上来讲,KEGG 基因组注释是一种跨物种的注释,通过在所有可应用的基因组中搜索直系同源基因并分配 K 编码。

(2)GO:GO 是一个在生物信息学领域中广泛使用的数据库。它实质上是一个词汇表,具有树形结构,可对基因组序列进行注释。GO 最早由果蝇、小鼠和酵母基因组项目的研究人员发起建立,1998 年上述项目研究人员成立了基因本体联盟（Gene Ontology Consortium）。创建基因本体的目的在于为科研人员提供一个具有代表性的规范化的基因和基因产物特性的术语描绘或词义解释平台，对基因和基因产物的数据能够进行统一的归纳、处理、解释和共享。

随着生命科学的不断发展，人类对基因组的了解逐步深入，如何对基因组序列注释也显得尤为重要。目前，对基因组的注释主要分为两种，第一种是结构注释（structural annotation），主要分析序列在基因组中的具体位置如外显子、内含子、启动子等；另一种是功能注释（functional annotation），主要推断序列编码产物的功能。二者相互独立又相互关联。

当前高通量检测技术逐渐普及，海量的基因组、转录组、表观基因组的数据不断积累，注释描述的工作量和复杂度大大增加。另一方面，在不同真核生物中大多数基因拥有相同或相似的生物功能。也就是说在某些物种中获得的基因或者蛋白质的生物学信息，可以用来解释其他物种中对应的基因或蛋白。因此，为了避免重复的工作，提高科研人员的注释效率，减轻注释工作量，GO应运而生。GO通过建立一套具有动态形式的控制字集（controlled vocabulary），来解释真核基因及蛋白在细胞内所扮演的角色。每个基因会根据其不同的功能被分配到不同本体的子集中。随着生命科学研究的不断深入，本体数据将根据最新的科研成果不断积累和更新。

基因本体联盟目前建立了三大本体，分别是 biological process 生物过程、molecular function 分子功能及 cellular component 细胞组分。这三个本体以下又可以独立出不同的亚层，层层向下构成一个树型分支结构。基因本体联盟建立了基因本体数据库方便科研人员进行注释。该数据库的网址为：http://www. geneontology. org/。这里以人类 CYP2C9 基因为例介绍如何使用 GO 进行注释：①进入 GO 主页后，在检索框输入 CYP2C9 并点击 Search；②点击 Genes and gene products；③选择人类（Homo sapiens）的 CYP2C9 进入注释页面。图 3-4 为 CYP2C9 的注释页面，在找到的实体（found entities）中可查看注释结果，包括直接注释的功能（direct annotation）、证据类型（evidence type）、参考文献和日期等。关于各参数的详细解释可以在 http://geneontology. org/page/guide-go-evidence-codes 页面查看。点击直接注释栏目下的注释内容可查看基因所对应的本体条目。例如，CYP2C9 的第一个直接注释为单加氧酶活力（monooxygenase activity），点击后可查看单加氧酶活力条目的具体信息，如登记号、所属本体、功能定义等。

GO 还能对用户所提供的基因集开展富集分析（enrichment analysis），该分析可帮助用户找到基因显著富集的本体，从而判定研究表型与哪些生物过程、分子功能或者是细胞组分有关。使用富集分析时只需将所获取的与研究表型相关的基因集输入，选定本体类型和物种类型即可进行分析。

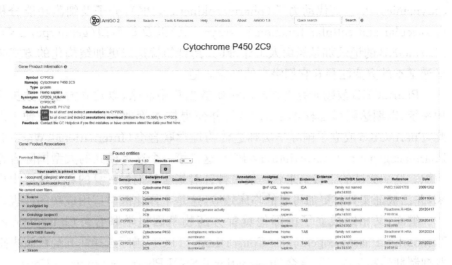

图 3-4　CYP2C9 的 GO 注释页面

四、药物基因组学专业数据库

（1）药物基因组学知识数据库：药物基因组学知识数据库（Pharmacogenomics Knowledge Base，PharmGKB），始建于 2000 年，主站位于斯坦福大学，隶属于 PGRN 的一部分，由美国国家医学研究院（National Institute of General Medical Sciences，NIGMS）管理和维护，并由多个 NIH 的研究机构共同参与，包括 NHLBI、NIDA、NCI、NIEHS、NHGRI、NIMH、NLM 等。它主要提供人类遗传变异影响药物反应的各种信息，可以说是目前成立最早、最具权威的药物基因组数据库。该知识库融汇了多学科力量来解决遗传药理学和药物基因组学所提出的各种问题，并最终为每个患者制订安全有效的用药方案。

PharmGKB 的核心任务就是捕捉各研究机构并收录与药物基因组学相关的原始基因型、表型数据。这些表型可能发生在分子（结合）、细胞（表达）、组织（转化）或整体的级别（疾病和症状），所有的注释被编码分类以便于查询获取，并且每周从所出版的文献中挖掘基因、突变、药物、表型间的关系，以求在稳定的维护数据机制上达到最新、最全的目的。PharmGKB 对基因和突变采用人类基因组命名委员会的推荐指南来命名；对药物则在 RcNorm 药物命名的基础上进行药物术语的统一；表型术语的统一标准则使用医学主题词（MeSH）和统一医学语言系统（UMLS）。PharmGKB 分为查询模块和提交模块。查询模块主要分为 5 个基本内容：基因、变异、药物、疾病以及通路，并把数据的种类分为 5 类：临床结果（clinical outcome，CO），药效动力学（pharma-

71

codynamics，PD)，药代动力学(pharmacokinetics，PK)，分子及细胞功能分析(molecular and cellular functional assays，FA)以及基因型(genotype，GN)。PharmGKB 的记录都是经由人工注释的，其目的就是以更加结构化的方式来呈递基本的突变注释和它们潜在的临床表型。

PharmGKB 鼓励研究者将临床科研数据集中起来，以建立大型的数据管理系统，以期达到增加样本量的作用，并使得样本管理和使用更加方便。因此，PharmGKB 成立了国际华法林遗传药理学联合会(International Warfarin Pharmacogenetics Consortium，IWPC)，这是第一个这类模式的大型国际合作组织。这一尝试的直接结果就是使一种针对华法林剂量计算的新方法诞生出来，并已被证实具有更加可靠的临床效应，这是个体化医学应用成功的代表之一。继而，又相继成立了国际他莫昔芬药物基因组学联合会(International Tamoxifen Pharmacogenomics Consortium，ITPC)、国际选择性五羟色胺再摄取抑制剂药物基因组联合会(International SSRI Pharmacogenomics Consortium，ISPC)、国际氯吡格雷药物基因组联合会(International Clopidogrel Pharmacogenomics Consortium，ICPC)、国际抗高血压药物基因组联合会(International Consortium for Antihypertensives Pharmacogenomics Studies，ICAPS)等组织。

(2)药物相关药物基因组学生物标记列表：药物相关药物基因组学生物标记列表是美国食品药品监督管理局(FDA)建立的用于提醒医生在临床用药时需予以重视的生物标记的列表(见附录)。

(3)抗癌药物敏感性基因组数据库：抗癌药物敏感性基因组(genomics of drug sensitivity in cancer，GDSC)数据库是由英国惠康基金会桑格研究所建立的用于查询抗癌药物与癌症细胞系敏感性关系的数据库(http://www.cancerrxgene.org/)。该数据库中的数据来源于由惠康基金会桑格研究所和美国马萨诸塞州综合医院癌症中心合作开展的癌症基因组计划中的抗癌药物敏感性基因组项目。抗癌药物敏感性基因组项目旨在识别癌症基因组可用于预测抗癌药物敏感性的分子特征。

GDSC 包含 140 种抗肿瘤药物针对 707 种肿瘤细胞系的半致死浓度(half maximal inhibitory concentration，IC_{50})数据，并提供每种细胞系的基因组和表达组信息。研究人员可以很方便地查询到某种抗肿瘤药物对哪些肿瘤细胞敏感，哪些肿瘤细胞不敏感，并获取这些肿瘤细胞的分子特征(如基因表达异常或者基因突变等)。在 GDSC 上，研究人员可对药物、基因或者细胞系的名称进行直接搜索以获取相关信息。这里以顺铂(cisplatin)为例。在 GDSC 主页的 Search 框输入 cisplatin 后可得到搜索结果。点击搜索结果中的 cisplatin 可获取用顺铂处理过的所有 662 种肿瘤细胞的 IC_{50} 值分布图，如图 3-5 所示。

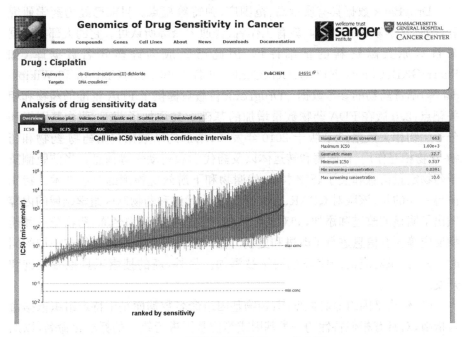

图 3-5　顺铂处理细胞系 IC$_{50}$ 分布图

　　图中每一条灰色的竖线代表一个细胞系,点击灰色的竖线可获取细胞系的名字、具体 IC$_{50}$ 值及 IC$_{50}$ 的排序等信息。点击图上菜单栏的火山图(volcano plot)、散点图(scatter plot)等选项可获取基因突变与顺铂 IC$_{50}$ 关联分析的结果。在散点图选项中还可以对不同的肿瘤类型进行单独分析。在 Download 选项页面中则可以对包括顺铂的 IC$_{50}$ 数据、基因突变关联分析结果等在内的信息进行下载,方便研究人员开展进一步的分析。

　　(4)DrugBank:DrugBank 由加拿大亚伯达大学开发并维护,是一个综合的在线药物信息数据库,涉及生物化学和药理学等,它通过相关领域的专家和评议员对各种文献资料的评审而进行维护和更新。它首次发布是在 2006 年,迄今为止已更新到了 5.0 版(http://www.drugbank.ca/)。DrugBank 针对用户的反馈和药物研发的变化趋势快速发展。它早期的版本已被广泛用于药物和电子药物靶点的发现。最新版拓展了更多的内容和功能,这包括:药物动力学(吸收、分布、代谢、排泄和毒性,ADMET)和其他各种定量结构活性关系(QSAR)。这些更新促进了各方面的研究,如外源性代谢作用的研究(包括预测和表征)、药物动力学、药物效应学和药物设计/发现。目前版本包含有超过 1200 种药物代谢物(包括结构、名称、活性、丰度和其他信息)、超过 1300 种药物代谢反应(包括代谢酶和反应类型)、几十个药物代谢通路。此外,还包括许多新的和改进的搜索工具。

DrugBank 数据具有质量高、范围广、独特等特点。目前已经为药学研究者、药物化学家、临床医师、教育工作者、普通大众等所认可。它的大部分数据来自对原文献资料的精细评议,因此已经成为许多知名数据库(如PharmGKB、ChEBI、KEGG、GeneCards、PDB、PubChem、UniProt 和 Wikipedia 等)筛选药物的参考数据。DrugBank 首版只提供了 FDA 批准的药物和相关靶点;2.0 版在 FDA 药物数量增加的基础上又添加了药理、药物基因组和分子生物相关数据;3.0 版于 2010 年发布,增加的新数据包括药物-药物和药物-食物相互作用、代谢酶和转运体以及药代学和药动学等信息。当前版侧重于药物定量信息和关于药物本身、代谢物和下游效应检测的改进技术。特别值得一提的是,该版对 QSAR、ADMET、药物代谢和药物基因组学领域的内容做出了明显的改进和添加,如对药物结构、药物晶型、药物名称、药物靶点和药物反应等原有信息进行了改进和更新。在大量批准和实验用药物被添加的同时,每个记录对应的新字段也陆续被添加。另外,新的搜索工具也被改进和开发。

(5)药物基因组命名数据库:药物基因组命名数据库是由特定组织依据命名指南,对具有相似特性的一类基因或等位基因进行统一的标准化命名,以期规范化不同的命名方式所造成的科研报告、成果的混乱,并由此减少由于命名的不同而导致的科研重复。例如标准化对细胞色素 P-450 酶命名的人类细胞色素 P-450 酶基因命名委员会,始建于 1999 年,主站由瑞典的 Karolinska 研究所维护,包含大约 30 个 CYP 亚家族和一个 POR 基因(http://www.cypalleles.ki.se/);人类糖基转移酶基因命名数据库由加拿大药物基因组学研究中心管理,负责 UGT1A 和 UGT2B 的命名和维护(https://www.pharmacogenomics.pha.ulaval.ca/cms/ugt_alleles/);人类氮-乙酰基转移酶基因命名数据库由美国路易斯维尔大学建立,目前由希腊塞萨斯德谟克里特大学负责维护,提供 NAT1 和 NAT2 单核苷酸突变和单倍型信息查询(http://nat.mbg.duth.gr/)。进入这些数据库后只需点击相应的基因名即可以获取该基因所有等位基因及其相关的突变信息。

第三节　药物基因组学研究相关软件

一、序列比对软件 BLAST

BLAST 由 NCBI 开发,是一种基于动态规划和启发式算法的局部序列相似性比对程序。所处理的序列包括核苷酸和蛋白质序列,用于比对的数据库可以是一个也可以是多个。BLAST 比对强调局部而非全局。用于全局的比对算法要求两条序列的全部片段均相似,而局部比对要求两条序列不一定全部相似,只要两条序列中有相似的部分就可以产生结果。除了可以进行网络版 BLAST 的访问(http://blast.ncbi.nlm.nih.gov/Blast.cgi),NCBI 网站还提供单机版的 BLAST 程序免费下载(ftp://ftp.ncbi.nlm.nih.gov/blast/executables/LATEST)。网络版的 BLAST 操作简单、数据齐全,但检测通量低;单机版的 BLAST 通量高,可同时对多条序列进行比对,但是安装麻烦,操作繁琐,需要有一定生物信息学基础才能使用。

利用 BLAST,把一条 DNA 序列和另一条 DNA、蛋白质序列或者数据库进行比对,能够快速返回带有图表和统计量的结果集。该结果中有 2 个重要的参数:得分值(score,S)和期望值(expectation,E)。S 值:使用打分矩阵对匹配的片段进行打分,对各对碱基(或氨基酸残基)打分求和获得结果值。一般来说,匹配片段越长、相似性越高、S 值越大。另外,为了使不同输出结果具有可比性,S 值要经过标准化。E 值:是对上述 S 值可信度的评估,表示由于随机性造成获得这一比对结果可能的次数。E 值默认值一般是 10,这表示比对结果中将有 10 个匹配序列是随机产生,如果结果序列的 E 值小于 10,则显示结果。采用较低的 E 值将使搜索比对更加严格,结果中随机产生的匹配序列减少但检出率会大大下降,并有可能漏掉目标序列。

BLAST 可以和两种序列类型的数据库进行比对,分别是核苷酸数据库和蛋白质数据库。NCBI 提供的 BLAST 默认比对核酸数据库是 nr/nt,该数据库包括了 NCBI 中 RefSeq 序列以及 GenBank(EST、GSS、STS 和 HTG 除外)中的序列,其他可供比对数据库还有 human/mouse genomic + transcript 等;用于蛋白质序列比对的默认数据库是非冗余数据库 nr,包含来自 RefSeq、UniProtKB/Swiss-Prot、PDB、Protein Research Foundation(PRF)以及 GenBank 数据库中所有 CDS 序列,其他可供比对数据库还包括 nr 数据库下的子数据库以及一些专利数据库和环境样品数据库等。

NCBI 根据不同比对目的开发了各种 BLAST 算法。如 Blastn、Blastp、Blastx、Tblastn、Tblastx、MegaBLAST、Discontiguous MegaBLAST 等(前五种的算法说明见表 3-1)。MegaBLAST 是 NCBI 基因组 BLAST 页面下的默认搜索算法,是一个基于 BLAST 但具有更高精度的搜索比对工具,主要在网络上对大批量核苷酸进行查询,而且查询速度是标准 BLAST 的 10 倍多。Discontiguous MegaBLAST 适用于跨物种核苷酸序列查询,使用非连续词条匹配算法(noncontiguous word match)进行比对。

BLAST 提供若干种输出格式,如默认的配对序列式、查询锚定式(query-anchored)式和带有表格式的结果表(hit table)等。

表 3-1　BLAST 算法

算法名	描述
Blastn	Blastn 是针对核苷酸数据库中的序列进行逐一比对的算法
Blastp	Blastp 是针对蛋白质数据库中的序列进行逐一比对的算法
Blastx	Blastx 是针对蛋白质数据库中的序列将核苷酸序列 6 框翻译成蛋白质序列后逐一进行比对的算法
Tblastn	Tblastn 是针对核苷酸序列数据库按照 6 框翻译成蛋白质序列后进行蛋白质序列逐一比对的算法
TBlastx	Tblastx 是针对核苷酸序列数据库按照 6 框翻译成蛋白质序列后再与核苷酸序列 6 框翻译成的蛋白质序列进行逐一比对的算法

二、统计分析软件 PLINK

PLINK 是一款广泛应用的免费、开源的遗传关联分析工具集,由美国哈佛大学开发,旨在用有效的计算方式进行常规的及大规模的遗传分析。目前最新的版本为 1.90,可在 Windows、Linux 和 OS X 等多种系统下运行,其软件下载地址为 http://www.cog-genomics.org/plink2/。PLINK 的分析功能强大,可进行数据处理和统计描述、关联分析、频率检测、哈迪温伯格检验、多重检验校正及基因交互作用分析等。本部分将简要介绍 PLINK 的一些基本操作。这里以 Windows 版的 PLINK 为例。

下载 PLINK 安装包后,解压后即可使用。例如解压至 D:\PLINK 文件夹。Window 版 PLINK 需通过 DOS 运行。通过 cmd 进入 DOS 后需首先进入 PLINK 程序所在文件夹下。操作命令如下:①输入"D:",然后回车进入 D 盘(命令不包括引号);②输入"cd D:\PLINK"然后回车进入 PLINK 文件夹(命令不包括引号)。

开始分析前,需首先准备 PLINK 的两个输入文件,它们为 PED 和 MAP 文件,分别以 .ped 和 .map 作为后缀。PED 文件存储样本、表型和基因型信息,每一行代表一个样本描述。PED 文件的前六列用于描述样本信息,六列分别为样本的家系 ID、样本 ID、父亲 ID、母亲 ID、性别和表型。六列以后,每两列对应一个 SNP 位点的两个等位。除表型以外,如出现缺失值应当用 0 代替,若表型有缺失则用-9 代替。样本性别需用 1 和 2 代表,1 为男性,2 为女性。如果研究为病例对照研究,表型同样需要使用 1 和 2 表示,1 为对照,2 为病例。MAP 文件存储 SNP 的信息,每一行是一个 SNP 的染色体定位。MAP 文件包含 4 列,分别对应 SNP 所在染色体、SNP 名称、SNP 遗传距离和 SNP 物理位置,缺失时也用 0 代替。MAP 文件和 PED 文件是相互关联的,MAP

文件第一行的 SNP 对应 PED 文件的第六、第七列。例如,假设 PED 文件第一行为样本 1,MAP 文件第一行为 rs4961,那么样本 1 的 rs4961 的基因型位于 PED 文件的第一行的第六和第七列。依此类推可将多有样本的基因型进行对应。

Plink 的基本输入语法格式为:

plink--file 文件名--命令

PLINK 的命令可以是单个命令也可以是符合规则的连续多个命令。表 3-2 列出采用 PLINK 进行关联分析中常用的一些命令。

表 3-2　PLINK 常用参数列表

命令	参数	描述
--file		指定 .ped 和 .map 文件
--freq		计算 SNP 的 MAF
--hardy		计算 SNP HWE P 值
--maf	0.01	排除 MAF 小于 0.01 的 SNP
--hwe	0.001	排除 HWE 检验 P 小于 0.001 的 SNP
--assoc		SNP 和表型之间的关联分析
--logistic		逻辑回归分析
--linear		线性回归分析
--model		全模型分析
--ci	0.95	输出可信区间的值
--adjust		对 P 值进行多重检验校正
--out		制定输出结果的名称

这里以病例-对照研究的关联分析为例介绍 PLINK 的操作。对于病例-对照研究,PLINK 提供 3 种统计分析方法进行分析,包括卡方检验、Fisher 检验和逻辑回归。此外,PLINK 可根据基因遗传模式提供四种模型的分析结果。四种模型分别是等位基因模型、线性模型、隐性模型和加性模型,四种模型的解释如表 3-3 所示。

表 3-3 PLINK 常用参数列表

模型名称	模型描述
等位基因模型（Allelic）	D vs. d
线性模型（Dominant）	(DD＋Dd) vs. dd
隐性模型（Recessive）	DD vs. (Dd＋dd)
加性模型（Genotypic）	DD vs. Dd vs. dd

在病例-对照研究中进行关联分析采用以下命令：

plink--file mydata--assoc

其中 mydata 为用户所准备的 PED 和 MAP 文件的文件名（注 PED 和 MAP 文件名应当相同），--assoc 为关联分析命令，可用来对数百万或数千万的 SNP 开展关联分析。默认的统计分析方法为卡方检验，如果需要使用 Fisher 检验或逻辑回归可将命令分别替换为--fisher 或--logistic。

在进行遗传学关联分析前，我们需对 SNP 进行质量控制，去除突变频率较小以及不符合哈迪温伯格检验的样本。PLINK 提供--maf 和--hwe 命令用于 SNP 质控。关联分析命令可修改如下：

plink--file mydata--maf 0.05-hwe 0.001--assoc

通过这个命令串，我们可以去除等位基因频率小于 0.05、哈迪温伯格检验 P 小于 0.001 的 SNP 位点后再进行关联分析。如果需要输出比值比（OR）的 95% 可信区间可在--assoc 命令后加上--ci 0.95。

完成分析后，PLINK 会在 PLINK 软件所在文件夹生成 plink.assoc 的结果文件。可使用 Excel 软件打开。打开以后结果文件包含 11 列，显示如下信息：①SNP 所在染色体；②SNP 名称；③SNP 的物理位置；④次等位基因；⑤在病例组中的次等位基因频率；⑥在对照组中的次等位基因频率；⑦主等位基因；⑧卡方值；⑨P 值；⑩比值比；⑪标准误。

为了保存不同批次分析的结果，PLINK 也可以使用--out ＜文件名＞命令自定义结果输出文件的文件名。例如在--assoc 后加上命令--out test，则最后分析的结果保存至 test.assoc 文件中。

PLINK 关联分析默认采用的模型是等位基因模型，如果需要采用其他模型需将--assoc 命令进行替换。输入--model 将进行所有模型的分析，输出的结果存储于 plink.model 中。其他单个模型分析的命令如下：--dominant 显性模型分析；--recessive 隐性模型分析；--genotypic 加性模型分析。

参 考 文 献

［1］Wheeler DL,Barrett T,Benson DA,et al. Database resources of the National Center for Biotechnology Information. Nucleic acids rese,2007,35(suppl 1):D5-D12.

［2］Meyer LR,Zweig AS,Hinrichs AS,et al. The UCSC Genome Browser database:extensions and updates 2013. Nucleic acids res,2013,41(D1):D64-D69.

［3］Hubbard T,Barker D,Birney E,et al. The Ensembl genome database project. Nucleic acids res,2002,30(1):38-41.

［4］McLaren W,Pritchard B,Rios D,et al. Deriving the consequences of genomic variants with the Ensembl API and SNP Effect Predictor. Bioinformatics,2010,26(16):2069-2070.

［5］Kanehisa M,Goto S,Sato Y,et al. KEGG for integration and interpretation of large-scale molecular data sets. Nucleic acids res,2012,40(D1):D109-D114.

［6］Consortium GO. The Gene Ontology (GO)database and informatics resource. Nucleic acids res,2004,32(suppl 1):D258-D261.

［7］Thorn CF,Klein TE,Altman RB. PharmGKB:The Pharmacogenomics Knowledge Base. In:Innocenti F, van Schaik HNR, editors. Pharmacogenomics:Methods and Protocols. Totowa,NJ:Humana Press,2013. p. 311-320.

［8］Yang W,Soares J,Greninger P,et al. Genomics of Drug Sensitivity in Cancer (GDSC):a resource for therapeutic biomarker discovery in cancer cells. Nucleic acids res,2013,41(D1):D955-D961.

［9］Wishart DS,Knox C,Guo AC,et al. DrugBank:a knowledgebase for drugs,drug actions and drug targets. Nucleic acids res,2008,36(suppl 1):D901-D906.

［10］Purcell S,Neale B,Todd-Brown K,et al. PLINK:A Tool Set for Whole-Genome Association and Population-Based Linkage Analyses. The American J Hum Genet,2007,81(3):559-575.

第四章

药物基因组学与个体化治疗
决策中的药物经济学问题

药物基因组学已成为医学和药学研究与发展中的重要领域之一,在治疗方案确定前,实施药物基因组学筛查,是目前最具有前途的应用领域之一。它可以提高药物反应的预处理、降低患者的不良反应事件发生风险,这可能提高疾病分层和个体化治疗效果,但是目前该项技术费用昂贵,通常应用于高风险患者,如肿瘤、HIV 患者等,因此该领域的药物经济学评价显得尤为重要。

第一节　药物经济学概述及定义

药物经济学是在通用领域经济评价的理论与方法的基础上,结合医药领域的特殊性而发展起来的新兴学科,它将经济学原理和方法应用于评价临床药物治疗过程,为临床医生制订合理、有效、经济的处方提供科学参考的一门学科,也可以由医疗卫生决策者和其他决策机构用来比较不同药物和用药方案的成本效果,以便合理分配有限的医疗卫生资源。

基于昂贵的治疗方案与有限医疗资源之间的矛盾,中国相关部门已非常重视这一问题,并将药物经济学评价结果作为国家医改、药品价格制定等的重要参考。2006 年正式将它提到医疗体制改革政策高度,2009 年《中共中央国务院关于深化医药卫生体制改革的意见》(中发[2009]6 号)中明确提出将应用药物经济学评价研究来提高资源配置的综合效率、指导药品定价及其他相关政策的制定,2011 年正式出台《中国药物经济学评价指南》,旨在加强中国药物经济学学科发展,提高医药卫生资源配置效率,促进中国医药卫生事业发展。

国内外许多学者针对药物经济学进行定义,如 Bootman、ISPOR 协会等,胡善联教授、陈洁教授以及孙利华教授等,2003 年孙利华教授综合胡、陈两位教授的观点,给出的定义是:药物经济学是应用经济学等相关学科的知识,研究医药领域有关药物资源利用的经济问题和经济规律,研究如何提高药物资源的配置和利用效率,以有限的药物资源实现健康状况的最大程度改善的科学。它是一门以医药及其相关决策提供经济学参考依据的应用性学科。

第二节　药物经济学研究类型

药物经济学研究一般可采用前瞻性研究、回顾性队列研究、混合研究设计(临床试验结合回顾性或数据收集)、二次文献研究设计。其中前瞻性研究包括随机临床干预和前瞻性观察研究。

随机临床干预研究又分为围绕随机对照临床试验的平行研究和实际临床试验研究。平行研究是将药物经济学研究与药物临床试验相结合,通常在药物Ⅲ期临床试验进行,该研究设计比较受青睐,因为它可以借助药物临床试验严格的随机对照双盲设计,可获得较强的可信度和较高的内部效度,缺点是因为对照组多选择安慰剂,导致外部效度较低;实际临床试验研究是在药物的日常实际应用环境中进行药物经济学研究,该研究设计所需人、物、财力较大,但可信度和外部效度比较高。

前瞻性观察研究是基于队列研究的药物经济学研究设计,它是药物经济学研究设计的理想标准。能反映真实条件下治疗方案的成本效果,具有很好的外部效度,但由于取消了外部限制,患者依从性较差,干扰因素多,从而降低了内部效度,同时增加了分析难度。

当缺乏前瞻性研究时,回顾性队列研究是最佳选择。它使用某方案的患者作为研究组,使用其他方案的患者作为对照组,进行比较研究。优点是数据大多可直接从临床数据库获得,成本较低,研究时限较短,有较高的外部效度。缺点是研究中要求对任何可能的混杂因素,如年龄、性别、疾病程度、并发状况等因素进行统计控制,通常显示环境中研究组与对照组之间存在差异,难以控制选择偏倚,另外,现有数据不是根据药物经济学评价目的而记录的,往往难以达到研究设计要求。

混合研究设计是综合运用前瞻性、回顾性队列研究,从前瞻性的临床试验或回顾性队列研究中获得足够临床数据,回顾性收集或横断面调查临床患者的成本数据。该设计的优点是省时省钱,可信度、内部效度和外部效度都比较好。缺点是难以获得患者的间接成本和效用资料,存在一定偏倚。另外,从前瞻性临床试验或回顾性队列研究中获取临床数据时,要建立足够合理的获取方法,这直接关系评价结果的可靠性。模型法进行药物经济学评价时,多采取该方法。如 Virginia L. Priest 等对基因筛查应用于中度至重度炎症性肠病进行药物经济学分析时采用混合研究设计。

二次文献研究是利用已公开发表的文献资料,通常采用荟萃分析,对不同治疗方案进行系统药物经济学综述分析。在应用模型法进行药物经济学研究中,可以采用该方法综述分析的结果作为模型中参数假设的主要来源。优点是研究成本小、时间快;缺点是没有充足的药物经济学评价文献,各文献的可比性未知。如 Schackman 等对 HIV 患者的 *HLA-B*5701* 基因筛查进行药物经济学分析时采用二次文献研究。

第三节　药物经济学的研究角度和成本

《中国药物经济学评价指南》中明确规定成本数据必须来自本国的相关研究文献、数据库、临床病例、诊疗规范、价格标准或专家意见。成本内容包括直接医疗成本、直接非医疗成本、间接成本和隐性成本,成本范围确定需要与研究角度应保持一致,中国药物经济学研究一般从三个角度出发:社会角度、公共支付者角度、医疗保障角度,不同角度下的各项成本见表 4-1。

表 4-1　不同研究角度下的成本组成

	社会角度	公共支付者角度	医疗保障角度
转移支付成本	−	＋	
医疗服务体系的直接成本	＋	＋	＋
患者和家庭承担的直接成本	＋		＋
患者和家庭的时间成本	＋	−	＋
生产力损失	＋		

其中转移支付成本包括家庭照顾、残疾救助和特殊教育等社会服务;医疗服务体系的直接成本包括直接使用的药品、医疗器械,设备和设施,相关的固定成本,以及相关的医疗成本(治疗、住院、急诊、救护、诊断、检查、筛查等),医疗卫生专业人员和相关人员的成本,在医疗机构或家里的康复成本、在护理院的长期护理成本,政府支付的各种救助,在社区发生的成本,例如家庭护理、社会支持等;患者和家庭承担的直接成本包括自付药品、器械、辅助设施等费用,就医的交通成本,参加保险的保险金和得到的补偿等;患者和家庭的时间成本包括就医的时间成本、陪护人员工作时间的损失、陪护人员未支付的工作(例如家庭劳动);生产力损失包括由于疾病导致的生产或工作能力下降、短期或长期离职,雇佣和培训一个可替代的新员工的成本。

药物基因组学领域的经济学评估的研究角度还存在争议。大部分非基因组学干预治疗的经济学评估都采用医疗保障角度,只考虑某种干预在健康服务中的直接成本,这种方法也经常被决策者(如 NICE)建议使用。与此相对的是社会角度,将考虑间接成本,例如由于干预而造成的家庭的经济开支,这种较宽的角度可能有利于既能影响健康又能影响生活决策(如关于计划生育)的基因技术,该领域的经济学评估约 50％ 采用这种角度。

第四节　药物经济学评价方法与健康产出

现行的药物经济学评价方法主要有四种:成本-效益分析(cost-benefit analysis,CBA)、成本-效果分析(cost-effectiveness analysis,CEA)、最小成本分析(cost-minimization analysis,CMA)和成本效用分析(cost-utility analysis,CUA)。

它们的主要差别在于对治疗方案健康产出的不同测量上,CBA 是将不同治疗方案的健康结果用货币形式来表示,适用于不同目标、不同健康结果的治疗方案的比较;CMA 是假定或已验证相比较的治疗方案所导致的健康结果是等同的,分析重点仅在于不同方案成本的比较上;CEA 一般以特定的临床治疗目的(生理参数、功能状态、增寿年等)为衡量指标,计算不同方案或疗法的每单位治疗效果的成本,由于被比较的结果采用临床治疗指标,这些指标相对容易获得,所以在我国目前应用最广泛。但是应用此法存在一些明显的缺陷,如只能进行非常有限的成本效果比较,很难解释清楚其结果,尤其是临床指标往往只集中在生存方面的指标,而没有涉及患者的满意度和偏好,或者说是生命质量的内容。而 CUA 采用质量调整生命年(QALYs)为指标,对于衡量医学干预的效果非常有意义:一方面可将难以用货币来衡量的隐性指标如疼痛、悲伤、抑郁等生命质量的内容量化;另一方面将生命数量和质量进行综合评价。但由于 CUA 真正的难点在于生命质量的效用测量,因此其应用仍有其局限性。有时我们将 CUA 看成 CEA 的一种特殊形式,即效果指标采用 QALYs 的 CEA 方法。

目前,药物基因组学领域较多采用 CEA,因为它的对应临床指标相对容易获得;一部分研究采用 CUA,使用 QALYs 作为效用/效果指标,需要注意的是不同国家的 QALYs 的"意愿支付值"不同,有时甚至可以具体到某一个疾病,不同健康状态的合理 QALY 状态的区分存在困难;早期有一些论文采用了CMA,但目前采用越来越少,因为基因筛查可以增加治疗效果或者减少副作用,则筛查和非筛查方案的效果不会一致,但是 CMA 方案需要两种比较方案的疗效一致。这就是 CMA 方法在基因筛查项目中很少使用的原因,因此前期的论文仅针对初步或实验性分析进行评价,但我们仍然认为它们的极限分析和经济学分析结果尚欠充分;目前药物基因组学领域尚没未见采用 CBA。尽管 CBA 方法有许多优点,可以比较医疗保健系统以外的 CBA,但是将健康效果转换为货币形式很困难，所以 CBA 方法很少使用。

第五节　药物经济学评价模型

用于药物经济学评价的数学模型一般分为两大类：决策树模型和计量经济模型。决策树模型指通过对研究变量之间的特定关系（如逻辑、数量或因果关系）的经验观察和认知，建立变量间逻辑关系的模型框架，然后根据各数据赋值于模型，进行量化分析；计量经济模型指通过对原始数据的统计回归分析，直接估算变量函数关系的参数，对不同药物或治疗手段的成本效果之差进行区间估计。目前这种有利于健康决策结果评估的数学模型已经成为健康技术评估的主要工具，通过建模可将一个复杂系统简化为基本要素。建模思路与方法如下：

1. 由不同领域专家和利益相关者组成建模团队，确保所建模型能代表合适的疾病进程以及充分表达决策问题。

2. 清晰陈述决策问题、建模目标和模型范围，内容包括：被考虑的疾病谱，分析角度，目标人群，供选择的干预措施，健康产出结果、其他结果和时间范围等。

3. 尽管"数据"是模型的主要成分，但模型的概念框架应由决策问题或研究问题来决定，而不是由数据的可用性来决定。所有可能的实际治疗方案都应考虑，如果限制方案的范围就应该对模型进行调整或解释，模型的时间范围应足够长，我们一般采用生命时间范围。

4. 决策问题的概念性代表应被用于鉴别模型结构中的关键不确定性，即敏感度分析能反映结构选择的影响。例如，一旦应用了生命时间范围，外延超过试验数据部分的影响应该进行敏感度分析。

5. 模型的政策环境应清晰陈述，包括模型的资助方、研发方，建模的目的尤为重要，是否只单独应用还是多重潜在应用，建模分析结果是提供给谁进行参考等。

6. 明确建模过程，包括关联图、概要图、方法等，将问题的概念转化为适当的模型结构，确保模型反映疾病现代理论或被建模的过程。

7. 模型类型的选择应根据不同情况而定，以更能自然表达为准：①对于相对简单模型，或有特殊特征的决策问题（如非常短的时间范围、复杂的价值结构），决策树模型更合适；②如果概念化需要代表疾病或治疗过程一系列的健康状态，状态转移模型较合适，它可以简单构建、调试、传达和分析参数不确定性，如 Markov 模型；③当疾病或治疗过程包括个体间的相互作用，则选用系统动力学模型、离散事件模型或个体模拟，以便表现和评估这些相互作用之间的效果;④当决策问题包括资源限制,一般选用离散事件模型和个体模拟;⑤也可以混合建模,组合几种模型类型。

8. 模型不能只考虑简易化,被模型化的问题必须能反映临床实际情况,并与临床专家达成共识。

总之,建模的主要困惑是分析模型的技术选择,前面提到的药物基因组学的药物经济学评价多数采用决策树模型或者 Markov 模型。本章节着重介绍 Markov 模型的基本原理与相关知识点。

Markov 模型起源于俄国著名数学家马尔科夫,又称为马尔科夫模型。它是一种无后效应的离散型随机过程,主要用来研究系统的“状态”及状态“转移”的一种工具。假定某事件经历 k 个状态,第 k 个状态为吸收态(随机事件不能从吸收态向其他状态转移),若定义事件的任一状态为 i 状态,则状态可在 $1,2,\cdots i\cdots k$ 之间相互转移,且 k 个状态之间是互斥的。其状态随机变量定义为:

$$X_t = i \ (t=1,2\cdots i=1,2\cdots k)$$

当模拟患者群体在一定时间内的病情演变情况时,时间处理单位为固定长度,一个时间处理单位为“一个阶段”,在每个阶段中,队列人群处于某种既定的健康/疾病状态,每个新阶段开始时,患者可以从一种状态转移到另一个状态,也可以处于同一种状态不发生变化。随后根据各状态在一定时间内相互间的转移概率模拟疾病的发展过程,结合每个状态上的成本与健康结果,通过多次循环计算,得到基本结果。因此转移概率计算是 Markov 模型能否正确建立的关键:

对于从状态 i 到状态 j 的转移概率记为:

$$P_{ij} = P(E_j / E_i) = P(E_i \rightarrow E_j),$$

且状态转移概率有如下特征:

$$0 \leq P_{ij} \leq 1, 2, i, j = 1, 2\cdots, k$$

在一定条件下,系统只能在可能出现的状态中相互转移,如 $P_{i1}, P_{i2}, \cdots\cdots P_{ik}(i=1,2,\cdots\cdots k)$,于是得到下述转移矩阵:

$$
\begin{matrix}
P_{11} & P_{12} & \cdots\cdots & P_{1k} \\
P_{21} & P_{22} & \cdots\cdots & P_{2k} \\
\cdots & \cdots & \cdots\cdots & \cdots \\
P_{k1} & P_{k2} & \cdots\cdots & P_{kk}
\end{matrix}
$$

通常有 7 种方法确定转移概率:

(1)根据仅有的已发表资料确定;

(2)根据权威资料确定;

(3)根据样本量较大、质量较好的资料确定;

(4)根据有代表性的原始数据资料确定；

(5)根据多个发表资料的联合信息确定，如综述、荟萃分析资料等；

(6)根据专家估计确定；

(7)根据个人经验确定。

另外，确定转移概率时，需要区分"率"和"概率"，这两个概念在确定转移概率过程中具有关键作用。

率：一个事件发生的瞬时可能性，表达为每个患者的危险程度，率可以加减。

概率：从 0~1，代表一个事件发生超过特定时间的可能性。

生存率：个体能从起点活到 t 时间点的概率。

生存概率：被观察对象活过某时间段的概率。

如果假设"率"在某时期是恒定的，则有可能把瞬间率转化为概率：

$$P = 1 - \exp\{-rt\} = 1 - e^{-n}$$

其中 p 代表概率，r 是率，t 是特定时间。

例如：100 个患者随访 5 年后，有 20 个发生了特定事件，因此 5 年的事件概率为 0.2，假设在这段时间有固定的"率"，则瞬间率的表达为：

$$率 = -[\ln(1-0.2)]/5 = 0.04463$$

接着计算 1 年的概率：

$$1 年概率 = 1 - \exp(-0.04463 \times 1) = 0.043648$$

由此可见，当假设固定瞬间率时，1 年的事件概率不同于 5 年的事件概率。

区分"率"与"概率"后，结合生存分析中的函数关系，由此计算各状态之间的转移概率。生存数据的概率密度函数为 $f(t)$，累积密度函数为 $F(t)$。

$$F(t) = P(T \leq t)$$

以上公式代表到时间 t 的累积密度函数。超过时间 t 的生存概率：

$$S(t) = P(T > t) = 1 - F(t)$$

则

$$f(t) = \frac{dF(t)}{dt} = \frac{d(1-S(t))}{dt} = -S(t)$$

风险函数

$$h(t) = \lim_{\delta t \to 0} \frac{P(t + \delta t \geq T \geq t \mid T > t)}{\delta t}$$

条件概率的标准法则是：$P(A \mid B) = P(A+B)/P(B)$

因此

$$h(t) = \lim_{\delta t \to 0} \frac{P(t + \delta t \geq T > t)}{\delta t} \cdot \frac{1}{S(t)}$$

$$= \frac{f(t)}{S(t)}$$

然后定义累积风险函数为

$$H(t) = \int_0^t \frac{f(u)}{S(u)} du \, (u \, 为 \, Markov \, 循环的长度)$$

到时间 t 的累积风险函数等于到时间 t 的累积密度函数 $F(t)$

则
$$H(t) = -\int_0^t \frac{S'(t)}{S(t)}$$
$$= -\ln\{S(t)\}$$

或者
$$S(t) = \exp\{-H(t)\}$$

以上关系是在 Markov 模型中用于离散转移概率的中心过程,例如考虑最简单的 Markov 模型的两个状态:生存和死亡,因此只需计算一个转移概率:死亡转移概率。定义 Markov 循环长度为 u,在时间 t 点的瞬间死亡风险为 $h(t)$,在时间 $t\text{-}u$ 和 t 之间的离散转移概率为 $tp(tu)$,其中 tu 代表 t 是模型循环周期的整数倍。定义事件的基本转移概率为 $1-$ 生存函数在开始和结束区间的率:

$$tp(tu) = 1 - S(t)/S(t-u)$$
$$= 1 - \exp\{-H(t)\}/\exp\{-H(t-u)\}$$
$$= 1 - \exp\{H(t-u) - H(t)\}$$

考虑到治疗效果的应用,通常随风险增加,则使用疗效(τ)后,治疗转移概率为:

$$T_{p\tau}(tu) = 1 - \exp\{\tau[H(t-u) - H(t)]\}$$
$$= 1 - \exp\{H(t-u) - H(t)\}^\tau$$
$$\neq 1 - \tau \cdot \exp\{H(t-u) - H(t)\}$$

灵活运用以上基本原理,将数据代入运算,得到各时间点各状态之间的转移概率,最后对其计算结果进行验证。

第六节　分析时间范围和贴现率

药物基因组学检测的实施在不断改变,检测的敏感性和专属性也随着时间推移、临床实践增多而不断提高,随着更新的干预实施,特别是最新的检测不好界定的成本、效果和结果。例如 DNA 序列巨碱基检测成本 2001 年为 10 000 美元,2013 年降为 0.1 美元。患者分类也随着时间变化:随着测试的发展,更多患者亚组将因为个体化治疗的影响而被划分(如使用基因分型对 2 型糖尿病进行分型)。此外,以前仅限于研究基础上应用的许多基因检测(比如英国小孩基因分析的基因芯片的使用)逐渐应用于临床。这导致在不同时间点很难进行经济评估。尽管有这些困难,但是经济评估的证据在任何阶段对决策者都是有重要意义的,特别是产品开发早期,当决策者决定产品开发的经费优先次序时。因此进行此领域的药物经济学评价过程中,时间范围的选择以及不确定性分析显得尤为重要。

　　由药物基因组学检测带来的信息可能具有长期的隐性影响,而非基因干预的影响可以评估,例如,在无症状患者中检测与特殊疾病相关的遗传突变。一些专注于基因干预风险的短期成本和结果的研究都错误评估了更长时间段的累积成本和效果。我们通过应用贴现率将长时间段发生的成本和效果转换为目前的这些值。因此,基因技术的经济评估中贴现率的选择显得尤为重要。贴现是指把将来某一时点发生的资金额换算成现在时点或相对于将来时点的任何较早时点的等值金额,目前我们通常使用国外推荐的 3% 或 5% 贴现,从 0~10% 进行敏感度分析。

第七节　不确定性分析

　　不确定性存在于药物经济学评价过程中的每一个阶段,不确定性分析是为了减少分析结果产生的误差,尽量避免不确定性因素导致的决策失误,第六节中提到药物基因组学领域药物经济学评价的不确定性分析尤为重要。该领域应用较多的不确定性分析一般采用敏感度分析,敏感度分析中通常采用单因素和概率敏感度分析。单因素敏感度分析相对较简单,本章节中重点讨论概论敏感度分析中的参数分布。

一、概率参数分布

　　概率参数有两个重要的限制——所有概率只能在 0 到 1 之间取值,互斥时间概率的总和应等于 1。当选择概率参数的分布时,概率参数一旦随机变化,都必须遵循这些原则。

　　1. 二项分类概率参数在医学领域中,有一些随机事件是只具有两种互斥结果的离散型随机事件,称为二项分类变量,如对患者治疗结果的有效与无效;某种化验结果的阳性与阴性;接触某传染源的感染与未感染等。例如事件观察总数 $n=20$,事件发生例数为 4,则二项分类概率 P 为 0.2。统计学方法正常描述 P 的不确定性时,一般先计算 P 的标准差:

$$\mathrm{se}(P)=\sqrt{\frac{p(1-P)}{n}}=0.09 \mathrm{se}(p)=\sqrt{p(1-p)/n}$$

　　然后计算其 95%CI(可信区间)为 0.02~0.38。显然,如果按照该方案假设 P 的参数分布,将假设为正态分布,见图 4-1。

　　由图可见如果被假设为正态分布,则将有一微小部分可能小于 0,这与概率的限制条件不符。

　　而有一种概率密度分布函数——Beta 分布,其数学形式表达为:
　　定义随机变量 x,条件为 $0<x<1$,两个大于 0 的参数: $p>0, q>0$

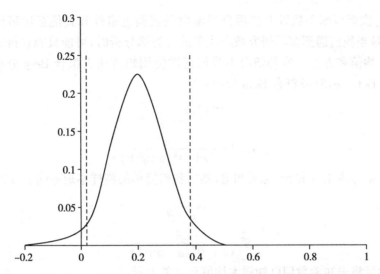

图 4-1　均数为 0.2,标准差为 0.09 的正态分布拟合图(虚线之间代表 95%CI)

随机变量 x 的密度函数为:

$$\Phi(x) = \begin{cases} \dfrac{1}{\beta(p,q)} x^{p-1}(1-x)^{q-1} & 0 < x < 1 \\ 0 & 其他 \end{cases}$$

其中　　　　$\beta(p,q) = \int_0^1 x^{p-1}(1-x)^{q-1} \mathrm{d}x (p > 0, q > 0)$

记为:　　　　　　　　$X \sim \beta(p,q)$

Beta 分布的特征见示意图 4-2,随机变量 $0 < x < 1$ 和 $p > 0, q > 0$,该特征与概率参数的限制条件不谋而合,因此当设定不良反应发生率、需要二线治疗的发生率等概率参数的不确定性时,我们可以选择服从 Beta 分布。

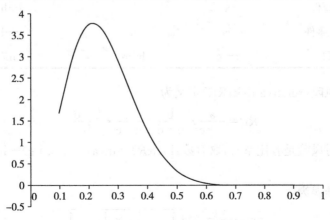

图 4-2　Beta 分布示意图

2. 次级概率参数以上二项分类参数是当调查事件和其他互斥事件时获得，但是当我们遇到多项研究数据或者进行荟萃分析时，可能只能获得概率参数的平均值和方差。这种情况下我们通常使用矩阵法去拟合 Beta 分布。如果 $\theta \sim$ Beta (α, β)，θ 符合 Beta 分布：

$$E[\theta] = \frac{\alpha}{\alpha + \beta}$$

$$var[\theta] = \frac{\alpha\beta}{(\alpha+\beta)^2(\alpha+\beta+1)}$$

如果样本矩 $\bar{\mu}$ 和 S^2 也可知道，然后我们简单的将样本矩等同于分布矩：

$$\bar{\mu} = \frac{\alpha}{\alpha + \beta}$$

$$S^2 \quad \frac{\alpha\beta}{(\alpha+\beta)^2(\alpha+\beta+1)}$$

然后将未知参数用已知样本均值和方差表示：

$$(\alpha+\beta) = \frac{\bar{\mu}(1-\bar{\mu})}{S^2} - 1$$

$$\alpha = \bar{\mu}(\alpha+\beta)$$

二、相对风险参数

相对风险参数是用于反映模型中治疗效果的最常用参数。为了选择合适的分布和如何拟合，有必要先了解相对风险是如何计算，且其可信区间是如何确定的。表 4-2 中 n 代表总观察数，a、b、c 和 d 代表细胞计数。

表 4-2 相对风险估算的示意表

	治疗组	对照组	总数
发生事件	a	b	a+b
非发生事件	c	d	c+d
总数	a+c	b+d	n

相对风险（relative risk，RR）定义为：

$$RR = \frac{a}{a+c} \bigg/ \frac{b}{b+d} = \frac{a}{a+c} \cdot \frac{b+d}{b}$$

当相对风险是有比率时，取对数：$\ln(RR) = \ln(a) - \ln(a+c) + \ln(b+d) - \ln(b)$

则标准误为：

$$se[\ln(RR)] = \sqrt{\frac{1}{a} - \frac{1}{a+c} + \frac{1}{b} - \frac{1}{b+d}}$$

由上可知,相对风险参数的可信区间是通过对数尺度计算所得,则可能合适的分布假设为对数正态分布。例如相对风险估算值为 0.509,95%CI 为 (0.365~0.710)。将这些数据取自然对数得:−0.675,(−1.008,−0.342)。通过自然对数的区间结合 2×1.96 计算标准误:

$$se[\ln(RR)] = \frac{-0.342 - (-1.008)}{2 \times 1.96} = 0.170$$

则可以假设其相对风险参数的对数符合 Normal(−0.675,0.170)分布。

三、成本参数

正如我们基于数据的范围选择概率数据的分布一样,成本数据应当是非负的,且由单位成本权重所得的计数变量。在标准统计方法中,计数变量通常由泊松分布(是离散的)表达。在贝叶斯统计学中,伽马分布与泊松分布关系特殊(伽马共轭泊松)。这意味着伽马分布,它的范围是从 0 到无穷大,可以代表成本参数的不确定性。另外,经常在回归分析中采用的对数正态分布。对数正态和伽马分布都能高度反映出成本参数的特征。

对数正态分布也是一种连续型分布,如果随机变量 x 的对数函数 $\ln(x)$ 服从正态分布(μ, σ^2),其中,记为 X$\sim$ln(μ, σ^2)其概率密度函数为:

$$f(x) = \begin{cases} \dfrac{1}{\sqrt{2\pi}\sigma_x} e^{-\frac{(\ln x - \mu)^2}{2\sigma^2}}, & x > 0 \\ 0 & x \leqslant 0 \end{cases}$$

变量 X 服从参数(α, β)的伽马分布,记为 $\gamma(\beta, \alpha)$。其中两个参数分别为:形状参数 α,尺度参数 β,具有以下性质:当 β 等于 1 时,$\gamma(\beta, \alpha)$ 就是参数 α 的指数分布;伽马分布具有可加性,假设随机变量 $x_1, x_2, x_3 \cdots\cdots x_n$ 相互独立,且都服从伽马分布,则:

$$x_1 + x_2 + x_3 + \cdots\cdots + x_n \sim \gamma(\beta_1 + \beta_2 + \beta_3 + \cdots\cdots + \beta_n, \alpha)$$

四、效用参数

效用参数无疑是健康经济评估中的重要参数,但是它们的参数范围略有不同。理论上效用参数的范围应该是低端无穷大(代表最差可能的健康状态)和最大端 1(最完美的健康状态)。

当健康状态效用值均大于 0 时,应用 Beta 分布。但是,当状态接近死亡时,如果它的值少于 0 时,就不是很适合了。一个简单的转换:$D = 1 - U$,D 代表解决方法的效用递减,或者负效用。效用递减现在可以是范围 0 到无穷大,此时可以使用对数正态或伽马分布来拟合。

综上所述,未来的药物基因组学筛查方案应基于良好的循证依据,其药物经济学分析应该使用正确的方法,严格按照相关的《药物经济学评价指南》执行,进行更广泛的敏感性分析。为实现这些目标,我们将进一步完善应用于药物基因组学领域的药物经济学评价方法与相关细节。

参 考 文 献

［1］Gattani SG,Patil AB. Pharmacoeconomics:A Review. Asian Journal of Pharmaceutical and Clinical Research,2009,2(3):15-26.

［2］孙利华. 药物经济学. 2版. 北京:中国医药科技出版社,2010.

［3］Ramsey S,Willke R,Briggs A,et al. Good research practices for cost-effectiveness analysis alongside clinical trials:the ISPOR RCT-CEA Task Force report. Value Health,2005,8(5):521-533.

［4］Naughton C,Feely J,Bennett K. A RCT evaluating the effectiveness and cost-effectiveness of academic detailing versus postal prescribing feedback in changing GP antibiotic prescribing. J Eval Clin Pract,2009,15(5):807-12.

［5］Beland SG,Tournier M,Galbaud du Fort G,et al. Economic impact of nonpersistence with antidepressant treatment in the adult population of Quebec:a comparative cost-effectiveness approach. Value Health,2011,14(4):492-498.

［6］Hohwu L,Borre M,Ehlers L,et al. A short-term cost-effectiveness study comparing robot-assisted laparoscopic and open retropublic radical prostatectomy. J Med Econ,2011,14(4):403-409.

［7］Bose S,Ang M,Mehta JS,et al. Cost-effectiveness of Descemet's stripping endothelial keratoplasty versus penetrating keratoplasty. Ophthalmology,2013,120(3):464-470.

［8］Tan Chongqing,Peng Liubao,Zeng Xiaohui,et al. Cost-utility analysis of the newly recommended adjuvant chemotherapy for resectable gastric cancer patients in the 2011 Chinese national comprehensive cancer network(NCCN)clinical practice guidelines in oncology:gastric cancer. Pharmacoeconomics,2014,32(3):235-243.

［9］Roth JA,Garrison LP Jr,Burke W,et al. Stakeholder perspectives on a risk-benefit framework for genetic testing. Public Health Genomics,2011,14(2):59-67.

［10］Rogowski WH,Grosse SD,John J,et al. Points to consider in assessing and appraising predictive genetic tests . J Community Genet,2010,1(4):185-194.

第五章

药物基因组学与靶向抗肿瘤
药物个体化治疗用药决策

第一节　概　　述

　　肿瘤分子靶向药物通过与癌症发生、肿瘤生长所必需的特定分子靶点作用来阻止癌细胞的生长。肿瘤分子靶向药物治疗因其具有高度选择性地杀死肿瘤细胞而不杀伤或仅很少损伤正常细胞的特点，因此毒副作用相对较小，能有效改善患者的生活品质和治疗效果。肿瘤分子靶向药物是为攻击特异性靶分子而设计，所以用药前，需检测患者是否存在对应的靶点，才能发挥其疗效。

　　靶向药物以细胞膜受体信号传导通路相关蛋白为分子作用靶点。这些细胞膜信号传导通路主要包括四类，分别为：人表皮细胞生长因子受体（epidermal growth factor receptor，EGFR）信号通路、血管表皮生长因子（vascular endothelial growth factor，VEGF）信号通路、肝细胞因子受体（hepatocyte growth factor receptor，HGFR）信号通路以及胰岛素样生长因子受体（insulin-like growth factor receptor，IGFR）通路，其中以 EGFR 信号通路研究最成熟，针对此信号传导设计的靶向药物最多。EGFR 受体家族属于 I 型酪氨酸激酶受体家族，也被称作 HER 家族或 erbB 家族。EGFR 家族由四个成员组成，分别是 erbB1（EGFR/HER1），erbB2（neu/HER2），erbB3（HER3），erbB4（HER4）。所有家族成员具有一个胞外受体结合域、单次跨膜域和胞浆内酪氨酸激酶域。EGFR 受体家族广泛表达于内皮细胞、间叶细胞和神经细胞中。正常生理状态下，EGFR 受体的激活受其配体调控，与配体集合后引发受体同源或异源二聚体化，而引发胞内酪氨酸激酶活化，从而发生自身磷酸化，自身磷酸化位点进一步与含 SH2（src homology 2）功能域或酪氨酸磷酸结合域的蛋白相互作用，进而调节下游信号通路活性。ErbB1（EGFR）目前发现有 7 种配体，包括表皮生长因子和 TGF-alpha。ErbB2（HER2）尚未发现配体，依赖与其他 erbB 家族成员二聚体化而激活，而 erbB3 却缺失胞内酪氨酸激酶活性,依赖其他家族激发其激酶活性。EGFR 受体胞内信号传导最常见的下游信号通路有 Ras/Raf/MEK/ERK1/2 通路、PI3K-AKT 通路、PLCγ 通路以及 JAK-STAT 通路等。通过这些途径,将胞外信号转化为胞内信号,调节细胞生长、增殖和分化,抑制细胞凋亡。肿瘤组织中 EGFR 家族成员往往过表达或持续激活,从而使其成为肿瘤靶向治疗的良好靶标。

第二节 小分子表皮生长因子受体（EGFR）酪氨酸激酶抑制剂

细胞表皮生长因子受体 1（epidermal growth factor receptor,EGFR、ErbB-1 或 HER1)是 erbB 家族重要成员,与配体[如表皮生长因子和 TGFα (transforming growth factor α)等]结合后,自身或与其他 erbB 家族成员形成二聚体而激活,并激活下游信号通路,包括 MAPK,PI3K/Akt 和 JNK 通路,诱导细胞增殖。在许多肿瘤组织,如非小细胞肺癌、结直肠癌、胰腺癌、肾癌中,EGFR 因配体过表达、EGFR 基因过表达(基因扩增或活化后降解减少)、自身活化突变(使配体激活的胞内激酶作用更强等)或下游通路活化突变(如 KRAS 突变等)而形成自身同源二聚体或与其他家族成员形成异源二聚体而过度激活,从而使得肿瘤细胞维持高度生长、侵袭、血管生成等肿瘤特性。EGFR 靶向治疗的药物目前主要有以下两类:小分子 EGFR 酪氨酸激酶抑制剂(吉非替尼、埃克替尼、阿法替尼、埃罗替尼等)和单克隆抗体(西妥昔单抗、帕尼单抗等)。

EGFR 靶向药物的疗效取决于 EGFR 信号通路活化是否是肿瘤细胞的主要生长信号。因此 EGFR 基因过表达或自身活化突变导致的 EGFR 信号通路活化与 EGFR 靶向治疗疗效佳有关。而与其耐药或治疗效果不佳有关的则是 EGFR 低表达、EGFR 自身耐药性突变和 EGFR 下游信号通路突变。虽然 EGFR 的高表达与较好的 EGFR 靶向疗效有关,但目前 EGFR 靶向治疗适应证中 EGFR 表达率均超过 60%～80%,甚至更高(如头颈癌全部肿瘤均高表达),因此 EGFR 的过表达并不是 EGFR 靶向治疗的良好分子检测靶标。EGFR 自身及下游通路的活化突变频率高,且如果 EGFR 自身突变导致的受体活化而激活的下游通路是肿瘤主要或重要的支持因素,这样酪氨酸激酶抑制剂更易发挥其抗肿瘤作用。因此 EGFR 及其下游通路的突变是 EGFR 靶向治疗的分子标志物(有效或耐药)。

小分子 EGFR 酪氨酸激酶抑制剂常见的有吉非替尼(gefitinib)、厄洛替尼(erlotinib)、埃克替尼(icotinib)、阿法替尼(gilotrif)。小分子 EGFR 酪氨酸激酶抑制剂通过与 ATP 竞争位于受体 C 末端的结合位点而可逆性(吉非替尼、厄洛替尼、埃克替尼等)或不可逆(阿法替尼等)抑制激酶活性,通过抑制这些位点的磷酸化而阻止信号传导至下游通路,从而降低肿瘤细胞生长、促进凋亡和对放化疗的敏感性。吉非替尼是一种选择性 EGFR 酪氨酸激酶抑制剂,是2003 年美国 FDA 批准的第二个信号转导抑制剂,主要用于治疗既往接受过化疗或不适于化疗的局部晚期或转移性非小细胞肺癌(NSCLC)。厄洛替尼于2004 年通过美国 FDA 审批在美国上市,作为二线或三线药物用于治疗晚期或其他方案无效的非小细胞肺癌患者。厄洛替尼抗肿瘤作用机制尚未完全明确,其能抑制与 EGFR 相关的细胞内酪氨酸激酶的磷酸化,对其他酪氨酸激酶受体是否有特异性抑制作用尚不清楚。埃克替尼是 CFDA 于 2011 年批准上市的具有我国完全自主知识产权的小分子肿瘤靶向治疗药物,其第一个适应证是晚期非小细胞肺癌。阿法替尼是表皮生长因子受体和人表皮生长因子受体 2 酪氨酸激酶的强效、不可逆的双重抑制剂。2013 年获 FDA 批准应用于EGFR 外显子 19 缺失突变或外显子 21(L858R)替代突变的转移性非小细胞肺癌(NSCLC)患者。阿法替尼为不可逆转的 ErbB 家族抑制剂,能抑制信号传导和阻隔与肿瘤细胞生长和分裂相关的主要通道。由于通过 ErbB 家族信号传导机制可由多个同二聚体和异二聚体引发,所以同时抑制多个 ErbB 家族成员(如 EGFR,HER2,ErbB3 及 ErbB4),能较有效地阻止下游信号传导。

1. 小分子 EGFR 酪氨酸激酶抑制剂药物基因组学研究　EGFR 突变主要发生在胞内酪氨酸激酶(tyrosine kinase,TK)区域的前四个外显子上(18～21),目前发现的酪氨酸激酶区域突变有 30 多种。有的突变能导致不依赖于配体的 EGFR 酪氨酸激酶激活,这种突变称为激活突变。激活突变有三种类型:缺失突变、替代突变、复制或插入突变,均发生在酪氨酸激酶区域的 ATP结合域上。缺失突变主要发生在外显子 19 上,最常见的是 del E746-A750,替代突变最常见的是发生在外显子 21 上的 L858R,复制或插入突变发生在外显子 20 上。其中外显子 19 的缺失突变(del E746-A750)和外显子 21 上的替代突变(L858R)为典型突变,约占突变的 90%。只有约 10% 的患者对吉非替尼表现出快速、且非常显著的临床疗效。研究发现,EGFR 基因 18～21 号外显子编码 TK 区,此段基因序列发生突变后会使 EGFR 被配体激活后磷酸化程度升高,从而使 TKI 抑制剂吉非替尼的疗效更好。突变更常见于亚洲不吸烟的腺癌型非小细胞肺癌年轻女性患者,吉非替尼在此类人群中疗效较好。在非小细胞肺癌人群中,EGFR 发生突变的频率约为 24%。研究表明 14 名吉非替尼敏感患者中,有 11 名患者 EGFR 有突变;而对吉非替尼不敏感的 6 名患者中无一人有突变存在。突变集中在 18～21 号外显子,以 18、19 和 21 常见,又以 19 号外显子的缺失突变(Glu746Ala750)和 21 号外显子的 Leu858Arg 最常见。突变患者 1 年和 18 个月存活率者为 90% 和 80%,而野生型分别为

60％和40％。19号外显子的缺失突变平均存活时间为34个月,优于Leu858Arg突变者的8个月,后者的存活时间也比野生型长。

并不是所有的突变都是激活突变,如发生在外显子20上的替代突变T790M为耐药突变,研究还发现L858Q、D761Y和T854A等为耐药突变。大部分对酪氨酸激酶抑制剂治疗有效的患者最终可能会对EGFR酪氨酸激酶抑制剂产生耐药性。进一步临床研究还表明,EGFR基因外显子20的体细胞突变是酪氨酸激酶抑制剂继发耐药的主要机制之一。外显子20的突变类型主要是第790位密码子出现C>T的转换,引起EGFR蛋白中该位点的氨基酸由苏氨酸转变为甲硫氨酸(T790M)。这一突变仅见于药物治疗后复发者,突变使得非小细胞肺癌患者对吉非替尼和厄罗替尼产生抗性,称为继发耐药突变。

针对EGFR为分子靶点的肿瘤治疗越来越受到国内外的重视。其中以吉非替尼和厄罗替尼为代表的酪氨酸激酶抑制剂取得一定的疗效。许多研究发现EGFR基因突变与酪氨酸激酶抑制剂疗效密切相关。2004年Paez和Lynch等首先报道了酪氨酸激酶抑制剂对EGFR发生激活突变的患者具有显著的疗效,且女性、非吸烟者、腺癌患者、亚洲人更容易发生EGFR激活突变。有研究表明,EGFR发生突变的患者中,大约有75％对酪氨酸激酶抑制剂治疗有反应。普遍认为这些突变增强了肿瘤细胞对小分子酪氨酸激酶抑制剂的敏感性并且被认为是酪氨酸激酶抑制剂治疗有效的预测指标。2009年,香港中文大学Mok等在《新英格兰医学杂志》发表的IPASS临床研究表明,在有EGFR敏感突变的非小细胞肺癌腺癌患者亚组中,吉非替尼的客观缓解率较化疗方案(卡铂＋紫杉醇)显著提高51％,疾病进展风险显著降低52％。此研究表明在具有敏感基因突变的患者中,吉非替尼可由二、三线治疗药物成为一线治疗药物。由此可见,对EGFR基因18、19、20和21外显子进行分型检测可预测患者对吉非替尼和埃罗替尼的反应性,为临床医生给非小细胞肺癌初次治疗制订药物治疗方案提供依据,也可以根据20号基因型判断患者是否会产生继发耐药。但需要注意的是并不是所有携有EGFR突变的NSCLC患者都对酪氨酸激酶抑制剂有效(外显子19缺失突变的肿瘤患者有效率约为81％,L858R的有效率约为71％,G719X的有效率约为56％),且约10％的EGFR野生型NSCLC患者对酪氨酸激酶抑制剂有效,但其机制尚不明确。

2. 小分子EGFR酪氨酸激酶抑制剂个体化治疗建议　①小分子酪氨酸激酶抑制剂的疗效与EGFR基因突变密切相关,当EGFR基因第19外显子缺失(del E746-A750)、第21外显子突变(L858R)和第18外显子突变(G719X)时,使用吉非替尼、埃克替尼、厄洛替尼等小分子酪氨酸激酶抑制剂可获益。②少部分患者(约1％～3％)未经小分子酪氨酸激酶抑制剂治疗的NSCLC患者EGFR第20外显子存在T790M突变,但经小分子酪氨酸激酶抑制剂治疗后超过50％的患者出现 T790M 突变阳性,导致小分子酪氨酸激酶抑制剂出现继发耐药。③约10％的 EGFR 野生型 NSCLC 患者对酪氨酸激酶抑制剂有效。

第三节 抗 EGFR 单克隆抗体

抗 EGFR 单克隆抗体是 EGFR 靶向治疗药物中的一类,临床常见的有西妥昔单抗(cetuximab)和帕尼单抗(panitumumab)。西妥昔单抗是 EGFR 单克隆抗体,为人-鼠嵌合型 EGFR IgG 单克隆抗体,与内源性配体竞争和 EGFR 的胞外区的结合,从而阻断 EGFR 介导的细胞信号通路,发挥抗肿瘤作用,包括抑制肿瘤生长、转移和诱导凋亡。同时,西妥昔单抗还可以通过抗体依赖的细胞毒性而杀死肿瘤细胞。2004 年获 FDA 批准用于治疗常规化疗药疗法失效的结肠癌,随后将适应证扩展到头颈鳞状细胞癌。帕尼单抗是第一个完全人源化单克隆抗体,其靶向作用于表皮生长因子受体(EGFR),于 2005 年获得 FDA 批准用于治疗化疗失败后转移性结直肠癌。

抗 EGFR 单克隆抗体通过抗原抗体反应可与细胞表面的 EGF 受体特异性结合,从而抑制与 EGF 受体结合的酪氨酸激酶(TK),阻断细胞内信号转导途径,最终抑制癌细胞的增殖,诱导癌细胞的凋亡,减少基质金属蛋白酶和血管内皮生长因子的产生。因此 EGFR 单克隆抗体的疗效与 EGFR 过表达导致的激活有关,而与 EGFR 激酶区活化突变之间并无必然关系。与 EGFR 单克隆抗体耐药有关的最常见突变是 EGFR 下游信号分子 KRAS/BRAF 的活化突变。KRAS/BRAF 的活化突变导致肿瘤过度生长信号来自于不依赖于 EGFR 的下游通路持续性激活,从而 EGFR 靶向药物疗效差。KRAS 突变最常见于 2 号外显子上 12 号和 13 号密码子的点突变,占 KRAS 突变的90％左右。其他突变还发生在 3 号外显子上 59 号和 61 号密码子点突变和4 号外显子 117 和 146 号密码子。12 号和 13 号密码子突变使 KRAS 活性缺失。

1. 抗 EGFR 单克隆抗体药物基因组学研究 大量的研究表明西妥昔疗效与 KRAS 基因多态性密切相关。采用随机、开放、大样本对照临床研究表明在接受 KRAS 基因突变检测的患者肿瘤组织标本中,KRAS 基因突变发生率为 42.3％。表现为 KRAS 基因 2 号外显子中至少有一个突变,以 G12D(35.7％)、G12V(28.1％)、G13D(11.7％)、G12S(9.9％)、G12A(6.4％)和 G12C(5.3％)较为常见。在 KRAS 野生型患者中,与单纯支持治疗相比,使用西妥昔单抗治疗可显著改善总生存期(中位生存期为 9.5 个月对 4.8 个月,死亡风险比为 0.55,95％可信区间为 0.41~0.74,$P<0.001$)和无进展生存期

（中位无进展生存期为 3.7 个月对 1.9 个月；病情进展或死亡的风险比为 0.40,95％可信区间为 0.30,0.54,$P<0.001$）。在 KRAS 突变型患者中,西妥昔单抗治疗组和单纯支持治疗组的总生存期（中位生存期 4.5 个月对 4.6 个月,死亡风险比 0.98,$P=0.89$）和无进展生存期（中位 PFS 均为 1.8 个月,风险比为 0.99,$P=0.96$）无显著差异。在单纯接受最佳支持治疗的患者组中,KRAS 基因的突变状态与总生存期无显著相关性（死亡风险比为 1.01,$P=0.97$）。因此,KRAS 基因突变型的结直肠癌患者不能从西妥昔单抗治疗中获益,而 KRAS 野生型患者可以从西妥昔单抗治疗中获益。KRAS 基因的突变状态对单纯接受支持治疗患者的生存期没有影响。KRAS 基因多态性检测有助于确定西妥昔单抗的疗效。NCCN 结直肠癌指南中建议 KRAS 野生型晚期转移性结直肠癌患者一线治疗可以选择西妥昔单抗联合化疗。

2. 抗 EGFR 单克隆抗体个体化治疗建议 KRAS 野生型患者使用作用于 EGFR 的单克隆抗体（如西妥昔单抗、帕尼单抗体等）治疗效果确切,可显著提高患者的生存率和改善生活状态；而 KRAS 的 2 号外显子的 12 号密码子和（或）13 号密码子或其他密码子任意突变型患者使用作用于 EGFR 的单克隆抗体（如西妥昔单抗、帕尼单抗体等）治疗无效,建议不使用该类药物。

第四节 人类表皮生长因子受体 2 （HER2）靶向治疗药物

人类表皮生长因子受体 2（human epidermal growth factor receptor-2, HER2）是人类表皮生长因子受体家族（EGFR,ErbB）的重要成员,是具有酪氨酸活性的细胞表面跨膜受体,HER2 自身并没有胞外受体结合域,往往与结合配体后的 EGFR、HER3 或自身形成异源或同源二聚体,引发磷酸化而将信号传递至胞内,维持细胞正常生长和分裂。当在肿瘤组织中因 HER2 过表达而自身磷酸化,或与因为受肿瘤组织中更多生长因子刺激而活化的 EGFR 或 HER3 结合和磷酸化,而使得下游通路过度激活。HER2 在乳腺癌、胃癌及非小细胞肺癌等肿瘤中过表达,高表达 HER2 的肿瘤呈现出不同的临床特点和生物学行为,往往表现为肿瘤细胞更具侵蚀性、预后更差。在针对 HER2 的靶向药物问世之前,该类型的乳腺癌预后和生存率最差,但随着 HER2 靶向药物的应用这种情况发生了明显变化,使 HER2 阳性的肿瘤由预后最差对化疗反应最差变成可治疗的疾病。HER2 靶向治疗的药物目前主要有以下两类:单克隆抗体（曲妥珠单抗、培妥珠单抗、T-DM1 等）以及 HER2 小分子酪氨酸激酶抑制剂（舒尼替尼等）。因为 HER2 靶向治疗针对 HER2 受体,因此该类治疗仅对 HER2 受体过表达的肿瘤患者有效。检测 HER2 受体过表达目前主要方法是通过免疫组化(immunohistochemistry,IHC)或原位杂交(in situ hybridization,ISH)检测其蛋白或多基因拷贝。虽然 HER2 靶向治疗后明显改善 HER2 阳性乳腺癌患者生存期,但仍然有耐药性的发生。

1. 单克隆抗体　HER2 靶向治疗的单克隆抗体主要有:曲妥珠单抗、培妥珠单抗、T-DM1 等。

曲妥珠单抗(trastuzumab)是重组 DNA 驱动的人源化 HER2 IgG1 kappa 单克隆抗体。1998 年获 FDA 批准,是首个获批的 HER2 靶向药物。曲妥珠单抗与 HER2 胞外域 IV 区结合,抑制细胞外信号传导至胞内,从而使癌细胞生长抑制和诱导凋亡。曲妥珠单抗广泛应用于 HER2 阳性的乳腺癌,也有应用于 HER2 阳性胃癌和非小细胞肺癌的报道。HER2 阳性的乳腺癌患者约占 20%,曲妥珠单抗与化疗药物联合治疗组的总反应率和生存期明显优于只接受化疗药物治疗组。曲妥珠单抗联合化疗可以进一步改善胃和胃食管交界转移性腺癌的生存率,因此 2010 年欧盟批准曲妥珠单抗可应用于 HER2 阳性的胃癌。HER2 阳性非小细胞肺癌约占肺腺癌的 1%～2%,目前对该类患者并无标准治疗方案,2016 年发布的临床研究 EUHER2 指出此类患者很可能从 HER2 靶向治疗中获益。虽然曲妥珠单抗的出现全面改善了 HER2 阳性肿瘤的治疗,但随着药物使用时间延长,其心血管不良反应和耐药的报道也日益增多。更深层次的问题,如检测准确性、应用于疾病何阶段、单药或联合用药、用药途径以及时间药理学的研究和讨论也日益增多。

培妥珠单抗(pertuzumab)为首个抑制 HER2 双聚体形成的药物,于 2012 年被 FDA 批准与曲妥珠单抗及多西紫杉醇合用于未接受过 HER2 靶向治疗的转移性乳腺癌。培妥珠单抗是对准 HER2 蛋白 II 区的单克隆抗体,抑制 HER2 与其他 HER 受体(特别是 HER3)形成双聚体,从而抑制信号传导;其还可以激活受体介导的细胞毒反应诱导细胞凋亡;而且培妥珠单抗识别区域与曲妥珠单抗并不重叠,因此可以联合用药。

T-DM1(kadcyla)是曲妥珠单抗-抗微管药物的复合体,通过稳定的硫醚键将曲妥珠单抗和抗微管药物美坦辛联合,是首个获得 FDA 通过的针对 HER2 阳性肿瘤的抗体-药物复合体。目前用于治疗已接受过曲妥珠单抗和(或)紫杉醇药物治疗的 HER2 阳性、转移性乳腺癌患者。此类药物的研发背景:虽然 HER2 靶向药物的出现改变了 HER2 阳性患者的治疗和预后,但是曲妥珠单抗对生存率的改善仍然远远低于化疗药物本身,但 HER2 靶向药物的高效靶向性降低了非肿瘤组织的毒性。因此,自第一个 HER2 药物曲妥珠单抗问世以来,就广泛开展单克隆抗体和化疗药物联合的药物研发。曲妥珠单抗不仅发挥抑制 HER2 受体的作用,还将化疗药物(抗微管药物)靶向性带到

HER2 阳性细胞,从而实现提高对肿瘤组织杀伤而且降低非肿瘤组织的毒性反应。

2. HER2 小分子酪氨酸激酶抑制剂　拉帕替尼(lapatinib)是目前唯一的 HER2 小分子酪氨酸激酶抑制剂,通过与 ATP 竞争与激酶的结合而抑制受体的磷酸化和下游信号通路如 MARK 和 PI3K/Akt 的激活。拉帕替尼不仅可抑制 HER2 的酪氨酸激酶活性,还可抑制 EGFR 的激酶活性。于 2007 年被 FDA 批准与卡培他滨合用于 HER2 阳性的曾经接受过曲妥珠单抗或细胞毒性药物化疗的乳腺癌患者,也可与来曲唑合用于绝经后激素受体阳性的乳腺癌。但仍然不是所有 HER2 阳性患者均对拉帕替尼有效,即拉帕替尼耐药,对其耐药机制的研究也很多,其中 HER2 激酶域的突变是其中重要因素之一。

3. HER2 靶向治疗的药物基因组学研究　EGFR 胞内酪氨酸激酶域突变与靶向药物的关系被发现后,HER2 基因突变对 HER2 靶向治疗药物影响的研究也兴起。虽然 HER2 的点突变和插入缺失突变在 2004 年被发现,但是它们的发生频率很低,在乳腺癌中只占 1.67%,肺癌 1%~4%,结直肠癌 2.9%。也有其他肿瘤如头颈癌、膀胱癌、胃癌等有 HER2 突变存在。目前发现的 HER2 突变有激酶域的插入突变、缺失突变和点突变,胞外域的点突变和大范围缺失突变(导致剪切 HER2 型,如 delta16HER2)。研究较多的是激酶域的突变,其中最常见的突变是 20 号外显子的插入突变。激酶域的突变通过升高 ATP 亲和力、降低自身抑制、升高 EGFR 磷酸化等机制,提高 HER2 激酶域的催化活性,使其下游信号通路活化。因此往往与癌症发生发展有关,从理论上应该对激酶抑制剂更敏感,但因为发生频率较低尚需更多研究验证。胞外域的突变通过改变 C 末端磷酸化或二聚体共价结合力而激活下游通路,因此与小分子激酶抑制剂更敏感,而目前发现的突变(非大段缺失)并不改变 Ⅱ、Ⅳ 区构象从而对曲妥珠单抗或培妥珠单抗的疗效并无影响。位于胞外的大段缺失突变有 delta16HER2 和 p95HER2,均与曲妥珠单抗治疗失败或耐药有关。delta16HER2 是 HER2 缺失外显子 16 的剪切突变体,占所有 HER2 表达的 4-9%,促进自身二聚体化,而使下游通路活化。p95HER2 也称 611-CTF,是 HER2 的 C 末端片段,约 35% 的 HER2 高表达肿瘤组织中存在该片段,因其胞外段不完整而对单克隆抗体耐药或反应差,但其胞内激酶域活性更高,推测其应该对激酶抑制剂更敏感,但仍需要临床试验验证。

激酶域的 755 位和 798 点突变与小分子激酶抑制剂拉帕替尼的耐药有关。L755S/P 突变可稳定激酶活化构型,而且阻碍拉帕替尼与激酶域的结合从而导致耐药。而 798 位是 HER2 的"看门"位点,位于 20 号外显子编码的铰链区,是最常见的耐药位点,几乎所有"看门"位点(如 EGFR T790,ABLT315

和 cKITT670)均与耐药相关。T798 突变通过提高对 ATP 亲和力和改变蛋白空间构型阻碍药物结合而发生拉帕替尼耐药。同时 HER2 靶向药物会诱发二次耐药突变的发生,目前发现最多的二次突变是 L755,也有 T862、L726 突变的报道,但是二次突变发生机制也未完全阐明。因为 HER2 突变频率过低,尚无值得在临床应用的检测,但随着分子病理和药物基因组学的发展,在疑难病例的治疗上上述耐药突变或剪切体的检测可能会发挥重要作用。

虽然 HER2 靶向治疗成功改善许多 HER2 阳性肿瘤特别是乳腺癌的治疗,但不论单克隆抗体或小分子激酶抑制剂均存在耐药,已经报道的 HER2 靶向治疗耐药机制很多,目前研究较多的有:①HER2 基因突变:如上述;②生长因子分泌增多:因 HER2 与 EGFR 和 HER3 形成异源二聚体,EGFR 和 HER3 会受更多的生长因子刺激而使得下游通路激活;③其他肿瘤信号通路代偿:HER2 过表达仅仅是肿瘤生长的信号通路之一,在 HER2 信号通路被抑制时,肿瘤的其他生长信号通路会被代偿激活,从而使得 HER2 过表达不再是维持肿瘤过度生长的主要因素,因此出现对 HER2 靶向治疗的耐药;④下游通路突变:因为肿瘤的基因组不稳定性,突变会因为治疗药物使用或随机发生,HER2 下游通路的突变会导致信号通路不依赖 HER2 的自身激活,而维持肿瘤的过度生长。如 PI3K/AKT 通路体细胞突变发生在 > 30% 的侵袭性乳腺癌中,存在于该信号通路的激活性突变会导致 HER2 靶向性药物耐药。根据不同的耐药机制,可以尝试不同的药物合用来克服其耐药,如:针对突变HER2 的药物研发、其他信号通路抑制剂的合用以及针对下游通路抑制剂的研发和应用等。

4. HER2 靶向药物的个体化治疗建议　曲妥珠单抗及拉帕替尼等酪氨酸激酶抑制剂治疗乳腺癌的疗效与 HER2 基因表达状态密切相关,当 HER2 基因过表达或扩增时,使用曲妥珠单抗和拉帕替尼等酪氨酸激酶抑制剂时,患者可从抗 HER2 靶向药物治疗中获益;当 HER2 基因表达或扩增为阴性时,不建议使用曲妥珠单抗和拉帕替尼等酪氨酸激酶抑制剂。

第五节　BRAF 激酶抑制剂

BRAF 是人类最重要的原癌基因之一,位于人染色体 7q34,长约 190kb,编码 783 个氨基酸的蛋白,相对分子质量为 84436,有 CR1、CR2 和 CR3 三个保守区。BRAF 是 Raf 家族在 MARK 信号转导通路中最重要的亚型,通过有丝蛋白激酶通路中的丝氨酸苏氨酸蛋白激酶来发挥作用。该酶将细胞表面的受体和 RAS 蛋白通过 MEK 和 ERK 与核内的转录因子相连接,参与调控细胞生长、分化和凋亡等。BRAF 突变异常会导致肿瘤的发生、发展,其最常见的突变发生在 15 号外显子第 1799 核苷酸上,T>A(T1799A),导致其编码的谷氨酸由缬氨酸取代(V600E)。因此基于 BRAF 靶点的靶向制剂研发已经成为抗肿瘤药物研发的热点。目前作用于 BRAF 的靶向药物有两大类:一类是 BRAF V600E 抑制剂,对 BRAF V600E 有很高的抑制作用,如治疗黑色素瘤的靶向制剂维罗非尼(vemurafenib)。另一类是广谱的 RAF 激酶抑制剂,对 RAF 各亚型、其他激酶如 KIT、VEGFR 等也有抑制作用,如索拉非尼(sorafenib)等。这类抑制剂具有广谱的抗肿瘤及抗血管生成作用,抗肿瘤治疗一般与 BRAF 基因的突变状态无显著相关。因此本节主要是讨论 BRAF V600E 抑制剂的个体化治疗。BRAF V600E 抑制剂临床主要用于不可切除或已经转移的携带 BRAF V600E 基因突变的黑色素瘤靶向治疗,常见的维罗非尼(vemurafenib)、达拉非尼(dabrafenib)等。

1. BRAF V600E 抑制剂药物基因组学研究　维罗非尼于 2011 年被 FDA 批准用于治疗晚期(转移性)或不可切除的黑色素瘤,尤其是携有 BRAF V600E 基因变异肿瘤者。在一项国际单中心研究中,纳入 675 例 BRAF V600E 变异的初治晚期黑色素瘤患者,入选者被随机分入维罗非尼组或达卡巴嗪组。结果显示,在维罗非尼组患者未达到中位生存期终点时(77%的患者生存),达卡巴嗪组患者中位生存期为 8 个月(64%的患者生存)。2013 年 FDA 批准达拉非尼用于不可切除或已经转移的 BRAF V600E 基因突变型黑色素瘤,不适用于 BRAF 野生型黑色素瘤。在一项国际多中心、随机、开放标签、对照试验中,250 例 BRAF V600E 阳性黑色素瘤患者按 3∶1 分成达拉非尼治疗组和达卡巴嗪治疗组。结果显示,达拉非尼治疗组中位无进展生存期为 5.1 个月,达卡巴嗪治疗组中位无进展生存期为 3.5 个月。

2. BRAF V600E 抑制剂个体化治疗建议　BRAF V600E 抑制剂对携带 BRAF V600E 突变的黑色素患者有效。

第六节　其他类靶向制剂

1. 伊马替尼　甲磺酸伊马替尼(imatinib mesylate)是一种口服的小分子酪氨酸激酶抑制剂药物,能够有效地选择性抑制所有类型的 abl 酪氨酸激酶活性,包括v-abl、PDGFR 和 C-KIT 蛋白等。用于治疗不能切除和/或发生转移的恶性胃肠道间质肿瘤(GIST)等多种恶性肿瘤。

(1)伊马替尼药物基因组学研究:c-kit 为经典的Ⅲ型酪氨酸激酶受体,与血小板衍生生长因子受体、巨噬细胞集落刺激因子受体、类 fms 酪氨酸激酶 3 受体高度同源。每一个 c-kit 单体通过胞外结构域 1～3 区分别与一个 SCF 单体结合,SCF 二聚化后便会形成 c-kit 以半开放形式包绕 SCF 的配基受体复合物结构,此结构即可诱发 c-kit 分子的同源二聚化,导致酪氨酸激酶自身磷酸化,从而触发下游更多蛋白质分子的磷酸化,完成细胞内外信号的传导过程。血小板衍生生长因子受体（platelet-derived growth factor receptors,PDGFR）,存在三种形式 α 和 β 同二聚体以及 α/β 异二聚体,属于受体蛋白酪氨酸激酶家族,通过与 PDGF 结合后产生一系列细胞效应。PDGF 和 PDGFR 涉及多种肿瘤的发病机制并在血管生成中起重要作用。PDGF 在肿瘤中的自分泌刺激、PDGFR 的过表达或过度活化或者刺激肿瘤内血管生成都会促进肿瘤生长;PDGFR 的阻断可以降低实体瘤中组织间质液压而增强药物传送,PDGFR 作为抗肿瘤药物的靶点备受瞩目。

胃肠间质瘤（GIST）中,c-kit、PDGFR 常发生突变。是否携带 c-kit 或 PDGFRA 突变及其类型与伊马替尼治疗 GIST 疗效密切相关。在随机临床试验研究中,发现 c-kit 外显子 11 突变比 c-kit 外显子 9 突变或野生型具有更高的有效率、PFS 和 OS。c-kit 外显子 11 突变、c-kit 外显子 9 突变或 c-kit 未突变的患者,伊马替尼治疗有效率分别为 83.5%、48% 及无效。也有研究显示,在携带 c-kit 外显子 9 突变的患者采用伊马替尼 800mg 治疗与采用 400mg 治疗相比,有效率有所提高（67% vs. 17%）。对 PDGFRA 突变检测发现,携带 D842V 的患者对伊马替尼无一例获得疾病应答,而携带 PDGFRA 其他突变位点的患者 OS 还未达到。

（2）伊马替尼个体化治疗建议:c-kit 基因 9、11 号外显子突变的 GIST 患者使用伊马替尼疗能获益,且对携带 9 号外显子突变患者使用高剂量的伊马替尼疗效更好。对携带 PDGFRA D842V 突变的患者,不建议使用伊马替尼。

2. 舒尼替尼　舒尼替尼（sunitinib）是一种口服的小分子多靶点受体酪氨酸激酶抑制剂,能够抑制 VEGFR（VEGFR1、VEGFR2、VEGFR3）、血小板衍生生长因子 PDGFR（PDGFRα 和 PDGFRβ）、KIT、FLT-3 和 RET 等的酪氨酸激酶活性,通过特异性阻断这些信号传导途径达到抑制肿瘤血管生成和抗肿瘤细胞生长的多重作用。舒尼替尼临床可用于:甲磺酸伊马替尼治疗失败或不能耐受的胃肠间质瘤（GIST）;不能手术的晚期肾细胞癌（RCC）;不可切除的,转移性高分化进展期胰腺神经内分泌瘤（pNET）成年患者。

（1）舒尼替尼药物基因组学研究:75%~80% 胃肠道间质肿瘤（GIST）患者常携带 c-kit 外显子 9、11、13 或 17 号突变。原发性 c-kit 基因突变后,舒尼替尼对携带 9 号外显子突变的患者疗效最好,中位无病进展时间约为 19.4 月,中位总生存时间为 26.9 月;其次是野生型未突变的患者,中位无病进展时间约为 19.0 月,中位总生存时间为 30.5 月;而 11 号外显子突变后对舒尼替尼的治疗疗效反应最差,中位无病进展时间仅为 5.1 月,中位总生存时间为 12.3 月,显著下降。继发性 c-kit 基因突变后,舒尼替尼对携带 13 或 14 号外显子突变的患者疗效好,中位无病进展时间约为 7.8 月,中位总生存时间为 13.0 月;而对携带 17 或 18 号外显子突变的患者疗效差,中位无病进展时间约为 2.3 月,中位总生存时间为 4.0 月。

10%～15%胃肠道间质肿瘤(GIST)患者常携带 PDGFRA 外显子 12、14 或 18 号突变。临床试验证实较之野生型患者,PDGFRA 基因 12 号或 18 号外显子突变患者对舒尼替尼耐药,临床受益率从 56%(原发性突变)或 50%(继发性突变)降至 0。体外细胞实验亦证实较之野生型或 12 号外显子突变(V561D),PDGFR 基因 18 号外显子(D842V)突变后,舒尼替尼的抑制肿瘤效果显著下降。

(2)舒尼替尼个体化治疗建议:c-kit 基因野生型、9 号外显子突变的患者对舒尼替尼疗效较好,11 号外显子突变的患者对舒尼替尼疗效较差;c-kit 基因 13 或 14 号外显子继发突变的患者对舒尼替尼效果较好,17 或 18 号外显子继发突变的患者对舒尼替尼疗效较差;PDGFR 基因 12 号或 18 号外显子突变的患者对舒尼替尼疗效较差。

3. 克里唑蒂尼 克里唑蒂尼(crizotinib)是由辉瑞制药研制的一种口服抑制 Met/ALK/ROS 的 ATP 竞争性的多靶点蛋白激酶抑制剂。该药已证实在间变性淋巴瘤激酶(ALK)、ROS 和 MET 激酶活性异常的肿瘤患者中有效。目前已批准用于治疗 ALK 阳性的局部晚期或转移性非小细胞肺癌(NSCLC)、ROS-1 基因变异的晚期或转移性)NSCLC。

(1)克里唑蒂尼药物基因组学研究:大约 3%～5% 的 NSCLC 患者 ALK 阳性。对于 ALK 阳性的 NSCLC 患者,克里唑蒂尼疗效显著。在一项 I 期临床试验(PROFILE 1001)的 Part 2 人群扩展(expansion cohort)部分的研究中,发现克里唑蒂尼组的客观反应率(ORR)为 61%,包括 2 例完全缓解和 69 例部分缓解;中位治疗时间为 32 周,治疗 8 周时已达到 55%的客观反应率;中位缓解持续时间为 48.1 周。在一项 II 期临床试验(PROFILE 1005)研究中,来自 12 个国家的 136 例既往化疗失败的 ALK 阳性晚期 NSCLC 患者(93%的患者至少接受过 2 个以上化疗方案的治疗)接受克里唑蒂尼治疗后,其 ORR 为 50%,包括 1 例完全缓解和 67 例部分缓解;中位治疗时间为 22 周,治疗 8 周时达到 79 %的客观反应率;中位缓解持续时间为 41.9 周。另外一项对已有生存数据进行的回顾性研究显示,82 例 ALK 阳性并接受克里唑蒂尼治疗的患者,1 年生存率为 77%,2 年生存率为 64%。

大约 1%的非小细胞肺癌患者会发生 ROS-1 基因变异,所有 ROS-1 基因变异型 NSCLC 患者和疾病特征与 ALK 基因变异型 NSCLC 相似。克里唑蒂尼可阻断 ROS-1 基因变异型肿瘤细胞中 ROS-1 蛋白的活性,从而发挥预防非小细胞肺癌的生长和转移的作用。克里唑蒂尼对于肿瘤细胞中 ROS-1 基因变异 NSCLC 的有效性和安全性是通过 50 位 ROS-1 阳性转移型 NSCLC 患者的多中心、单臂实验研究验证。

(2)克里唑蒂尼个体化治疗建议:ALK 阳性的局部晚期或转移性 NSCLC,使用克里唑蒂尼治疗能获益;ROS-1 基因变异的晚期或转移性)NSCLC,使用克里唑蒂尼治疗能获益。

参 考 文 献

[1] 周宏灏. 遗传药理学. 2 版. 北京:科学出版社,2013.

[2] 李艳,李金明. 个体化医疗中的临床分子诊断. 北京:人民卫生出版社,2013.

[3] NCCN Clinical Practice Guidelines in Oncology:Non-Small Cell Lung Cancer, https://www. nccn. org/professionals/physician_gls/pdf/nscl. pdf

[4] NCCN Clinical Practice Guidelines in Oncology:Colon Cancer, https:// www. nccn. org/professionals/physician_gls/pdf/colon. pdf

[5] NCCN Clinical Practice Guidelines in Oncology:Breast Cancer, https:// www. nccn. org/professionals/physician_gls/pdf/breast. pdf

[6] NCCN Clinical Practice Guidelines in Oncology:Gastric Cancer, https:// www. nccn. org/professionals/physician_gls/pdf/gastric. pdf

[7] 药物代谢酶和药物作用靶点基因检测技术指南(试行),http://www. moh. gov. cn/yzygj/s3593/201507/fca7d0216fed429cac797cdafa2ba466. shtml

[8] 肿瘤个体化治疗检测技术指南(试行),http://www. moh. gov. cn/yzygj/s3593/201507/fca7d0216fed429cac797cdafa2ba466. shtml

[9] Marous M,Bièche I,Paoletti X,et al. Designs of preoperative biomarkers trials in oncology:a systematic review of the literature. Ann Oncol,2015,26(12):2419-2428.

[10] Tobin NP,Foukakis T,De Petris L,et al. The importance of molecular markers for diagnosis and selection of targeted treatments in patients with cancer. J Intern Med,2015,278(6):545-570.

第六章

药物基因组学与抗肿瘤化疗
药物个体化治疗用药决策

第一节 概 述

　　虽然目前治疗肿瘤的方法和药物发展迅速,包括靶向药物和免疫治疗在内的新治疗手段不断被开发出来,但传统化疗药物仍然是临床肿瘤治疗的主要手段之一。由于它们不具备靶向作用,所以更容易发生耐药和毒副反应,已经成为了该类药物临床使用中面临的最大问题,往往直接导致了患者的治疗失败,有些严重的毒副反应甚至可以导致患者死亡。因此,如果能够提前预测药物的疗效和毒副反应,有针对性的调整使用剂量或者选择不同药物进行个体化治疗,可以大大提高药物疗效,减少毒副反应的发生。随着药物基因组学的发展,越来越多的化疗药物有较为明确的预测疗效或者毒副反应的遗传变异,在治疗前进行这些基因的检测可以有助于医生合理选择药物。本章就研究较为成熟、可以应用于临床的抗肿瘤化疗药物个体化治疗进行介绍。有些药物虽然临床应用广泛,开展的研究也较多,比如蒽环类抗生素、紫杉醇、吉西他滨等,但由于目前尚缺乏明确的可以预测它们疗效和毒副反应的遗传分子标志物,因此本章将不予介绍。

第二节 破坏 DNA 结构与功能类药物

一、铂类

　　铂类是一类含重金属铂的金属配合物药物,是临床广泛应用的经典抗肿瘤药物。它最初于 1978 年被 FDA 批准用于治疗睾丸癌和膀胱癌患者,后来渐渐被应用于多种实体瘤,包括肺癌、头颈部肿瘤、结直肠癌、卵巢癌等。目前临床常用的铂类药物包括顺铂、卡铂和奥沙利铂等。铂类药物的主要作用机制是与 DNA 产生交联,形成链内和链间的 DNA 加合物,从而造成肿瘤细胞 DNA 不可逆性破坏,抑制肿瘤细胞的增殖。铂类药物与机体相互作用的过程可以分为药物的转运、解毒、DNA 的损伤与修复、引起肿瘤细胞的凋亡等过程(图 6-1)。因此上述过程中某些基因的变异可以影响铂类药物的化疗敏感性和毒副反应。

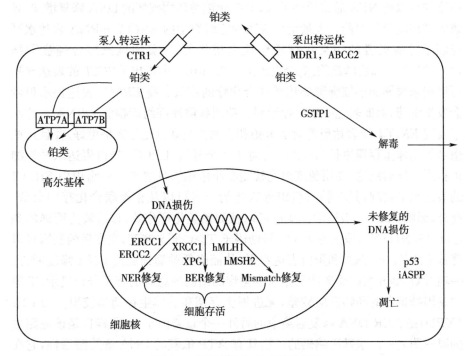

图 6-1　铂类药物的体内代谢过程

1. 铂类药物临床应用的主要问题　目前限制铂类药物临床应用的主要问题是耐药。肿瘤患者通常刚开始对于铂类药物比较敏感,但是很快就会产生耐药,而相当一部分患者对该类药物有原发性耐药。据统计,只有约 1/3 的非小细胞肺癌患者对铂类敏感。此外,药物不良反应也是该类药物目前临床应用的主要问题之一,铂类药物化疗过程中常发生严重的消化道、血液、肾和神经毒性。大量临床患者由于无法耐受这些毒副反应而被迫终止治疗。铂类药物的耐药和毒副反应在临床患者有显著的个体差异,当前研究表明遗传变异是导致这种差异的重要原因之一。通过检测相关基因突变,并结合临床因素,可以预测铂类药物耐药和不良反应的发生。

2. 铂类临床药物基因组学研究　由于铂类药物与机体相互作用的过程较为复杂,因此影响铂类药物敏感性的遗传多态较多。最主要的两类基因来自于 DNA 损伤与Ⅱ相药物代谢酶。

核酸剪切修复（nucleotide excision repair，NER）是肿瘤细胞修复铂类造成 DNA 破坏的主要途径，而 *ERCC1*（excision repair cross-complementing 1）是 NER 复合物的主要成分之一。ERCC1 主要与 XPF 形成异源二聚体复合物，催化受铂类破坏的 DNA 从基因组 DNA 中剪切掉。因此，*ERCC1* 表达量的增加可以使 NER 通路活性增强，最终使铂类药物破坏的 DNA 修复增加，导致肿瘤细胞产生耐药。大量研究表明肿瘤组织中的 *ERCC1* mRNA 表达水平与临床肿瘤患者的铂类化疗敏感性密切相关。《美国国家综合癌症网络（NCCN）非小细胞肺癌临床实践指南（v.2.2010）》中指出 *ERCC1* 的表达水平可以用来预测非小细胞肺癌铂类联合化疗的疗效。高 *ERCC1* 表达提示患者会发生耐药，而低表达提示化疗敏感。使用新鲜冰冻组织检测 mRNA 表达水平发现 *ERCC1* 低表达患者对于卡铂和吉西他滨联合化疗效果更好，并且这些患者的总体生存期更长（14.2 个月对 4.7 个月）。ERCC1 蛋白表达水平检测也得到同样的结论，使用免疫组化检测非小细胞肺癌患者术后组织中 ERCC1 的表达水平发现，只有肿瘤组织低表达的患者可以从铂类联合化疗中获益。此外，影响 ERCC1 表达的突变也可以预测铂类化疗疗效，目前较为明确的是 rs11615（N118N），该突变为 118 号密码子 T＞C 同义突变，突变后的基因可以降低 *ERCC1* mRNA 和蛋白表达水平，从而降低肿瘤细胞的 DNA 修复能力。一项针对 2846 名接受奥沙利铂联合化疗的结肠癌患者的荟萃分析显示，T 等位基因携带者的药物反应较差，无进展生存期和总体生存期都较短。*ERCC2*（*XPD*）是 NER DNA 修复通路中的另外一个重要因子，它同样也是该通路中的限速酶之一。该基因编码的产物具有 ATP 依赖的 DNA 解旋酶活性，它在 NER 通路的起始阶段，起到解开 DNA 双链的作用。有研究表明该基因的多态可以影响其活性，进而影响其所介导的 DNA 修复能力，目前较为明确的多态位点是 rs13181（K751Q），该突变是位于 751 号密码子的 T＞G 非同义突变，导致编码蛋白的赖氨酸变为谷氨酰胺，研究表明该突变可以引起 DNA 损伤程度下降。在一项针对 1550 名晚期或者转移性结肠癌患者的荟萃分析中分析了该位点，结果表明 G 等位基因携带者对于奥沙利铂的反应较差，并且该部分患者的无进展生存期和总体生存期较短。

除了上面提到的 NER，与铂类药物耐药相关的 DNA 修复通路还有 BER，XRCC1 是该通路中的重要蛋白。XRCC1 在 BER 通路修复过程中主要扮演骨架蛋白的作用，它可以与 DNA 连接酶Ⅲ和多聚 ADP 核糖聚合酶同时相结合，作用于铂类所导致的 DNA 损伤处。通过将各个有活性的不同组分聚合在一起，将损伤的 DNA 移除，并发挥修复的作用。目前已经发现大量 *XRCC1* 的突变，其中 rs25487（R399Q）研究较为充分。该突变是位于

399 号密码子的 G>A 非同义突变，导致编码蛋白的精氨酸变为谷氨酰胺。体外研究表明，该突变可以导致 *XRCC1* 介导的 DNA 修复能力下降，从而对铂类药物更为敏感。而大量体内研究也表明其突变型患者对铂类化疗敏感性较野生型患者高。比如在 NSCLC 患者中，一项针对 147 例患者的研究表明，突变型等位基因携带者的化疗敏感性明显比野生型高。另一项 375 例 NSCLC 患者的研究表明，AA 基因型的化疗敏感性，无疾病生存期和总体生存率比其他基因型患者显著增加。对这些研究的荟萃分析也得到类似结论，AA 基因型患者的铂类化疗敏感性（45.2%）高于 AG（29.9%）和 GG（30.7%）基因型患者。在接受奥沙利铂化疗的结直肠癌患者中也有类似的结果，针对 1234 名晚期 CRC 患者的荟萃分析表明，A 等位基因可以增加肿瘤的化疗敏感性。

　　代谢和解毒是药物在体内的重要过程，药物经过体内一些酶的转化后其药理活性发生变化，因此该通路的基因多态可以影响药物的疗效。谷胱甘肽-S-转移酶（glutathione-S-transferase，GST）是一类有多个成员的Ⅱ相代谢酶，它可以催化谷胱甘肽与体内的外源性物质结合，使它们丧失活性后排出体外。GSTP1 是该家族中的重要成员，它可以催化谷胱甘肽与铂类化合物的结合，从而直接参与药物解毒。因此，该基因的多态与铂类药物敏感性相关。rs1695（I105V）是目前研究最为充分的多态位点，该突变是位于 105 号密码子的 A>G 非同义突变，导致编码蛋白的异亮氨酸变为缬氨酸。研究表明该突变位于 *GSTP1* 的活性部位，可以影响酶的催化结构域与底物的相互作用，从而降低酶的活性。在 NSCLC 患者中的研究发现 *GSTP1 Ile105Val* 突变 G 等位基因携带者的铂类化疗敏感性（40.5%）要高于 AA 基因型（18.3%）患者。一些针对 NSCLC 的荟萃分析也得到同样的结论，在亚洲人群中，G 等位基因携带者对铂类化疗敏感性较好，而白种人中无相关性。基于奥沙利铂化疗的 CRC 患者的研究也得到类似的结果，G 等位基因携带者可以更多地从化疗中获益，并且总体生存期较长（42.4 对 32.5 个月）。

　　3. 铂类个体化治疗建议　目前已知可以预测铂类化疗敏感性相关的基因和突变包括 *ERCC1* rs11615，*ERCC2* rs13181，*XRCC1* rs25487 和 *GSTP1* rs1695。此外患者肿瘤组织的 *ERCC1* mRNA 和蛋白表达水平也可以预测铂类化疗敏感性。因此，铂类个体化治疗方案可以根据上述基因的表达水平和位点突变情况进行制订。总体而言，*ERCC1* mRNA 或者蛋白高表达的患者、*ERCC1* rs11615 T 等位基因携带者、*ERCC2* rs13181 G 等位基因携带者、*XRCC1* rs25487 G 等位基因携带者和 *GSTP1* rs1695 A 等位基因携带者对铂类化疗相对不敏感，应该优先选择其他药物化疗方案。

二、伊立替康

伊立替康是喜树碱的半合成衍生物,在体内通过羧酸酯酶代谢成活性更强的产物 SN-38。伊立替康及其代谢产物 SN-38 的作用靶点为 DNA 拓扑异构酶Ⅰ,该酶主要介导 DNA 双链的解旋作用。伊立替康或者 SN-38 通过与拓扑异构酶Ⅰ和 DNA 形成三联复合物,引起肿瘤细胞 DNA 损伤,干扰其转录和复制。最终通过抑制 DNA 合成形成较强的肿瘤杀伤活性。该药具有较为广谱的抗肿瘤活性,广泛应用于胃癌,结直肠癌等实体瘤的化疗。

1. 伊立替康临床应用的主要问题 药物不良反应是目前限制伊立替康临床应用的主要问题,伊立替康化疗过程中毒副反应发生率较高,特别是迟发型腹泻(用药 24 小时后发生)和中性粒细胞减少较为明显。大量临床患者由于无法耐受这些毒副反应而被迫终止治疗,严重的药物不良反应甚至可以直接导致患者死亡。有数据显示,接受伊立替康治疗的患者中,有 20% 的患者会发生 3~4 级腹泻,10% 的患者会出现较为严重的中性粒细胞减少。

2. 伊立替康临床药物基因组学研究 伊立替康在体内的活性代谢产物 SN-38 主要在 UGT1A1 的催化下通过葡萄糖醛酸化灭活,生成无活性的产物 SN-38G,从而使正常细胞免受伊立替康毒性影响。葡糖醛酸基转移酶是体内重要的Ⅱ相代谢酶之一,该酶是一个家族,成员众多。其主要作用是催化底物与葡糖醛酸结合,使之转变为亲水性物质通过胆汁或者尿液排出体外。UGT1A1 是该家族的主要成员之一,SN-38 为其底物,因此该基因的表达水平与伊立替康在体内的毒副作用密切相关。目前对 UGT1A1 基因变异研究最多的是 *28(rs8175347)和 *6(rs4148323)。UGT1A1 *28 是位于基因启动子区域的插入缺失多态,野生型的 UGT1A1 在启动子区域有一段 6 个 TA 重复的序列(A(TA)$_6$TAA),而突变型的 *28 基因型在此基础上增加了一个 TA 重复,从而使序列变为 A(TA)$_7$TAA。该突变导致了 UGT1A1 的表达水平大幅下降,从而使其活性降低。*6(G71R)则是位于 71 号密码子的 G>A 非同义突变,该多态导致编码蛋白的甘氨酸变为精氨酸,该突变在中国人更为常见,它也同样导致了 UGT1A1 的功能减弱。由于这两个突变都影响了 UGT1A1 的催化活性,因此它们都导致 SN-38 在体内聚集,可以用于预测接受伊立替康化疗患者的药物毒副反应。大量研究表明 UGT1A1 *28 和 *6 突变型纯合子患者的毒副反应发生率显著增加,并且与给药剂量相关,其中关于 *28 的研究更为明确。在一项接受 FOLFIRI 方案化疗的 107 名结直肠癌患者中,研究者在治疗前进行了 UGT1A1 *28 的基因检测,并且根据检测结果对伊立替康的使用剂量进行调整,最终可以在不增加毒副反应的基础上,使患者的肿瘤缓解率更好,生存期更长。在亚洲人中的研究也表明,UGT1A1 *28 突变型纯合子的患者发生严重腹泻的比率为 70%,而杂合子和野生型分别为 33% 和 17%。此外,突变型纯合子,杂合子和野生型 4 级中性粒细胞减少的发生率分别为 50%,12.5% 和 0%。鉴于以上的研究结果,美国 FDA 明确指出接受伊立替康化疗的患者需要对 UGT1A1 的基因型进行检测,UGT1A1 *28 和 *6 突变型患者发生毒副反应的风险明显增加。

3. 伊立替康个体化治疗建议 UGT1A1 *28 突变对药物不良反应的影响与剂量有关系,对于使用低剂量($<180mg/m^2$)的患者可以不用进行基因型检测,中等剂量($180\sim230mg/m^2$)和高剂量($\geqslant240mg/m^2$)的突变型杂合子和突变型纯合子都需要密切关注毒副反应,应该考虑使用其他化疗方案或者在进行第一轮治疗时将剂量减少 1/3(图 6-2)。对于 UGT1A1 *6 突变型患者也应该密切关注毒副反应,考虑使用其他化疗方案或者适当减少使用剂量。但目前关于 UGT1A1 *6 的研究相对较少,尚无明确推荐的剂量调整方案。

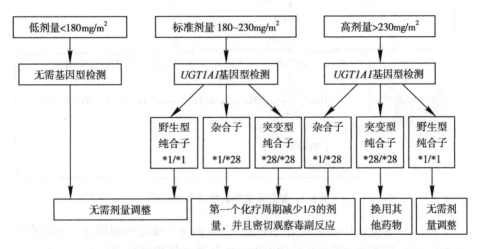

图 6-2 基于 UGT1A1 *28 的伊立替康个体化用药方案

第三节 影响核酸生物合成类药物

一、氟尿嘧啶

氟尿嘧啶是尿嘧啶 5 位上的氢被氟取代后的衍生物。氟尿嘧啶在细胞内大部分经过二氢嘧啶脱氢酶(DPD)代谢后变为无活性的二氢氟尿嘧啶,最终排出体外。小部分氟尿嘧啶在胸腺嘧啶核苷磷酸化酶(thymidine phosphorylase,TP)和胸苷激酶(thymidine kinase,TK)的催化作用下转变为活性产物氟尿嘧啶脱氧核苷酸,抑制胸苷酸合成酶(TYMS)的活性,干扰脱氧尿苷酸甲基化为脱氧胸苷酸,最终干扰叶酸代谢抑制肿瘤细胞 DNA 合成。此外,氟尿嘧啶还可以在体内转变为氟尿嘧啶核苷,以伪代谢产物的形式掺入 RNA 合成,最终干扰蛋白质合成,发挥抗肿瘤作用(图 6-3)。目前临床上氟尿嘧啶已发展为一大类药物,常用的包括氟尿嘧啶、替加氟和卡培他滨等,这些药物在体内都通过不同酶代谢后转化为氟尿嘧啶发挥作用。氟尿嘧啶广泛应用于实体瘤的治疗,特别是消化道肿瘤和乳腺癌等,是临床使用最广泛的化疗药物之一。

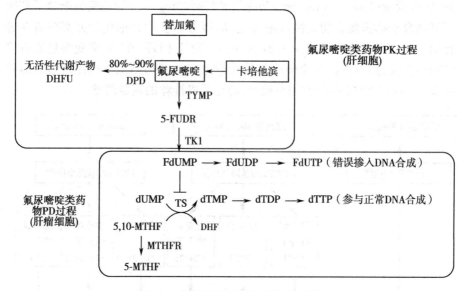

图 6-3 氟尿嘧啶类药物的体内过程

1. **氟尿嘧啶临床应用的主要问题** 当前氟尿嘧啶临床应用的主要问题是药物疗效低于预期和不良反应的发生。部分患者使用氟尿嘧啶治疗后效果显著,甚至可以使肿瘤达到完全缓解,但是也有相当一部分患者疗效不尽如人意,存在较大的个体差异。此外,部分患者在氟尿嘧啶使用过程中遭受严重的胃肠道和血液学毒副反应,最终被迫终止用药。研究表明遗传因素是导致氟尿嘧啶疗效和毒副反应个体差异的主要原因,可以通过基因检测来预测二者的发生。

2. **氟尿嘧啶临床药物基因组学研究** 由于氟尿嘧啶在体内的代谢过程和作用机制较为复杂,因此影响其疗效和不良反应的遗传变异较多。这些变异大部分位于氟尿嘧啶代谢过程中的关键酶。

DPD是氟尿嘧啶分解代谢过程中的限速酶,氟尿嘧啶进入体内后,80%～90%经由该酶代谢成无活性产物。若其活性不足,可以导致氟尿嘧啶在体内聚积从而发生严重的药物不良反应。DPD由 *DPYD* 基因编码,位于染色体1p22,有23个外显子,全长950kb。目前已经发现该基因的大量突变,其中一些可以导致酶活性的降低甚至缺失。最为常见和研究最为充分的多态是 *DPYD *2A* (rs3918290),该突变是14号外显子与内含子交界处的G>A突变,该突变引起基因剪切过程中发生问题,最终导致整个外显子缺失,产生没有功能的蛋白。体外研究证明 *DPYD *2A* 型的蛋白没有催化活性。因此携带该突变的患者接受氟尿嘧啶化疗后,易于产生严重的毒副反应。研究表明 *DPYD *2A* 杂合子患者对氟尿嘧啶的清除率比野生型低80%,这些患者的3～4级毒副反应发生率更高。另外一项包括2594名结肠癌患者的研究表明, *DPYD *2A* 患者的3级及以上毒副反应发生率高达88%。有鉴于此,美国FDA为氟尿嘧啶和卡培他滨增加了遗传药理学标签,明确指出在使用这些药物时应该进行 *DPYD* 的基因检测。

TS是氟尿嘧啶经过代谢在体内的直接作用靶点,它催化脱氧尿苷酸(dUMP)甲基化转变为脱氧胸苷酸(dTMP)。氟尿嘧啶通过抑制TS的活性,干扰DNA合成而发挥抗肿瘤作用,因此TS酶活性发生变化,将直接影响氟尿嘧啶疗效。TS由 *TYMS* 基因编码,该基因位于染色体18p11.32。 *TYMS* 基因的非翻译区存在一些突变,它们可以影响 *TYMS* 的mRNA表达和稳定性以及TS蛋白表达水平。其中研究最为充分的是2R/3R重复多态(rs34743033),该多态位于 *TYMS* 基因的启动子/增强子区域(*TSER*),它是一种串联重复序列数量变异(variable number of tandem repeats,VNTR)。该重复序列长度为28bp,比较常见的重复次数是2次(2R)和3次(3R)重复。其中3R可以导致 *TYMS* 表达量增加,因此该等位基因携带者对氟尿嘧啶疗效较差。此外,在 *TYMS* 基因的非翻译区还存在一个点突变rs2853542(3R G/C),该突变位于3R等位基因第二个串联重复序列的第12个碱基,它导致了G>C的突变。以上两种突变的不同组合影响 *TYMS* 基因的表达,其中3RC/3RC基因型的 *TYMS* 转录活性较低,而3RG的转录活性较高。因此,一般认为2R/3RG、3RC/3RG、3RG/3RG为 *TYMS* 高表达基因型,而2R/2R、2R/3RG、3RC/3RC为低表达基因型。大量研究表明高表达基因型的患者对氟尿嘧啶疗效较差。一项包括2402名结肠癌患者的荟萃分析结果显示,低表达基因型患者的药物敏感性更好,患者的预后也更佳。另外一项针对135名直肠腺癌患者的前瞻性研究,在化疗前进行 *TYMS* 的基因型检测,并且根据其结果进行用药方案的调整,对于不敏感患者除氟尿嘧啶外加用伊立替康。结果表明,该方法可以提高不敏感组患者的疗效,使之达到敏感组患者相同的治疗效果,从而提高患者的整体预后。

亚甲基四氢叶酸还原酶(MTHFR)是叶酸代谢过程中的关键酶,它催化体内的 5,10-亚甲基四氢叶酸还原为 5-甲基四氢叶酸,后者参与体内嘌呤和嘧啶的合成,并为 DNA 和 RNA 提供甲基,影响核酸代谢。氟尿嘧啶类药物主要通过影响核酸代谢来发挥抗肿瘤作用,其效果与肿瘤细胞内 5,10-亚甲基四氢叶酸浓度呈正相关。MTHFR 的活性直接影响 5,10-亚甲基四氢叶酸浓度,从而影响该类药物的抗肿瘤作用。*MTHFR* 位于染色体 1p36.3,该基因具有多态性。目前研究较为充分的是 rs1801133 和 rs1801131,它们都是影响氨基酸序列改变的非同义突变。其中 rs1801133(677C>T)是位于 4 号外显子 222 号密码子的 C>T 非同义突变,该多态导致编码蛋白的丙氨酸变为缬氨酸。而 rs1801131(1298 A>C)是位于 429 号密码子的 A>C 非同义突变,该多态导致编码蛋白的谷氨酸变为丙氨酸。研究表明这两个突变都可以导致 MTHFR 酶活性的降低(其中 rs1801133 更为明显),增加细胞内 5,10-亚甲基四氢叶酸的浓度,最终增加氟尿嘧啶和卡培他滨的疗效,大量临床研究证明了这一点。一项包括 2402 名接受氟尿嘧啶类药物治疗患者的荟萃分析结果表明,rs1801133 C 等位基因携带患者的药物疗效和预后更差。由于 677 C>T 和 1298 A>C 之间存在连锁,因此它们可以被用作单倍型进行分析。在一项使用 FOLFOX 方案进行化疗的 117 名结肠癌患者中发现,rs1801133 T 和 rs1801131 C 基因型组合患者化疗敏感性更好,并且相对于单独突变患者成比例增加。这些研究表明这两个突变可以用于预测氟尿嘧啶的疗效,其中 677 C>T 更为确切。

微卫星不稳定(MSI)是指 1~6 个碱基长度 DNA 序列(微卫星)重复次数增加或者减少的现象,它是由体内的 DNA 错配修复系统(MMR)活性改变所导致的遗传不稳定性。MMR 系统在不同物种之间具有高度的保守性,负责体内 DNA 复制错误的修复。微卫星属于重复序列,DNA 聚合酶在不同的重复序列间移动时,容易产生错误,如果这些错误不修复就有可能导致基因功能的改变,从而引起肿瘤的发生或者影响药物的疗效。MMR 系统活性下降可以导致 DNA 错误不能被修复,导致 MSI。研究表明有 90% 的遗传性结肠癌患者(lynch syndrome)有 MSI,而散发性的结肠癌患者有 15%～20%也存在 MSI。大量研究表明,MSI 可以用于预测氟尿嘧啶的疗效。《美国国家综合癌症网络(NCCN)结肠癌临床实践指南(v. 3. 2015)》明确指出 Ⅱ 期结肠癌患者在接受氟尿嘧啶化疗前应该进行 MSI 检测。MSI 检测需要同时对肿瘤和正常组织(血液样本)进行片段长度分析,若肿瘤组织的片段长度发生变化,则定义为不稳定。发生 MSI 的序列很多,目前常用 5 个位点来判断是否有 MSI 的发生,它们是单核苷酸重复的 *BAT-25* 和 *BAT-26*,双核苷酸重复的 *D5S346*,

D2S123 和 *D17S250*，具体重复序列见表 6-1。其中两个及以上位点发生不稳定时，定义为微卫星高不稳定（MSI-H），只有一个位点发生不稳定时，则定义为低不稳定（MSI-L）。大量研究表明微卫星高不稳定的患者对于氟尿嘧啶的疗效较差。体外细胞实验证明发生 MSI 的细胞对氟尿嘧啶的耐药程度增加了 18 倍。临床试验也证明了这一结论，一项包括 570 名患者的研究表明，在微卫星稳定或者 MSI-L 的患者中，氟尿嘧啶化疗可以提高患者的总体生存时间，而 MSI-H 的患者不能从中获益。在另外一项包括 475 名Ⅱ、Ⅲ期结肠癌患者的研究中，也发现氟尿嘧啶可以显著延长微卫星稳定或者 MSI-L 患者的无疾病生存期，对于 MSI-H 患者则没有作用。

表 6-1　微卫星不稳定性分子标志物

标志物	染色体定位	重复序列
BAT-25	4q12	$(T)_{25}$
BAT-26	2p16.3-p21	$(A)_{26}$
D5S346	5q21/22	$(CA)_{26}$
D2S123	2p16	$(CA)_{28}$
D17S250	17q11.2-q12	$(CA)_{24}$

3. 氟尿嘧啶个体化治疗建议　用于指导氟尿嘧啶个体化治疗的遗传变异较多，主要从两个方面进行考虑，首先是药物敏感性方面，第一个需要考虑的是 *TYMS* rs34743033 和 rs2853542，它们的组合 2R/2R、2R/3RG、3RC/3RC 为低表达基因型，对氟尿嘧啶化疗效果较好，而 2R/3RG、3RC/3RG、3RG/3RG 则相对疗效较差；第二个需要考虑的是 *MTHFR* rs1801133 和 rs1801131，其中 rs1801133 C 和 rs1801131 A 基因型携带患者疗效较差，二者中 rs1801133 的指导意义更大；第三个需要考虑的是 MSI，MSS 或者 MSI-L 患者接受氟尿嘧啶化疗疗效较好，而 MSL-H 患者对于氟尿嘧啶的疗效较差。上述对氟尿嘧啶疗效较好的患者可以使用常规化疗方案进行治疗，而疗效较差的患者需要换用其他治疗方案或者增用其他药物。其次是药物不良反应方面，主要考虑的是 *DYPD* 的 *2A 基因多态，对于突变型纯合子患者毒副反应较为严重，需要直接换用其他药物，对于突变型杂合子患者，首次使用剂量应该至少先减半，然后视毒副反应的发生情况，酌情增加剂量。对于野生型纯合子的患者，可以使用常规剂量治疗（表 6-2）。

表 6-2　基于 DPYD 基因型的氟尿嘧啶类药物个体化用药方案

基因型	表型	对氟尿嘧啶毒副反应影响	剂量推荐	中国人常见基因型举例
野生型纯合子：携带两个功能性等位基因	DPD 活性正常	毒副反应低风险	使用常规剂量	*1/*1
杂合子：携带一个功能性和一个非功能性等位基因	DPD 活性下降，为正常值的 30%～70%	严重毒副反应风险增加	起始剂量降低 50%，后期密切关注毒副反应发生率，酌情增加剂量	*1/*2A
突变型纯合子：携带两个非功能性等位基因	DPD 活性完全缺失	有可能发生致命毒副反应	换用其他药物治疗	*2A/*2A

二、嘌呤类药物

嘌呤类药物是一类抗代谢药物，目前临床常用的有三种：硫唑嘌呤（aza-thioprine，AZA），巯嘌呤（thioguanine）和硫鸟嘌呤（thioguanine），它们主要用于治疗淋巴和血液系统肿瘤。巯嘌呤是腺嘌呤 6 位上的氨基被巯基取代后的产物，而硫唑嘌呤是巯嘌呤咪唑衍生物，硫鸟嘌呤是鸟嘌呤 6 位上的羟基被硫基取代后的产物。三种药物都可以在体内经过一系列的催化活动转变为硫鸟嘌呤核苷酸（thioguanine nucleotide，TGN），阻止肌苷酸转变为腺核苷酸和鸟核苷酸，干扰嘌呤代谢，通过竞争性抑制阻碍 RNA 和 DNA 合成，从而发挥抗肿瘤的作用，三种药物的体内代谢过程见图 6-4。因此，嘌呤类药物属于细胞周期特异性抗肿瘤药物，主要对 S 期肿瘤细胞的杀伤作用较为明显。

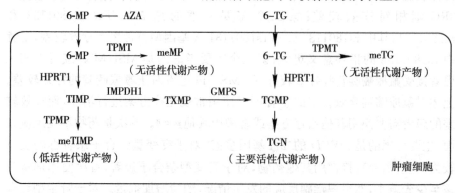

图 6-4　嘌呤类药物的体内代谢过程

1. 嘌呤类药物临床应用的主要问题　嘌呤类药物临床应用的主要问题是药物不良反应的发生，部分患者使用该类药物容易发生不良反应，即使在使用常规剂量的 $1/15\sim1/10$ 进行治疗时仍然发生严重的血液学毒副反应，有时甚至导致患者的死亡。由于嘌呤类药物常作为免疫抑制剂治疗非肿瘤患者，这些患者需要长期使用该类药物，部分患者容易产生慢性骨髓抑制，而急性骨髓抑制毒副反应发生率相对较少。若在用药前不加以毒副反应预测，慢性骨髓抑制往往可以导致患者生命受到威胁。嘌呤类药物在体内主要通过 TPMT 代谢而失活，研究表明毒副反应发生的个体差异与该酶的活性密切相关，通过检测 *TPMT* 基因型可以有效预测嘌呤类药物毒副反应的发生。

2. 嘌呤类药物临床药物基因组学研究　硫嘌呤甲基转移酶(TPMT)是人体内重要的 Ⅱ 相代谢酶之一，它主要在肝脏中分布，利用 *S*-腺苷甲硫氨酸(SAM)提供的甲基，催化芳香及杂环类巯基化合物的苯环 6-位硫原子发生甲基化，从而使一些外源性物质失去活性。如图 6-4 所示，巯嘌呤和硫鸟嘌呤在体内均是 TPMT 的底物，而 AZA 在体内转变为巯嘌呤后也经过 TPMT 代谢而失活。并且，巯嘌呤在体内的二次代谢产物 TIMP 也是 TPMT 的底物，经其代谢后失活。由此可见，TPMT 是整个嘌呤类药物代谢过程中决定 TGNs 浓度的限速酶，由于嘌呤类药物毒副反应发生的主要原因是体内过量 TGNs 的聚积，因此 TPMT 活性缺失或者下降患者使用常规剂量进行治疗时可能发生严重的骨髓抑制。有研究表明，*TPMT* 无功能突变型纯合子患者接受常规剂量巯嘌呤长期治疗时，几乎 100% 发生致命毒副反应。而杂合子患者有 30%～60% 不能耐受常规剂量的巯嘌呤或者 AZA。相对来说，TPMT 对硫鸟嘌呤的影响不如巯嘌呤明显，其原因是硫鸟嘌呤的二级代谢产物 TGMP 不是 TPMT 的底物，因此接受硫鸟嘌呤治疗的患者受 TPMT 的影响相对较少。但临床研究也证明，TPMT 活性与硫鸟嘌呤的毒副反应成负相关，因此服用该药患者也要检测 *TPMT* 的基因型。

TPMT 基因在人群中存在很大的遗传变异，有统计数据表明，白种人大约 300 个人中有 1 个人的酶活性下降或者缺失，总人群大约 11% 是中间代谢活性，该酶在不同种族人群中存在显著差异，亚洲人的突变比例比白种人要低。*TPMT* 的突变基因型用 * 号表示，其中*1 代表野生型，其余的为突变型，目前已经发现的突变基因型包括*2 到*26，这些基因型是单个碱基突变或者多个碱基突变组合而成。所有基因型中，*2、*3A、*3B 和*3C 四种构成了无活性 *TPMT* 等位基因的 90% 以上，而中国人群中较为常见的是*3A 和*3C。*2、*3B 和*3C 突变都是单个 SNP，分别对应于 rs1800462(G>C)，rs1800460(C>T)和 rs1142345(T>C)。而*3A 是一种组合突变，同时存在 rs1800460(C>

T)和 rs1142345(T＞C)两种 SNP。有体外研究表明,这四种突变都可以直接导致酶活性的缺失。因此,携带这些突变的患者在接受嘌呤类药物治疗时,容易发生严重的毒副反应。

3. 嘌呤类药物的个体化治疗建议 由于嘌呤类药物包括三种常用的不同药物,并且受 TPMT 代谢程度不一,*TPMT* 的基因型也较为复杂,因此在考虑个体化治疗时,应该结合酶活性和药物两种情况来制订治疗方案。对于野生型或者酶高活性的患者,三种药物都可以按照常规剂量给药,无需针对基因型进行调整,一般情况下使用 2 周可以达到稳定状态。对于突变杂合子或者是酶中间代谢型患者,巯嘌呤和 AZA 起始剂量应该降低到常规剂量的 30％～70％,而硫鸟嘌呤的起始剂量应该减少至常规剂量的 30％～50％,后期根据骨髓抑制的程度酌情增加剂量,通常经过调整后 2～4 周可以达到稳定状态。对于突变型纯合子或者酶活性完全缺失的患者,用药时需特别小心,首先建议直接更换其他治疗方案,若必须使用该药治疗时,应该首先将三种药物的起始治疗剂量降低到常规剂量的1/10。由于巯嘌呤对 TPMT 代谢最为敏感,因此该药需要同时将每天一次的给药方案改为每周三次。三种药物在使用时,都需要密切关注不良反应,并视实际情况随时调整剂量。此类患者经过剂量调整后一般需要 4～6 周才可以达到稳定状态。基于 *TPMT* 基因型的嘌呤类药物个体化用药方案总结于表 6-3。

表 6-3 基于 *TPMT* 基因型的嘌呤类药物个体化用药方案

基因型	表型	MP 剂量推荐	AZA 剂量推荐	TG 剂量推荐	中国人常见基因型举例
野生型纯合子:携带两个功能性等位基因	快代谢型	正常剂量	正常剂量	正常剂量	*1/*1
杂合子:携带一个功能性和一个非功能性等位基因	中间代谢型	起始剂量下调 30％～70％	起始剂量下调 30％～70％	起始剂量下调 30％～50％	*1/*3A、*1/*3C、*1/*4
突变型纯合子:携带两个非功能性等位基因	慢代谢型	起始剂量为正常剂量的10％,并且改每天用药为每周三次	起始剂量为正常剂量的10％,并且改每天用药为每周三次	起始剂量为正常剂量的10％,并且改每天用药为每周三次	*3A/*3A、*3C/*3A、*3C/*4、*3C/*2、*3A/*4

第四节　调节体内激素水平类药物

一、他莫昔芬

乳腺癌是目前女性中最常见的肿瘤,大约 60%～70% 的患者为激素受体阳性,内分泌治疗是这些患者的主要治疗方式之一。他莫昔芬是一种选择性雌激素受体调节剂,它是雌激素的类似物,可以与雌激素竞争性结合雌激素受体,从而阻止它的转录活性,抑制肿瘤细胞的生长。他莫昔芬目前是绝经前妇女雌激素受体阳性乳腺癌患者的标准治疗药物,同时也可以与芳香化酶抑制剂一起用于绝经后妇女的乳腺癌治疗。研究表明,乳腺癌患者使用他莫昔芬治疗 5 年,可以是疾病的复发率减少约 40%,死亡率下降约 1/3。若延长使用至 10 年,则效果更好,可以将肿瘤的复发率和死亡率分别更进一步下降 25% 和 29%。

1. 他莫昔芬临床应用的主要问题　他莫昔芬虽然临床疗效明确,但有部分患者会对其产生耐药,服用后仍然会有复发并影响患者的生存情况,该情况存在显著的个体差异。有研究表明,即使在 ER 和 PR 双阳性的患者中,服用他莫昔芬后 5 年的复发率仍然有 15.4%,而 10 年的复发率可以达到 24.8%。影响他莫昔芬疗效的因素较多,包括肿瘤微环境,ER 受体表达水平和功能等。但不同个人药物代谢酶活性的差异是其中重要的遗传因素,可以用来预测他莫昔芬的疗效。

2. 他莫昔芬临床药物基因组学研究　他莫昔芬是一种前体药,其本身对 ER 的结合能力比较弱,但代谢产物的活性比较强。他莫昔芬在体内可以被一些 CYP450 家族和 II 相代谢酶所代谢,生成多种不同的产物,其中 4-羟-N-去甲基他莫昔芬的活性最高,二者抗雌激素的活性都是他莫昔芬原药的 30～100 倍。这两种物质都是他莫昔芬在体内经过 CYP2D6 代谢后的产物,因此 CYP2D6 酶活性的高低可以决定他莫昔芬的药效,与患者的疗效密切相关。CYP2D6 是 CYP 家族最重要的成员之一,它可以代谢体内很多外源性化学物质,特别是临床药物的大约 25% 都在体内经过该酶代谢,因此它的活性与很多药物疗效相关。CYP2D6 基因存在显著的多态性和个体差异,目前已经发现了超过 100 种多态,这些多态都以 * 号开头进行编号,每一种多态都由一种或者几种突变组合而成,其中 *1 为野生型。CYP2D6 基因的多态较为复杂,大致可以三类:野生型(活性正常)、活性减弱和活性缺失型。根据以上三种类型对其进行评分,分别为 1.0,0.5 和 0 分。如果有基因拷贝数扩增,则相应的将上述分数乘以拷贝数。最后整个基因的总分数是所有等位基因评分之和。一般

119

情况下都是位于 0 到 3.0 之间,也有少数超过 3.0。然后,将上述基因型与表型进行对应,0 代表慢代谢型(PM),说明患者携带无功能突变,0.5 是中间代谢型(IM),说明患者携带一个无功能或者一个功能减弱突变,1.0～2.0 是快代谢型(EM),说明患者携带两个正常功能突变或者一个正常功能突变加上一个无功能或者功能减弱突变,大于 2.0 代表超快代谢型(UM),说明患者携带超过 2 个功能性突变的拷贝。CYP2D6 基因的种族差异非常明显,在中国人群中比较常见的变异是*10、*2、*4、*5、*6、*9、*14、*36、*41、*1xN 和*2xN 等。其所对应的活性见表 6-4。一项包括 256 名接受他莫昔芬治疗乳腺癌患者的研究表明,CYP2D6 *4 纯合子也就是慢代谢型患者跟野生型或者突变型杂合子的患者相比,无复发时间和无疾病生存期显著缩短。另外一项包括 206 名接受他莫昔芬治疗的乳腺癌患者研究同样也表明,携带*4、*5、*10、*41 等位基因的患者肿瘤复发率显著增加,患者的无复发时间显著缩短,而无事件生存率明显降低。这些研究都表明,CYP2D6 基因活性的下降可以显著影响服用他莫昔芬患者的疗效。

表 6-4　*CYP2D6* 基因中国人常见等位基因及其功能状态

等位基因	活性评分	功能状态
*1	1	功能正常
*2	1	功能正常
*4	0	无功能
*5	0	无功能
*6	0	无功能
*9	0.5	功能减少
*10	0.5	功能减少
*14	0	无功能
*36	0	无功能
*41	0.5	功能减少
*1×N	>2	功能正常
*2×N	>2	功能正常

3. 他莫昔芬的个体化治疗建议　目前尚未就不同基因型患者他莫昔芬的具体给药剂量达成一致,以下建议仅供参考。对于慢代谢型患者,也就是评分为 0 的患者,使用该药时不能预防患者的肿瘤复发和延长生存期,应该考虑更换为其他类型的药物,比如绝经后患者可以使用芳香化酶抑制剂。对于中间代谢型的患者,也就是评分为 0.5 的患者,在使用该药的同时应该避免同时使用 CYP2D6 酶抑制剂,并且适当增加剂量。对于快代谢者或者超快代谢者,也就是评分大于 2.0 的患者建议按照常规剂量给药,但是超快代谢者需要密切关注患者的药物不良反应,不良反应明显时,应该适当减少剂量。基于 *CYP2D6* 基因的他莫昔芬个体化用药方案总结于表 6-5。

表 6-5　基于 *CYP2D6* 基因型的他莫昔芬个体化用药方案

基因型	表型	活性评分	药物使用推荐	中国人常见基因型举例
携带两个及以上拷贝的功能性等位基因	超快代谢者	>2.0	常规剂量,不良反应明显时,适当减少使用剂量	*1/*1xN,*1/*2xN
携带至少一个功能性等位基因或者两个功能减少性等位基因	快代谢者	1.0~2.0	常规剂量	*1/*1、*1/*2、*2/*2、*1/*41、*1/*4、*2/*5、*1/*10
携带一个功能减少性等位基因和一个无功能等位基因	中等代谢者	0.5	适当增加剂量,同时避免合用 CYP2D6 酶抑制剂	*4/*10、*5/*41
不携带任何功能性等位基因	慢代谢者	0	换用其他药物	*4/*4、*4/*5、*5/*5、*4/*6

二、雌激素水平调节药物

雌激素是乳腺癌的主要诱发因素之一,部分乳腺癌呈现激素依赖性,因此,内分泌治疗是这类患者的重要治疗手段之一,其疗效已经得到了广泛认可。雌激素水平调节类药物根据人体内雌激素生成的生理机制,作用于不同环节降低雌激素水平或者阻止其发挥作用来治疗肿瘤。目前该种药物成员颇多,已经发展成一大类可以一线使用的抗乳腺癌药物。由于篇幅限制,本节只选取其中最主要的几种药物进行介绍,这些药物的具体作用机制和靶点见图

6-5。根据作用机制的不同,可以将雌激素水平调节药物分为雌激素受体调节剂和芳香化酶抑制剂。雌激素受体调节剂主要包括他莫昔芬和氟维司群。他莫昔芬的详细介绍见本章第四节,氟维司群是一种新型的雌激素受体调节剂,它可以与雌激素受体结合,发挥竞争性拮抗的作用。但是不同于他莫昔芬,该药没有 ER 激动作用,它可以降低肿瘤细胞的 ER 和 PR 水平。体外研究表明对于他莫昔芬耐药的肿瘤也有较好作用,因此适用于他莫昔芬治疗失败的患者。芳香化酶抑制剂主要适用于绝经后妇女,其作用机制为抑制肿瘤细胞内高表达的芳香化酶活性。芳香化酶是细胞色素 P450 酶系中的一种,它可以使雄烯二酮和睾酮脱去 19 位的甲基,并使 A 环芳构化,从而催化雌激素的生成,该酶是雌激素生成的限速酶。绝经后的妇女雌激素来源于肾上腺产生的雄激素,抑制该酶可以阻止雄激素转变为雌激素,从而发挥抗肿瘤的作用。该类药物目前主要分为两种,一种为非甾体类,通过可逆性竞争芳香化酶的活性位点来抑制该酶活性。目前已经发展到了第三代药物,临床常用的是来曲唑和阿那曲唑。另外一种为甾体类,该类药物结构上与芳香化酶天然底物雄烯二酮相似,通过不可逆地以共价键形式与该酶的活性位点结合而使其失活,抑制雌激素生成。目前也已经发展到了第三代,代表性药物是依西美坦。

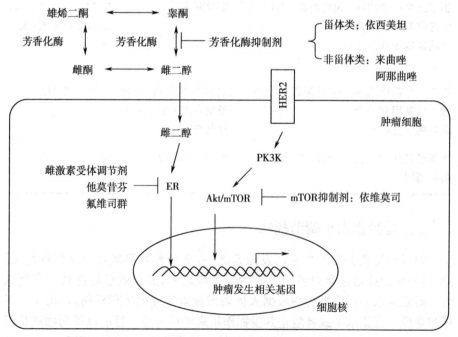

图 6-5　乳腺癌激素治疗类药物的作用靶点和机制

1. **雌激素水平调节药物临床应用的主要问题** 该类药物的作用机制是通过抑制雌激素来发挥抗肿瘤作用。因此,这些药物虽然疗效较好,但仅适用于激素依赖性的乳腺癌患者,对于激素非依赖性患者疗效不好。临床使用前,需要进行激素受体表达水平的检测,用于判断是否适用于该类药物。

2. **雌激素水平调节药物临床药物基因组学研究** 大量研究表明此类药物在激素受体阳性的患者中疗效较好。一项基于 21 457 名患者的大规模人群荟萃分析结果表明,雌激素受体阳性的患者使用他莫昔芬治疗 5 年后可以显著降低肿瘤的复发率,即使是 ER 弱阳性的患者,肿瘤复发率也显著下降。而乳腺癌的死亡率可以下降1/3。但是对于 ER 阴性的患者,使用他莫昔芬治疗后对于减少肿瘤复发和死亡几乎没有作用。对芳香酶抑制剂的研究也有类似的结果,在一项包括 324 名患者的多中心临床试验中,154 名患者给予 2.5mg 来曲唑口服 4 个月后,发现 ER 和 PR 双阴性的患者仅仅只有8%的患者治疗有效,而双阳性的患者疗效达到 64%。在另外一项多中心临床试验中,190 名乳腺癌患者每天服用甾体类芳香酶抑制剂依西美坦,对于 ER 和 PR 双阳性的患者药物有效率为 49%,而对于只有其中一个受体阳性的患者有效率则降为 44%。以上这些研究都表明雌激素受体阳性患者对该类药物比较敏感。

3. **雌激素水平调节药物个体化治疗建议** 综上所述,该类药物专门针对雌激素在乳腺癌中的作用而设计,主要用于治疗激素依赖性乳腺癌,因此用药前需要检测患者肿瘤组织的 ER 和 PR 受体表达情况,受体阳性患者可以使用该类药物,而受体阴性患者则需要根据临床实际情况考虑使用其他治疗手段。

三、依维莫司

依维莫司是西罗莫司的衍生物,是 mTOR 抑制剂。它可以与细胞内的受体蛋白 FKBP12 结合形成复合物。该复合物通过抑制 mTOR 来阻止下游的细胞周期调控,生长和增殖等相关细胞信号转导通路的激活,从而发挥抗肿瘤作用(图 6-5)。虽然内分泌治疗在激素依赖性乳腺癌治疗中发挥重要作用,但耐药导致的治疗失败一直是其面临的重要难题。雌激素受体和 mTOR 信号转导通路之间的相互作用是导致内分泌治疗失败的重要机制,虽然抑制了雌激素受体信号转导通路,但是 mTOR 信号转导通路仍然发挥作用,导致肿瘤细胞产生耐药。依维莫司是典型的 mTOR 抑制剂,可以通过抑制该通路活性发挥抗肿瘤作用,因此对芳香酶抑制剂治疗失败的患者仍然有用。若二者同时使用,可以起到协同作用,有效地克服内分泌治疗耐药现象。目前已是治疗晚期乳腺癌患者的重要药物之一。

1. 依维莫司临床应用的主要问题　根据依维莫司的作用机制,该药主要用于内分泌治疗失败患者或者与内分泌治疗药物联合使用,因此适用于激素受体阳性的患者。同时由于 HER2 表达水平也影响该药疗效,故美国 FDA 主要批准其用于激素受体阳性、HER2 表达阴性的晚期乳腺癌患者。

2. 依维莫司临床药物基因组学研究　研究表明依维莫司在激素受体阳性和 HER2 阴性的患者中疗效较好。一项包括 724 名绝经后乳腺癌患者的Ⅲ期临床试验研究了依维莫司和依西美坦合用的疗效(BOLERO-2),这些患者在接受过非甾体类芳香酶抑制剂治疗后仍然有复发和进展,结果表明单用依西美坦的患者无进展生存期只有 2.8 个月,而联合使用依维莫司后可以延长至 6.9 个月。除此之外,目前也有临床试验探讨依维莫司在 HER2 阳性患者中的疗效,由于 PI3K/AKT/mTOR 信号转导通路激活是曲妥珠单抗耐药的重要原因之一,因此作为 mTOR 抑制剂的依维莫司与曲妥珠单抗联用也有可能使 HER2 阳性乳腺癌患者受益。针对该目的,开展了两项临床试验 BOLERO-1 和 BOLERO-3。其中 BOLERO-1 的研究结果表明,使用依维莫司的患者无进展生存期为 14.95 个月,而使用安慰剂组患者为 14.49 个月,二者无明显区别。BOLERO-3 的结果则不同,使用依维莫司的患者无进展生存期为 7 个月,而安慰剂组患者为 5.78 个月,二者有显著区别。因此,对于是否 HER2 阳性患者是否应该使用依维莫司,目前尚无定论。

3. 依维莫司个体化治疗建议　综上所述,目前依维莫司主要应用于激素受体阳性、HER2 表达阴性的患者。因此,在使用该药之前需要对以上分子表达情况进行检测。

第五节　其他类药物

一、替莫唑胺

替莫唑胺是抗肿瘤药物米托唑胺的类似物,米托唑胺在临床前研究中证明有较强的抗肿瘤活性,但由于较大的毒副反应而没有通过Ⅱ期临床试验。二者的区别是替莫唑胺将米托唑胺的氯乙基替换为了甲基,该药于 1999 年通过美国 FDA 批准正式上市。替莫唑胺是一种烷化剂类抗肿瘤药物,含有咪唑四嗪环,它本身是一种前体药物,在体内的生理条件下可以经过非酶途径快速水解生成 5-(3-甲基三氮烯-1-基)咪唑-4-酰胺(MTIC),后者进一步水解为5-氨基-4-甲酰胺咪唑（AIC），从而发挥抗肿瘤作用。AIC经过进一步转化后可以引起鸟嘌呤第6位氧原子和第7位氮原子，腺嘌呤第3位氮原子的烷基化。其中第6位氧原子烷基化导致鸟嘌呤与胸腺嘧啶发生错配，进一步引起DNA双链断裂，最终引起肿瘤细胞的凋亡而发挥抗肿瘤作用。替莫唑胺是一种口服药物，它可以很容易地穿过血脑屏障，在脑脊液中达到一定浓度，并且它是一种细胞周期非特异性抗肿瘤药物，对于所有周期的肿瘤细胞都有杀灭作用，因此是一种治疗中枢神经系统肿瘤的理想药物。目前是脑胶质瘤的标准化疗药物。

1. 替莫唑胺临床应用的主要问题　目前替莫唑胺临床应用的主要问题是耐药，虽然该药是胶质瘤的理想化疗用药，可以将胶质瘤的2年生存率从10.4％提高到26.5％。但胶质瘤的预后仍然较差，中位数生存期只有12～15个月。有研究表明单用或者联合其他药物使用替莫唑胺对脑胶质瘤患者进行1～4个周期的化疗，患者的缓解率仅有23％～48％。大量患者对该药产生耐药，严重影响了替莫唑胺的临床疗效。

2. 替莫唑胺临床药物基因组学研究　O6-甲基鸟嘌呤-DNA-甲基转移酶（O6-methylguanine-DNA methyltransferase，MGMT）是一种DNA修复酶，它对于维持细胞内DNA稳定发挥了重要作用，编码该蛋白的基因位于染色体10q26。MGMT可以在不需要任何辅助因子和蛋白的条件下，将鸟嘌呤O6位上的烷基转移到自身活性部位的145位半胱氨酸残基上。从而对DNA进行修复，起到对抗替莫唑胺效果的作用。因此，细胞内MGMT的表达水平与替莫唑胺疗效密切相关，其表达水平增加可以导致替莫唑胺耐药。研究表明肿瘤组织MGMT表达水平存在显著个体差异，大约30％的肿瘤组织缺乏该酶的活性，这些患者对替莫唑胺的疗效较好。不同于其他基因，MGMT在体内的突变和缺失较为少见，其表达水平主要受表观遗传改变的影响。其启动子的甲基化程度降低可以是基因的表达水平上升，从而对药物产生耐药。使用体外细胞模型研究的结果表明，对替莫唑胺耐药的细胞株可以检测到MGMT的表达，而对其敏感的细胞株则检测不到。进一步分析这些细胞中MGMT启动子甲基化水平发现耐药细胞株的甲基化程度较低（0～40％），而敏感细胞株的甲基化程度较高。大量临床研究也证明了这一点，在一项206名胶质瘤患者的研究中证明MGMT启动子甲基化是患者预后的独立预测因素。在肿瘤组织MGMT启动子甲基化的患者中，接受替莫唑胺治疗可以使患者的中位数生存期从15.3个月提高到21.7个月。而在没有MGMT启动子甲基化的患者中，服用替莫唑胺不能显著提高患者的中位数生存期。在另外一项研究中发现，MGMT启动子低甲基化水平的患者替莫唑胺化疗敏感率是55％，而高甲基化水平的患者仅为7％。基于以上这些研究，

《美国国家综合癌症网络（NCCN）中枢神经系统癌症临床实践指南（v.1.2015）》明确指出，在接受替莫唑胺化疗前需要对 *MGMT* 的启动子甲基化水平进行检测。指南只推荐对 *MGMT* 发生甲基化的胶质瘤患者使用替莫唑胺单药化疗。

3. 替莫唑胺的个体化治疗建议　所有接受替莫唑胺单药化疗的胶质瘤患者都需要进行 *MGMT* 启动子甲基化的检测。对于 *MGMT* 启动子发生甲基化的患者可以常规使用替莫唑胺进行治疗，而未发生甲基化的患者需要更换其他治疗方案。若替莫唑胺仅仅只是作为其他治疗方式比如放疗等的辅助治疗，可以考虑不检测 *MGMT* 启动子甲基化水平。

二、维 A 酸和三氧化二砷

维 A 酸是维生素 A 的生理活性代谢产物，它有多种立体异构体，包括全反式维 A 酸（all-*trans* retinoic acid，ATRA），13-顺式维 A 酸（13-*cis*-retinoic acid，13-CRA）和 9-顺式维 A 酸（9-*cis*-retinoic acid，9-CRA）。其中 ATRA 有较好的抗肿瘤作用，目前主要用于治疗急性早幼粒细胞白血病（APL），本章中主要讨论的是 ATRA。三氧化二砷即三氧化二砷（arsenious acid，As_2O_3），是由我国科学家最先发现的同样用于治疗 APL 的药物。两种药物合用对于 APL 有较好的疗效，相当一部分患者可以得到治愈，由此它们被推荐为 APL 的一线化疗药物。二者的抗肿瘤作用均主要通过调节和降解在 APL 发病中起关键作用的 *PML-RARA* 融合基因。

1. 维 A 酸和三氧化二砷临床应用的主要问题　维 A 酸和三氧化二砷都通过靶向作用于 *PML-RARA* 融合基因发挥作用，因此两种药物主要应用于 APL 的治疗。目前也有研究开始将两种药物应用于其他类型白血病的治疗，但疗效不如 APL 明显。

2. 维 A 酸和三氧化二砷临床药物基因组学研究　APL 是 AML 的一种特殊类型，大约占总 AML 患者的 5%～10%。其显著的特点是存在染色体易位 t(15;17)(q24.1;q21.1)，从而导致 *PML-RARA* 融合基因的产生。*RARA* 基因位于 17 号染色体，编码核激素受体，该蛋白在没有配体结合的情况下与 RXR 受体形成异源二聚体，从而招募基因转录抑制复合物，抑制下游基因的转录。*PML* 基因定位于 15 号染色体，编码一种核蛋白，目前其功能尚不完全了解。在 APL 患者中，*PML-RARA* 融合基因是直接导致肿瘤发生的癌基因，该融合基因的形成可以抑制下游基因的转录和表达，从而阻止髓系细胞的分化，增加白血病祖细胞的自我更新，最终导致肿瘤的发生。在药理剂量下，*ATRA* 可以与融合基因的 *RARA* 部分结合，使之与转录抑制复合物解离，并且重新招募转录激活因子，从而最终诱导髓系细胞的分化，起到治疗肿瘤的作用。三氧化二砷则与融合基因的 *PML* 部分直接结合,降解该融合基因而发挥作用。三氧化二砷的作用机制呈现剂量依赖性,低剂量时诱导肿瘤细胞的分化,而在高剂量时可以直接导致肿瘤细胞的凋亡。因此,两种药物合用是非常有效的 APL 治疗方案。基于中国人的研究表明二者联合应用可以使疾病的完全缓解率达到 95.2%,并且可以使患者在平均 25.5 天的时间里就达到完全缓解,5 年的总体生存率可以高达 91.2%。该研究结果也得到了另外一项多中心临床试验的验证,在该项研究中患者通过口服三氧化二砷和维 A 酸进行治疗,结果表明 3 年生存率可以达到 99%。以上研究显示出了这两种药物通过作用于 *PML-RARA* 融合基因在 APL 中发挥的良好治疗作用。

3. 维 A 酸和三氧化二砷的个体化治疗建议　维 A 酸和三氧化二砷均直接作用于 *PML-RARA* 融合基因发挥诱导肿瘤细胞分化的作用,因此需要检测该融合基因的表达情况。存在该融合基因时才可以使用两种药物进行治疗,同时通过检测融合基因的表达水平可以用于监测药物的治疗效果。

三、来那度胺

来那度胺是通过对沙利度胺的结构进行改造而得到的药物,二者都是免疫调节类药物。但是来那度胺经过结构改造后,增加了药物疗效并降低了其毒副反应。目前该药主要用于治疗骨髓增生异常综合征(MDS)。但其具体作用机制目前尚不完全了解,主要通过以下几方面发挥作用:①增加抗原提呈细胞的抗原摄入能力,激活树突状细胞、NK 细胞和 T 细胞的功能;②具有抗血管生成的作用,从而阻止恶性增生细胞和骨髓基质细胞之间的相互作用;③诱导细胞周期阻滞;④直接抑制恶性细胞增殖。来那度胺目前是 MDS 的一线治疗药物。

1. 来那度胺临床应用的主要问题　该药目前临床应用的主要问题是耐药,来那度胺的临床疗效存在较大个体差异。临床研究表明该药在 5q 染色体缺失核型的 MDS 患者中疗效较好,其缓解率可以达到 75%～83%。体外研究也表明该药对于 5q 染色体缺失的细胞抑制效果较为明显。

2. 来那度胺临床药物基因组学研究　5q 染色体缺失是 MDS 最常见的核型异常,大约有 12% 的患者会发生该种异常。大量研究表明有该种染色体异常的 MDS 患者能够更多的从来那度胺治疗中获益。一项使用来那度胺治疗 RBC TD-MDS 的多中心 Ⅱ 期临床试验结果表明,不管是否伴有其他细胞遗传学异常,5q 染色体缺失患者使用该药治疗后,73% 的患者可以达到细胞遗传学缓解,而 45% 的患者可以达到完全缓解。另外一项 Ⅲ 期随机对照临床试验结果也表明,每天使用10mg剂量来那度胺治疗RBC TD-MDS患者,细胞遗传学缓解率可以达到57%,完全缓解率可以达到35%。二者均显著高于服用安慰剂组患者。鉴于以上研究结果,《美国国家综合癌症网络(NCCN)骨髓增生异常综合征临床实践指南(v.1.2016)》和FDA均明确指出来那度胺适用于5q染色体缺失核型的MDS患者。

3. 来那度胺的个体化治疗建议 所有接受来那度胺治疗的MDS患者都需要进行细胞核型检测,对于5q染色体缺失核型患者,不管是否伴有其他类型染色体异常,均推荐使用该药进行治疗。而对于无5q染色体缺失核型患者则需要结合临床实际情况,优先选择其他治疗方案。

四、拉布立酶

拉布立酶属于抗肿瘤辅助用药,由于经常与抗肿瘤化疗药物合用,因此也归于此章进行介绍。白血病和淋巴瘤患者常常并发高尿酸血症,因为骨髓增生性疾病和造血系统恶性肿瘤患者肿瘤细胞的增生非常明显,导致核酸分解代谢加快,增加其最终代谢产物尿酸的产生,若超过了机体的排泄能力则会在血液中积聚,从而产生高尿酸血症。特别是在患者进行积极化疗时,由于肿瘤细胞的大量溶解和死亡,更增加了尿酸的释放,容易产生急性高尿酸血症。当尿酸超过了肾脏的排泄能力时,可以在肾小管中结晶,从而引起急性肾衰竭。拉布立酶是一种重组的尿酸氧化酶,它可以催化尿酸氧化生成尿囊素和过氧化氢,尿囊素的水溶性为尿酸的5~10倍,从而加快体内尿酸的排泄。拉布立酶导致急性溶血性贫血和急性高铁血红蛋白血症的机制见图6-6。目前FDA已批准该药用于成人和儿童白血病、淋巴瘤、实体瘤化疗过程中产生的高尿酸血症,以及新生儿肾损伤导致的高尿酸血症。

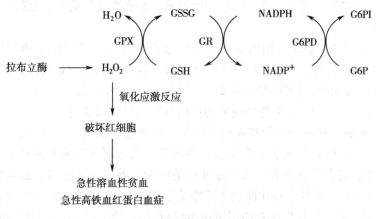

图6-6 拉布立酶毒副反应的发生机制

1. 拉布立酶临床应用的主要问题　当前拉布立酶临床应用的主要问题是药物不良反应。研究表明,部分使用拉布立酶治疗的患者容易发生急性溶血性贫血和急性高铁血红蛋白血症,后者的发生率甚至可以高达20%,远超其他药物,并且其发生存在较大个体差异。这两种药物不良反应可以导致患者的组织缺氧,而拉布立酶常用于肿瘤患者化疗过程中,此时患者可能已经有贫血或者肾衰竭症状,因此将极大地加重患者的病情。基于以上情况,美国FDA明确规定在使用拉布立酶治疗前需要对葡糖-6-磷酸酶(G-6-PD)活性进行检测,用于预测药物不良反应的发生。

2. 拉布立酶临床药物基因组学研究　G-6-PD可以催化葡糖-6-磷酸转化为6-磷酸葡萄糖酸内酯,在此过程中NAPD$^+$为电子受体,生成NADPH,该步骤是磷酸戊糖途径的第一步。G-6-PD在体内广泛表达,但对于红细胞特别重要,因为它和6-磷酸葡萄糖脱氢酶是红细胞NADPH的唯一来源,而NADPH可以保护红细胞不受氧化应激的破坏。多种物质可以导致氧化应激的产生,比如拉布立酶治疗过程中产生的过氧化氢。G-6-PD活性缺乏的红细胞产生NADPH的能力大幅下降,从而对使用拉布立酶导致的氧化应激更为敏感。在临床上可以导致患者产生溶血性贫血和高铁血红蛋白血症。*G-6-PD* 基因存在显著的多态性,目前已经报道了180多种突变,大部分都是导致氨基酸改变的错义突变,也有一小部分是插入缺失突变,大部分突变都会导致G-6-PD酶活性降低。按照G-6-PD酶活性的高低,WHO将其分为五级,其中Ⅰ级酶活性低于正常红细胞的10%,此类基因携带者往往在没有任何诱发因素的情况下发生慢性非球形红细胞溶血性贫血(CNSHA)。Ⅱ级酶活性也低于正常红细胞的10%,但是他们不伴发CNSHA,Ⅲ级酶活性介于正常值的10%～60%之间。Ⅱ级和Ⅲ级突变携带者通常情况下没有症状,但如果有诱发因素存在,比如使用拉布立酶进行治疗,他们发生急性溶血性贫血的风险显著增加。这两种类型占所有G-6-PD酶活性降低患者的绝大部分。Ⅳ级突变携带者酶活性正常,而Ⅴ级突变型酶活性比正常值要高。所有类型中,Ⅰ级和Ⅴ级突变携带者非常罕见,绝大部分为Ⅱ～Ⅳ级。由于*G-6-PD* 定位于X染色体,因此男性只携带一种等位基因,而女性可以携带两种,根据以上WHO的分级标准和性别可以将*G-6-PD* 的临床表型分为以下几种类型:①活性正常型:携带一个Ⅳ级等位基因的男性或者两个Ⅳ级等位基因的女性;②活性缺失型:携带一个Ⅱ或者Ⅲ级等位基因的男性,两个Ⅱ或者Ⅲ级等位基因的女性;③活性缺失并伴发CNSHA型:携带一个Ⅰ级等位基因的男性或者两个Ⅰ级等位基因的女性;④活性不定型:携带一个Ⅳ级等位基因和一个Ⅰ～Ⅲ级等位基因的女性,因为她们有一个等位基因正常,因此酶活性不能通过基因型来进行判断,需要进行临床检测。由于拉布立酶在使用过程中可以产生过氧化氢,引起氧化应激从而导致急性溶血性贫血,因此,对于 G-6-PD 活性缺失型患者严禁使用该药(表 6-6)。

表 6-6 基于 G-6-PD WHO 分型的拉布立酶个体化用药方案

| 基因型 | WHO 分级 | | 表型 | 对酶活性的影响 | 药物使用推荐 |
	男性	女性			
携带一个功能正常等位基因的男性或者携带两个功能正常等位基因的女性	Ⅳ	Ⅳ/Ⅳ	活性正常型	正常酶活性的 60% 以上	正常使用
携带一个功能缺失等位基因的男性或携带两个功能缺失等位基因的女性	Ⅱ,Ⅲ	Ⅱ/Ⅱ,Ⅱ/Ⅲ, Ⅲ/Ⅲ	活性缺失型	正常酶活性的 10%～60%	禁止使用,换用其他药物
携带一个Ⅰ级等位基因的男性,或者两个Ⅰ级等位基因的女性	Ⅰ	Ⅰ/Ⅰ	活性缺失伴发 CNSHA 型	正常酶活性的 10% 以下	禁止使用,换用其他药物
携带一个功能正常的等位基因和一个功能缺失的等位基因的女性	—	Ⅳ/Ⅰ,Ⅳ/Ⅱ, Ⅳ/Ⅲ	活性不定型	酶活性正常或者缺失,需要进一步检测确定	进行酶活性检测后确定是否使用,活性正常可以使用,活性缺失需要换用其他药物

3. 拉布立酶的个体化治疗建议 根据以上基因型和表型可以对拉布立酶的使用进行个体化用药指导,活性正常型患者发生 AHA 的风险较低,可以正常使用拉布立酶,活性缺失患者不管是否伴发 CNSHA,都有发生严重 AHA 的风险,严禁使用拉布立酶,可以考虑使用别嘌醇。活性不定型患者需要进一步做酶活性检测,若发现有缺失同样严禁使用拉布立酶,若正常则可以使用。拉布立酶的个体化用药基因检测流程和用药方案见图 6-7 和表 6-6。

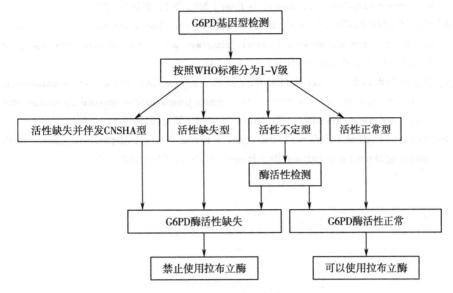

图 6-7　拉布立酶的基因检测流程

参考文献

[1] Yin JY, Huang Q, Zhao YC, et al. Meta-analysis on pharmacogenetics of platinum-based chemotherapy in non small cell lung cancer（NSCLC）patients. PLoS One, 2012, 7 (6): e38150.

[2] Caudle KE, Thorn CF, Klein TE, et al. Clinical Pharmacogenetics Implementation Consortium guidelines for dihydropyrimidine dehydrogenase genotype and fluoropyrimidine dosing, Clinical pharmacology and therapeutics. Clin Pharmacol Ther, 2013, 94 (6): 640-645.

[3] Lee AM, Shi Q, Pavey E, et al. DPYD variants as predictors of 5-fluorouracil toxicity in adjuvant colon cancer treatment（NCCTG N0147）. J Natl Cancer Inst, 2014, 106 (12). Pii: dju298.

[4] Pino MS, Chung DC. Microsatellite instability in the management of colorectal cancer. Expert Rev Gastroenterol Hepatol, 2011, 5 (3): 385-399.

[5] Ribic CM, Sargent DJ, Moore MJ, et al. Tumor microsatellite-instability status as a predictor of benefit from fluorouracil-based adjuvant chemotherapy for colon cancer. N Engl J Med. 2003, 349 (3): 247-257.

[6] Early Breast Cancer Trialists' Collaborative G, Davies C, Godwin J, et al. Relevance of breast cancer hormone receptors and other factors to the efficacy of adjuvant tamoxifen: patient-level meta-analysis of randomised trials. Lancet, 2011, 378 (9793): 771-784.

[7] Baselga J, Campone M, Piccart M, et al. Everolimus in postmenopausal hormone-recep-

tor-positive advanced breast cancer. N Engl J Med,2012,366(6):520-529.

[8] Shen ZX,Shi ZZ,Fang J,et al. All-trans retinoic acid/As2O3 combination yields a high quality remission and survival in newly diagnosed acute promyelocytic leukemia. Proc Natl Acad Sci U S A,2004,101(15):5328-5335.

[9] Zhu HH,Wu DP,Jin J,et al. Oral tetra-arsenic tetra-sulfide formula versus intravenous arsenic trioxide as first-line treatment of acute promyelocytic leukemia:a multicenter randomized controlled trial. J Clin Oncol,2013,31(33):4215-4221.

[10] Luzzatto L,Seneca E. G-6-PD deficiency:a classic example of pharmacogenetics with on-going clinical implications. Br J Haematol,2014,164(4):469-480.

第七章

药物基因组学与心血管疾病药物个体化治疗用药决策

第一节 概 述

心血管系统疾病是人类常见疾病之一,据世界卫生组织统计及预测,全球每年死于心血管病的人数将由 2008 年的 1730 万人上升至 2030 年的 2360 万人。心血管疾病患者大多病情复杂、用药复杂,药物疗效受到多种因素的影响。由于遗传变异,不同心血管药物在代谢和疗效存在显著的个体差异,药物基因组学的研究结果不仅可以指导心血管药物的选择和剂量调整,同时也为临床达到理想治疗效果、减少毒副作用提供参考。本章针对目前研究结果较为确切的降压药物、抗心率失常药物和抗心绞痛药物的药物基因组学研究进行阐述,并为这些药物提供个体化治疗方案。

第二节 降压药物的药物基因组学及个体化治疗

降压药又称抗高血压药。是一类能控制血压、用于治疗高血压的药物。降压药主要通过影响交感神经系统、肾素-血管紧张素-醛固酮系统和内皮素系统等对血压的生理调节起重要作用的系统而发挥降压效应。目前临床上使用的一线降压药物主要有五大类,即 β 肾上腺素受体拮抗剂、钙离子通道阻滞剂、血管紧张素转换酶抑制剂、血管紧张素 II 受体拮抗剂和利尿剂。我们将分别对这五类药物的最主要的药物基因组学研究以及个体化用药方案进行详细的阐述。

一、β 肾上腺素受体拮抗剂

β 肾上腺素受体拮抗剂(简称为 β 受体拮抗剂)是能选择性地与 β 肾上腺素受体结合,从而拮抗神经递质和儿茶酚胺对 β 肾上腺素受体激动作用的一类药物。β 肾上腺素受体包括了 β_1,β_2 和 β_3 三种亚型,其中 β_1 肾上腺素受体主要分布于心肌。β_1 受体拮抗剂主要是通过抑制心肌 β_1 受体,减慢心率,减弱心肌收缩力降低血压,同时减少心肌耗氧量,防止儿茶酚胺对心脏的损害,改善左室和血管的重构及功能。临床上常用的 β_1 受体拮抗剂有普萘洛尔(心得安)、美托洛尔(倍他乐克)、阿替洛尔(氨酰心安)、比索洛尔(康忻)等,适用于治疗各型高血压及心绞痛;此外,β 受体拮抗剂对心律失常、特别是室上性心律失常也有效。

1. β受体拮抗剂临床应用的主要问题 研究表明,β受体拮抗剂的药代动力学和药效学都存在巨大的个体差异。例如,口服美托洛尔,不同个体的血药浓度最大差异可达 20 倍,使得临床给药剂量很难把握。

2. β受体拮抗剂的药物基因组学研究 影响 β_1 受体拮抗剂的遗传因素主要是药物代谢酶(CYP2D6)及其作用靶点(β1 受体)的功能性基因多态位点。

常用的 β_1 受体拮抗剂中,普萘洛尔和美托洛尔的脂溶性较高,两者主要通过 CYP2D6 代谢,而阿替洛尔和比索洛尔,因其水溶性较高,主要以原形经由肾脏排泄。因此,*CYP2D6* 的基因多态性对美托洛尔、普萘洛尔的体内代谢影响较大,而对阿替洛尔和比索洛尔代谢的影响则较小。CYP2D6 酶活性的高低是决定普萘洛尔和美托洛尔的药效的关键因素之一,与受体拮抗剂的临床疗效密切相关。CYP2D6 是 CYP 家族最重要的成员之一,虽然它在肝脏中的含量仅占 2%,但参与众多内源性物质和不同药物的消除过程,大约 25% 的临床药物在体内经过该酶代谢,其中包括抗高血压药、抗心律失常药、抗抑郁药等,因此它的活性与上述药物的疗效相关。CYP2D6 的编码基因位于 22 号染色体长臂 13 区 1 带(22q13.1),存在显著的多态性,目前已经发现了超过 90 多个变异位点。这些多态性大致可以分为三种类型:酶活性正常的功能型等位基因(*1、*2、*33、*35 等),其中*1 称为野生型;酶活性减弱的功能下调型等位基因(*9、*10、*17、*29、*41、*59 等);酶活性缺失的非功能型等位基因(*3、*4、*6、*8、*11、*18、*21、*36、*38 等)。这些突变使得 *CYP2D6* 基因产生四种不同的代谢表型:超快代谢型(UM)、快代谢型(EM)、中等代谢型(IM)和慢代谢型(PM)。超快代谢型(UM)为至少携带 2 拷贝以上的功能等位基因,如 *CYP2D6* *1/*1×N、*CYP2D6* *1/*2×N;快代谢型(EM)为至少携带一个功能等位基因或两个活性降低的功能等位基因,如*1/*1、*1/*2,等;中等代谢型(IM)为携带一个活性降低的功能等位基因和一个无活性的等位基因,如*4/*10、*5/*41 等;慢代谢型(PM)为携带两个无活性的等位基因,如*4/*4、*4/*5 等。*CYP2D6* 基因突变具有显著的种族差异,在中国人群中比较常见的变异是*10、*2、*4、*5、*6、*9、*14、*36、*41、*1xN 和 *2xN 等。

在中国人群中对美托洛尔药代动力学的研究证明,*CYP2D6* *10 基因型携带者美托洛尔血药浓度要明显高于 CYP2D6 *1 野生型患者,且 CYP2D6 *10 突变纯合子比 CYP2D6 *10 杂合子对美托洛尔药代动力学的影响更大,呈现基因剂量效应。研究证实了 CYP2D6 *10 突变使得美托洛尔的体内代谢减慢;因此,中国人群中大部分的 CYP2D6 *10 携带者使用小剂量的美托洛尔,即可达到与野生型患者相同的药物浓度。一项针对 91 名高加索高血压患者的研究发现,测定的 13 种 CYP2D6 基因突变能够显著影响美托洛尔的血浆代谢率及其血浆药物浓度。一项荟萃分析显示,CYP2D6 PMs 表型患者美托洛尔的 C_{max}、AUC、清除半衰期分别是 EMs 患者的 2.3 倍、4.9 倍、2.3 倍,是 UMs 表型患者的 5.3 倍、13 倍和 2.6 倍。在一项大规模的临床试验中,对 1533 名接受 β 受体拮抗剂治疗的患者进行 CYP2D6 基因分型分析,结果发现 CYP2D6 PMs 患者服用美托洛尔后,血压比 EMs 患者低 4.8mmHg;此外,CYP2D6 *4 携带者的心率要显著低于 CYP2D6 *1/*1 携带者,但发生心动过缓的危险几率也是 CYP2D6 *1/* 携带者的 3.8 倍。这些实验结果均说明了 CYP2D6 基因突变是引起 β 受体拮抗剂降压效应及不良反应个体差异的重要原因。

除了 CYP2D6 的基因多态,β1 肾上腺受体的遗传变异是影响 β 受体拮抗剂临床疗效的另一重要因素。编码 β1 受体的基因 ADRB1 定位在 10 号染色体长臂 245 区 3 带(10q245.3)。目前对 β1 受体的基因变异主要集中在 A145G 和 G1165C 两个位点上。A145G 导致第 49 位氨基酸由丝氨酸变为甘氨酸(Ser49Gly),G1165C 使得第 389 位氨基酸由甘氨酸变为精氨酸(Gly389Arg)。我国人群 145G 和 1165C 等位基因频率分别为 16.2% 和 76.4%,和白人种相近。

体外研究表明,Ser49Gly 突变使得受体对激动剂导致的受体下调明显减弱;而 Gly389Arg 多态位于受体可明显改变 G 蛋白与受体的偶联,进而影响受体后信息传递。研究已经发现,Gly389Arg 多态性与 β 受体拮抗药的反应性相关,Arg389Arg 突变纯合子 Arg389Arg 突变型纯合子 β 受体的敏感性显著增强,表现为给予相同剂量美托洛尔治疗后,Arg389Arg 突变型纯合子血压下降幅度最大,而 Gly389Gly 基因型患者下降幅度最小;并且 Arg389Arg 突变型纯合子静息和运动心率的降低效果也最明显。Gly389Arg 突变对阿替洛尔的疗效也可产生影响,阿替洛尔治疗前后的血流动力学显示,两组间基础状态下心率、血压无差异,但是阿替洛尔使得 Arg389Arg 纯合子较 Gly389Gly 纯合子静息收缩压和平均动脉压减低的更明显。相对于 Gly389Arg、Ser49Gly 多态性对美托洛尔疗的影响尚不明确。

3. β₁ 受体拮抗剂的个体化用药方案　β₁ 受体拮抗剂临床给药剂量很难把握,根据药物基因组学的研究结果,目前推荐患者用药前检测 ARDB1 和 CYP2D6 的基因突变,选择合适的药物以及调整药物剂量,以达到最佳的治疗

效果。首先检测 *ADRB1* Gly389Arg 位突变情况，Gly389Gly 基因型患者对
β1 受体拮抗剂不敏感，不建议使用该类药物；此外，还应确定患者 *CYP2D6* 基
因的代谢表型，*CYP2D6* IMs 和 PMs 表型的患者应减少美托洛尔/普萘洛尔
剂量或是改用比索洛尔/卡维地洛；*CYP2D6* EMs 表型患者可使用临床常规剂
量；而 *CYP2D6* UMs 表型患者需加大用药剂量以防止治疗失败。β₁ 受体拮抗
个体化用药方案总结于表 7-1。

　　此外，还需值得注意的是，β₁ 受体拮抗剂需避免与 CYP2D6 酶强效抑制剂合
用，如抗抑郁药（氟西汀、帕罗西汀、安非他酮）、抗精神病药（硫利达嗪）、抗心律
失常药（奎尼丁、普罗帕酮）、抗病毒药（利托那韦）、抗组胺药（苯海拉明）、抗真菌
药（特比奈芬）以及制酸剂（西咪替丁）等，以免增加血药浓度而导致中毒。

表 7-1　β₁ 受体拮抗剂的个体化用药方案

基因	基因型（或表型）	临床意义及用药建议
ADRB1	Gly389Gly	患者对 β₁ 受体拮抗剂不敏感，不建议使用
	Gly389Arg	建议使用临床常规剂量的 β₁ 受体拮抗剂
	Arg389Arg	对 β₁ 受体拮抗剂敏感性高，降压效果显著，但发生低血压不良反应几率大，可考虑适量减少用药剂量
CYP2D6	超快代谢型（UMs）	酶活性非常高，对药物代谢快，血药浓度低；若选择美托洛尔，最大可增加至 250% 常规剂量；或避免使用美托洛尔，改用其他 β₁ 受体拮抗剂如比索洛尔/卡维地洛
	快代谢型（EMs）	酶活性正常；可使用常规剂量 β₁ 受体拮抗剂；
	中间代谢型（IMs）	酶活性降低，对药物的代谢减慢，血药浓度较高推荐使用 50% 常规剂量的美托洛尔；或避免使用美托洛尔，改用其他 β₁ 受体拮抗剂如比索洛尔或卡维地洛
	慢代谢型（PMs）	酶活性基本丧失，血药浓度明显增高，不良反应发生率高；若选择美托洛尔，推荐使用 25% 常规剂量；避免使用美托洛尔，改用其他 β₁ 受体拮抗剂如比索洛尔或卡维地洛

二、钙离子通道阻滞剂

　　二氢吡啶类钙离子通道阻滞剂是普遍使用的治疗高血压的一线药物。该

类钙离子通道阻滞剂主要通过与细胞膜电压依赖 L 型钙离子通道的 α1 亚基结合,阻滞细胞外钙离子的内流,减弱血管平滑肌的兴奋-收缩偶联,降低阻力血管的收缩反应,进而降低血压。临床常用药物有硝苯地平、氨氯地平、非洛地平等。

1. 钙离子通道阻滞剂临床应用面临的主要问题　单一使用钙离子通道阻断剂时,其降压有效率仅在 50% 左右,既往已有大量研究显示,遗传背景的差异是造成药物疗效差异的主要因素之一。

2. 钙离子通道阻滞剂临床药物基因组学研究　二氢吡啶类钙离子通道阻滞剂的药物基因组学研究主要集中在药物代谢酶 CYP3A4、CYP3A5、药物转运体 MDR1 及 L 型钙通道 α1 亚基 C 亚型(*CACNA1C* 编码)的基因多态性对药物浓度和临床疗效的影响。体内外实验证实,二氢吡啶类钙离子通道阻滞剂主要由 CYP3A4 和 CYP3A5 代谢,再由药物转运体 MDR1 排出胞外。

编码 CYP3A5 的基因位于 7 号染色体长臂 21 区 1 带(7q21.1)。*CYP3A5 *3* 基因型是 3 号内含子 A6986G 的突变,该突变能引起 *CYP3A5* mRNA 发生可变性剪切,产生一个终止密码子使得翻译提前终止,导致 CYP3A5 酶活性的降低或缺失。文献报道,韩国健康受试者 *CYP3A5 *3/*3* 基因型携带者氨氯地平血药浓度低于 *CYP3A5 *1/*3* 和 *CYP3A5 *1/*1* 基因型携带者。而中国肾移植后高血压人群使用氨氯地平治疗,*CYP3A5 *3/*3* 基因型患者舒张压下降值显著大于 *CYP3A5 *1/*1* 基因型携带者。但是,一项在美国非裔高血压患者中的研究未发现 *CYP3A5 *3* 突变与氨氯地平疗效的相关性。*CYP3A5 *3* 基因多态性还可影响尼莫地平的口服清除率和反应性,*CYP3A5 *3/*3* 基因型携带者能显著增加尼莫地平的体内血药浓度。

编码 CYP3A4 的基因也位于 7 号染色体长臂 21 区 1 带(7q21.1)。*CYP3A4* 基因已确定的大多数突变不会改变酶的活性。*CYP3A4 *1G* 位于 *CYP3A4* 基因 10 内含子,突变率达 18%～19%,是目前发现突变率最高的位点。实验研究表明,*CYP3A4 *1G/*1G* 基因型携带者接受氨氯地平治疗后舒张压下降幅度显著低于 *CYP3A4 *1G/*1* 和 *CYP3A4 *1/*1* 基因型携带者,这可能与 *CYP3A4 *1G* 基因突变而使酶活性增强,加快氨氯地平清除有关。还有研究显示,*CYP3A4 *17* 基因型携带者服用硝苯地平后,其 V_{max} 和最大清除率 CL_{max} 均明显低于 *CYP3A4 *1/*1* 基因型携带者,并且 *CYP3A4 *17* 基因型携带者均同时为 *CYP3A5 *3* 突变携带者。

多药耐药蛋白 MDR1 由 *ABCB1* 基因编码,位于 7 号染色体长臂 21 区 12 带(7q21.12),是三磷酸腺苷结合盒蛋白家族成员之一。虽然有研究报道,*ABCB1* 常见的两种突变,2677T/G/A 和 3435C/T 突变,对氨氯地平血药浓度有一定的影响,但仍缺少大样本的系统研究结果。

细胞膜电压依赖 L 型钙离子通道是由 α1、β、α2、δ 和 γ 等 5 个亚基构成的复合体。α1 亚基是其主要元件,具有 4 种亚型:α1S(Cavl.1)、α1C(Cavl.2)、α1D(Cavl.3)和 α1F(Cavl.4),其中 α1C 是心血管系统最常见的 α1 亚基亚型。已有研究提示,L 型钙离子通道 α1 亚基的 α1C 亚型是二氢吡啶类钙离子通道阻滞剂调节心血管功能和降低血压的主要作用靶点。其编码基因(calcium voltage-gated channel subunit alpha1 C,*CACNA1C*)的基因多态性与二氢吡啶类钙离子通道阻滞剂降压疗效存在一定关系。研究表明,在 *CACNA1C* 基因 62 种多态性中,有 7 个位点 rs1051375、rs2238032、rs7311382、rs2239050、rs2239127、rs2239128 和 527974G＞A 与高血压及钙离子通道阻滞剂降压疗效有关。观察 120 名高加索高血压患者使用不同钙离子通道阻滞剂的降压效果时发现,rs2239128C 等位基因携带者优于 rs2239128T、rs2239050G 等位基因携带者优于 rs2239050C、rs2238032T、rs2238032G 等位基因携带者,其中相关性最为显著的位点是 rs2238032T/G。另一项在高血压患者中进行的实验研究也表明,rs2238032G 等位基因携带者对钙离子通道阻滞剂大多不敏感。在用药 4 周后,rs2238032 GG 突变型纯合子血压达标率仅为 20%,而 TT 野生型纯合子和 GT 突变型杂合子血压达标率是 55%。

3. 钙离子通道阻滞剂个体化用药方案　总体来说,代谢酶 CYP3A 和药物转运体 MDR1 的基因多态性和二氢吡啶类钙离子通道阻滞剂血药浓度和疗效相关性的研究还不全面,研究结果也时有矛盾。*CACNA1C* 的基因突变可影响钙离子通道阻滞剂的降压疗效。此外,在本节噻嗪类利尿剂部分还将介绍心房钠尿肽前 A 编码的基因 *NPPA* 2238C/T 突变对氨氯地平长期疗效的影响。使用氨氯地平钙离子通道阻滞剂个体化用药方案总结于表 7-2。

表 7-2　二氢吡啶类钙离子通道阻滞剂个体化用药方案

基因	基因型	临床意义及用药建议
CACNA1C	rs2238032 GG	GG 基因型患者对氨氯地平反应性不高,可考虑使用其他种类降压药物
	rs2238032 GT	GT 基因型患者氨氯地平治疗效果佳,可优先考虑使用常规剂量治疗
	rs2238032 TT	TT 基因型患者氨氯地平治疗效果佳,可优先考虑使用常规剂量治疗

注:*NPPA* 2238TT 基因型患者也推荐选择常规剂量氨氯地平治疗,参见噻嗪类利尿剂的药物基因组学研究。

三、血管紧张素转换酶抑制剂

肾素-血管紧张素-醛固酮系统（renin-angiotensin-aldosteronesystem，RAAS)是人体体液调节的重要系统。肾素是由肾近球细胞合成和分泌的一种酸性蛋白酶，经肾静脉进入血液循环，以启动 RAS 的链式反应。当各种原因引起的肾血流灌注减少，或是血浆中 Na^+ 浓度降低时，肾素的分泌就会增加。肾素可将血管紧张素原（angiotensinogen)水解生成一个十肽的血管紧张素Ⅰ（angiotensin Ⅰ，Ang Ⅰ)；血管紧张素Ⅰ在血管紧张素转换酶（angiotensin converting enzyme，ACE)的作用下将其水解，产生一个八肽的血管紧张素Ⅱ（angiotensin Ⅱ，Ang Ⅱ)。血管紧张素Ⅱ是强烈的血管收缩剂，并且还是肾上腺皮质类醛固酮释放的激活剂。血管紧张素转换酶抑制剂（angiotensin converting enzyme inhibitors，ACEI)通过抑制血管紧张素Ⅱ的生物合成，扩张血管进而发挥降压的作用。此外，ACEI 类药物还可减少神经末梢去甲肾上腺素的释放；增加缓激肽和扩血管性前列腺素的形成；以及增加肾血流量增加等作用。研究已表明，ACEI 类药物具有多器官保护作用，例如，对肾脏的保护，特别适合于危重患者的降压治疗。临床上常用的药物包括了卡托普利、依那普利、培哚普利和福辛普利等。

1. ACEI 类药物临床使用面临的主要问题　虽然 ACEI 类药物降压疗效明显，但研究表明，单药治疗时仍有约30％～40％左右的患者无应答或是降压效果不显著。此外，ACEI 类药物最常见的不良反应是干咳，其发生率可高达30％，导致部分患者对 ACEI 类药物无法耐受，使得该类药的临床应用受到一定影响；ACEI 类最严重而罕见的副作用是血管神经性水肿，目前认为这两种副作用的发生均与缓激肽的活化有关。

2. ACEI 类药物的药物基因组学研究　该类研究主要集中在血管紧张素转换酶（ACE)基因多态性对药物疗效的影响。已有大量研究证实，ACE 作为药物作用靶点，其基因多态性确实可影响 ACEI 药物的临床降压疗效。编码 ACE 的基因位于 17 号染色体 23 区。在众多的多态位点中，*ACE* 的 I(插入)/D(缺失)多态性相关研究占一半以上，这一基因多态位点与药物疗效也是最为确切的。*ACE* 基因第 16 号内含子由于存在或缺失一个 287bp 的 DNA 片段而呈现插入（Insertion，I)/缺失（Deletion，D)多态性，可形成纯合型(D/D 型)、插入纯合型(I/I 型)和杂合型(I/D 型)三种基因型。研究显示，*ACE* 基因这一多态性的分布存在着种族差异，*ACE* 的 I 和 D 等位基因在亚洲人群的频率分布为 67％和 33％；白种人中的频率为分布为 48.2％和 51.8％；黑种人中的频率为分布为 72.3％和 27.7％。这一基因变异能显著影响体内 ACE 的水平：D/D 型最高，I/D 型次之,而 I/I 型最低;我国汉族人口中,携带 D 等位基因的个体容易罹患原发性高血压。研究表明,*ACE* D/D 基因型高血压患者使用贝那普利治疗时,其收缩压和舒张压的降低均较 I/I 型明显,在依那普利和福辛普利的研究中亦有类似结论。此外,研究发现,D/D 型高血压患者服用福辛普利的降压效果,较 I/I 型和 I/D 型更明显。一项对 11 个随机对照试验进行的荟萃分析研究表明,中国汉族人群 *ACE* I/D 基因多态性确实与 ACEI 类药物的降压效果相关,总的效应均表现为携带 D 等位基因型的患者对 ACEI 类降压药物的反应更为明显。

3. ACEI 类药物的个体化用药方案 *ACE* I/I 型纯合子基因携带患者对依那普利、咪达普利的敏感性高于贝那普利和福辛普利,建议优先使用依那普利和咪达普利;I/D 型杂合子基因携带患者对各种 ACE 抑制剂的敏感性相差不大,根据临床具体情况加以选择;D/D 纯合子基因携带患者对贝那普利和福辛普利的敏感性高于依那普利、咪达普利,建议优先使用贝那普利和福辛普利。ACEI 类药物个体化用药方案总结于表 7-3。

表 7-3 ACEI 类药物个体化用药方案

基因	基因型	临床意义及用药建议
ACE	I/I	优先使用依那普利和咪达普利
	I/D	对各种 ACEI 类药物的敏感性相差不大,根据临床情况选择
	D/D	优先使用贝那普利和福辛普利

四、血管紧张素Ⅱ受体1拮抗剂

血管紧张素Ⅱ(angiotensinⅡ,AngⅡ)是血管紧张素中最重要的组成部分,是已知最强的缩血管活性物质之一。血管紧张素Ⅱ通过作用于血管平滑肌、肾上腺皮质球状带细胞以及心脏等器官的血管紧张素Ⅱ受体 1(angiotensinⅡ type 1 receptor,AT1R),使得全身微动脉收缩,动脉血压升高;静脉收缩,回心血量增加等效应,最终升高血压。血管紧张素Ⅱ受体拮抗剂通过与 AT1R 结合,阻断 AngⅡ的效应,进而降低血压。临床常用药物有氯沙坦、缬沙坦、厄贝沙坦等。

1. AT1R 阻断剂类药物面临的主要问题 AT1R 阻断剂类药物的血药浓度及药物疗效存在着显著的个体差异,使得临床给药剂量难以掌握。

2. AT1R 阻断剂类药物基因组学研究 在体内,氯沙坦经 CYP2C9 酶代谢为活性产物 E3174,而缬沙坦和厄贝沙坦经 CYP2C9 酶代谢生成无活性的产物。因此,*CYP2C9* 基因多态性对沙坦类药物的体内代谢、血药浓度及临床疗效均影响甚大。

CYP2C9 酶是人肝微粒中主要的 CYP2C 同工酶,*CYP2C9* 基因多态性在第六章进行了详细的描述。*CYP2C9 *2* 在中国人中未见报道,*CYP2C9 *3* 是中国人群主要的突变等位基因,频率约为 1.7%～2.6%。与野生型 (*CYP2C9 *1*)比较,大部分 *CYP2C9* 基因突变(如 *CYP2C9 *2* 和 *CYP2C9 *3*)会导致代谢酶活性呈现不同程度的降低。目前,FDA 推荐患者在服用沙坦类药物;降糖药甲苯磺丁脲、格列本脲、格列美脲;抗痉挛药苯妥英;抗凝血药华法林等之前,需对 *CYP2C9* 基因型进行检测。临床研究表明,*CYP2C9 *2/*2* 和 *CYP2C9 *1/*3* 的个体中,氯沙坦代谢为 EXP3174 的转化率比 *CYP2C9 *1/*1* 低 2～3 倍,*CYP2C9 *3/*3* 的纯合子个体比 *CYP2C9 *1/*1* 低 9 倍。所以 *CYP2C9 *2* 和*3 突变型会导致氯沙坦、依贝沙坦生成的活性产物血药浓度降低,药效随之降低;相反,导致缬沙坦、厄贝沙坦的血药浓度明显升高,使与血药浓度相关的不良反应风险增加。在一项研究中,受试者给予 150mg 厄贝沙坦,结果发现,*CYP2C9 *1/*3* 突变杂合子最大血药浓度和半衰期分别是 *CYP2C9 *1* 野生型纯合子的 1.6 倍和 1.4 倍,而血浆药物清除率只有 *CYP2C9 *1* 野生型纯合子的 60%。

编码 AT1R 的基因 *AGTR1* 定位于 3 号染色体长臂 24 区(3q24),*AGTR1* 基因 1166A/C 多态性与沙坦类药物疗效的研究较多。1166C 突变等位基因在白种人和亚洲人的发生频率分别为 29% 和 9%。据研究显示,1166CC 基因型与高醛固酮低肾素的高血压有关。此外,1166A/C 基因多态性与 *AGTR1* 的反应性和冠状动脉的收缩程度有关,1166CC 突变纯合子较 1166AC 突变杂合子以及 1166AA 野生纯合子而言,对沙坦类药物的反应性更强。

3. AT1R 阻断剂类药物个体化用药方案　患者需检测 *CYP2C9 *3* 的基因型进行药物的选择。*CYP2C9 *1* 野生纯合子患者可推荐使用常规治疗剂量的氯沙坦、伊贝沙坦、缬沙坦和厄贝沙坦;*CYP2C9 *3* 突变杂合子患者首选常规剂量的缬沙坦和厄贝沙坦,后期密切关注毒副反应发生率,酌情减少剂量,不建议使用氯沙坦和伊贝沙坦;*CYP2C9 *3* 突变纯合子患者,不建议使用 AT1R 阻断剂类药物,可改用其他种类的降压药物。此外,*AGTR1* 基因 1166CC 基因型患者对 AT1R 阻断剂类药物有较好的降压疗效。AT1R 阻断剂类药物个体化用药方案总结于表 7-4。

表 7-4　AT1R 类阻断剂药物个体化用药方案

基因	基因型	临床意义及用药建议
CYP2C9	*1/*1	代谢酶活性正常,推荐使用常规治疗剂量的氯沙坦、伊贝沙坦、缬沙坦和厄贝沙坦
	*1/*3	代谢酶活性减弱,首选常规剂量的缬沙坦和厄贝沙坦,密切观察,可酌情减少用药剂量;不建议用氯沙坦、伊贝沙坦
	*3/*3	代谢酶活性明显减弱,不建议使用 AT1R 类阻断剂药物,可考虑选用其他种类的降压药物
AGTR1	1166AA	对 AT1R 类阻断剂药物反应性不高,可优先考虑使用其他种类降压药物
	1166AC	对 AT1R 类阻断剂药物反应性较高,可考虑使用常规剂量
	1166CC	对 AT1R 类阻断剂药物反应性高,降压疗效好,可优先考虑使用常规剂量药物,注意不良反应

五、利尿剂

噻嗪类利尿药是治疗原发性高血压的一线用药,也是心血管疾病中应用非常广泛的一类药物。利尿剂通过减少细胞外液容量及心输出量,促进机体排钠等机制降低血压。其代表药物是氢氯噻嗪。

1. 噻嗪类利尿剂面临的主要问题　长期使用噻嗪类药物可导致电解质紊乱,以低钾血症为最常见;此外,还可伴有血糖血脂代谢的紊乱,如高血糖症、高脂血症;长期应用还会导致肝肾功能损伤。在临床上,仍有约 20%～30% 的患者使用噻嗪类药物没有明显的降压效果。

2. 噻嗪类利尿剂药物基因组学研究　心房利钠肽(atrial natriuretic peptide,ANP)是由心房肌细胞合成并释放的肽类激素,ANP 的主要作用是使血管平滑肌舒张和促进肾脏排钠排水。ANP 是由心房利钠肽前体 A 产生,其编码基因为 NPPA。在一项大型临床试验中,38462 例原发性高血压患者分别应用氯噻酮、氨氯地平、赖诺普利和多沙唑嗪治疗近 5 年后,NPPA 基因多态性分析发现,NPPA 基因 3 号外显子 rs6065(2238T/C)突变与应用不同降压药后的并发症密切相关,与其他治疗组相比,氯噻酮治疗组内 NPPA rs6065C 等位基因携带者心血管系统并发症(冠心病、脑卒中、所有原因死亡率)发生率最低;另外,非常有趣的是,氨氯地平治疗组内 NPPA rs6065TT 基因型患者也能更好地预防心血管系统并发症;这说明 NPPA 2238T/C 突变可同时成为预测钙离子通道阻滞剂以及噻嗪类药物疗效的检测位点。

内收蛋白(adducin)是一种由 α 亚基和 β 亚基或 γ 亚基组成的细胞膜骨架蛋白,它不仅是细胞膜骨架的主要组成成分之一,还参与细胞信号转导及细胞膜离子转运,尤其与多种钠离子的转运机制密切相关。内收蛋白的 α、β 和 γ3 个亚单位分别由 ADD1、ADD2、ADD3 基因编码。α-adducin10 号外显子 1566G/T 突变使得第 460 氨基酸由谷氨酸(Gly)变为色氨酸(Trp),这一基因突变有可能造成构型的改变,使得肌动蛋白多聚化增加,引起钠钾 ATP 酶活性增加,进而使得肾小管重吸收钠也增加。因此,1566G/T 突变与原发性高血压显著相关,也与氯噻嗪的降压疗效有明显相关性。研究发现,原发性高血压患者使用氢氯噻嗪治疗 8 周后,1566T 等位基因携带者的血压下降值明显大于 1566GG 野生纯合子患者。2013 年发表的一项荟萃分析,对 1001 名高血压患者 ADD1 Gly460Trp 基因型与血压下降幅度进行了分析,结果表明,血压下降值在 Gly460Gly 与 Gly460Trp 基因型以及 Gly460Gly 与 Trp460Trp 基因型之间确实存在显著差异。

3. 噻嗪类利尿剂个体化用药方案　NPPA 和 ADD1 基因多态性可以发挥预测噻嗪类药物降压疗效的作用。NPPA 2238TT 基因型患者不建议使用噻嗪类利尿剂,可考虑选择钙离子通道阻滞剂如氨氯地平,而 2238C 等位基因携带者推荐使用常规治疗剂量的噻嗪类利尿剂;ADD1 1156GG 野生型患者对噻嗪类药物敏感度低,推荐选用其他种类的降压药,1156T 等位基因携带者对噻嗪类药物敏感,推荐使用常规剂量。噻嗪类利尿剂个体化用药方案总结于表 7-5。

表 7-5　噻嗪类利尿剂个体化用药方案

基因	基因型	临床意义及用药建议
NPPA	2238TT	推荐使用钙离子通道阻滞剂如氨氯地平,可有效降压
	2238TC	推荐使用噻嗪类利尿剂,可有效降压
	2238CC	推荐使用噻嗪类利尿剂,可有效降压
ADD1	GG	对噻嗪类利尿剂不敏感,可考虑选择其他种类降压药
	GT	对噻嗪类利尿剂敏感,推荐使用常规剂量,可有效降压
	TT	对噻嗪类利尿剂敏感,推荐使用常规剂量,可有效降压

第三节　抗心律失常药物的药物基因组学及个体化治疗

近年来,随着射频消融术和植入型自动复律除颤器(ICD)广泛用于心律失常的治疗,抗心律失常药物重要性和应用范围都在逐渐减小。但是,多数快速型心律失常急性发作时仍需依靠药物终止发作;一些引起症状的室上性和室性早搏需用药物进行控制和预防复发;此外,因经济情况而不能安放 ICD 或进行射频消融的心律失常患者,仍需用药物减轻症状和改善生活质量。因此,抗心律失常药物在心律失常治疗中仍发挥着一定的作用。抗心律失常药物多数为离子通道阻断剂,其治疗指数较窄,还具有潜在致心律失常作用。为使临床医生及药师合理应用此类药物,我们选取研究结果较为确切的抗心律失常代表药物的基因组学研究及个体化用药方案进行阐述。

一、氟卡尼和普罗帕酮

Ⅰ类抗心律失常药物又称为钠通道阻滞药,包括 A、B、C 三个亚型,Ⅰ C 类为明显阻滞钠通道,代表药物有氟卡尼和普罗帕酮等。临床常用于室上性心动过速、房室结或房室折返心动过速、心房颤动等治疗。

1. 氟卡尼和普罗帕酮面临的主要问题　氟卡尼治疗窗狭窄,约 10% 的患者易致心律失常。普罗帕酮有效血药浓度个体差异大,平均约 588～800ng/ml(64～3271ng/ml),中毒血药浓度约 1000ng/ml,且血药浓度与剂量不成比例增加。因此,两者在临床应用时需要监测血药浓度、血压及心电图等。

2. 氟卡尼和普罗帕酮药物基因组研究　氟卡尼主要在肝脏内代谢,CYP1A2、CYP2C19 和 CYP2D6 酶均参与其代谢,但 CYP2D6 酶起到主要作用。普罗帕酮分子中含有 1 个手性中心,临床以消旋体用药。普罗帕酮在肝脏也是主要通过 CYP2D6 代谢,且 S-对映体的代谢较 R-对映体的代谢慢。因此,*CYP2D6* 的基因多态性将影响上述两种药物的代谢过程、血药浓度的差异,继而影响药物疗效和剂量相关的不良反应。本章第一节已经对 *CYP2D6* 的基因多态性做了详细的介绍,*CYP2D6* 这些基因多态性可形成 4 种不同的表型:超快代谢型(UM)、快代谢型(EM)、中等代谢型(IM)和慢代谢型(PM)。多项研究均证实,在 *CYP2D6* 基因慢代谢者中,使用氟卡尼容易出现中毒反应;而在超快代谢者中,容易导致氟卡尼无效。此外,研究还发现,口服普罗帕酮,*CYP2D6 *10* 突变纯合子普罗帕酮的 *AUC* 是 *CYP2D6 *1* 野生纯合子的 1.5～2 倍,而清除率仅为 *CYP2D6 *1* 野生纯合子的 50%,说明 *CYP2D6 *10* 携带者服用普罗帕酮时,应减低药物剂量,避免血药浓度过高导致的不良反应。

3. 氟卡尼和普罗帕酮个体化用药方案 氟卡尼和普罗帕酮可根据 CYP2D6 的代谢表型进行药物剂量的调整：*CYP2D6* 基因 PMs 和 IMs 表型的患者应减少两药的剂量或是改用其他种类的抗心律失常药物；*CYP2D6* 基因 EMs 表型患者可使用临床常规剂量；而 *CYP2D6* 基因 UMs 表型患者可考虑加大用药剂量。氟卡尼和普罗帕酮个体化用药方案总结于表 7-6。

此外，在与 CYP2D6 其他底物合用时需慎重，防止药物相互作用导致的不良反应。例如，普罗帕酮与美托洛尔合用，可使美托洛尔的口服清除率降低 50%；长期合用时，可使心律失常患者美托洛尔稳态血浆浓度增加 2～5 倍，不良反应的发生率会明显升高。

表 7-6 氟卡尼和普罗帕酮个体化治疗方案

基因	表型	临床意义	个体化治疗建议
CYP2D6	超快代谢型（UMs）	酶活性高，药物代谢快，血药浓度低，疗效降低	①避免使用氟卡尼，换其他非 CYP2D6 代谢的抗心律失常药物；②若根据临床评估，确要使用氟卡尼，建议增加初始给药剂量，密切观察，随后利用 TDM 调整给药剂量达到目标浓度
	快代谢型（EMs）	酶活性正常，药物代谢正常	给予临床常规推荐剂量氟卡尼或普罗帕酮治疗
	中等代谢型（IMs）	酶活性降低，药物代谢减慢，血药浓度增加，毒副反应发生风险增加	建议给予 50%～75% 的临床常规推荐剂量，随后利用 TDM 调整给药剂量达到目标浓度
	慢代谢型（PMs）	酶活性基本丧失，血药浓度高，毒性反应发生风险高	①避免使用氟卡尼和普罗帕酮，换其他非 CYP2D6 代谢的抗心律失常药物；②若根据临床评估，确要使用氟卡尼或普罗帕酮，建议使用 25%～50% 临床常规推荐剂量治疗，密切观察，随后利用 TDM 调整给药剂量达到目标浓度

注：缺乏普罗帕酮在 *CYP2D6* 基因超快代谢型和中间代谢型患者中的临床药物基因组学数据。*CYP2D6* 基因超快代谢和中间代谢型的患者中，可以考虑换其他药物如胺碘酮、索他洛尔、丙吡胺等。

二、β肾上腺素受体拮抗剂

β肾上腺素受体拮抗剂为Ⅱ类抗心律失常药物，可用于室上性心律失常的治疗，代表药物为普萘洛尔、美托洛尔等。影响 β_1 受体拮抗剂疗效及不良反应的主要因素是代谢酶 CYP2D6 的表型以及 β_1 受体的基因多态性,其药物基因组学研究在本章第一节已经进行了详细阐述。β_1 肾上腺素受体拮抗剂个体化用药方案可参照表 7-1。

第四节　抗心绞痛药物的药物基因组学及个体化治疗

心绞痛的主要病理生理机制是心肌需氧与供氧的平衡失调,致心肌暂时性缺血缺氧,代谢产物聚积心肌组织,刺激心肌自主神经传入纤维末梢引起疼痛。因此,增加心肌组织供血、降低心肌组织对氧的需求量是治疗心绞痛的主要措施。抗心绞痛药物主要通过扩张血管、减慢心率,降低左室舒张末期容积而减少心肌耗氧量;通过扩张冠脉、促进侧支循环,开放和促进血液重新分布等增加心肌氧的供给;通过促进脂代谢转化为糖代谢而改善心肌代谢和抑制血小板聚集和血栓形成等方式产生作用。临床常用药物有硝酸酯类、β 受体拮抗剂、钙离子通道阻滞剂、血管紧张素转化酶抑制剂及抗血小板药物等。研究发现,临床上使用抗心绞痛药物时,其疗效和不良反应存在着个体差异,其中遗传因素起到了重要的作用。本节将对硝酸酯类的药物基因组学研究及个体化用药方案进行详细阐述,其余四类药物可参照相关章节的内容。

一、硝酸酯类药物

硝酸酯类药物是抗心肌缺血的常用药,用于治疗心绞痛至今已有将近一个半世纪的历史。该类药物包括了硝酸甘油(nitroglycerin)、硝酸异山梨酯(isosorbide dinitrate,消心痛)、单硝酸异山梨酯(isosorbidemononitrate,长效心痛治)、戊四硝酯(pentaerithrityltetranitrate),其中最常用的是硝酸甘油。硝酸甘油是前体药物,在线粒体乙醛脱氢酶 2(aldehyde dehydrogenase2,ALDH2)等的作用下脱去硝基,转化为一氧化氮(NO)而发挥舒血管作用。NO 与血管平滑肌膜上可溶性鸟苷酸环化酶的血红素活性位点结合形成复合物,激活鸟苷酸环化酶,活化的鸟苷酸环化酶催化三磷酸鸟苷(GTP)生成环磷酸鸟苷(cGMP)。增加的 cGMP 可以促进细胞内 Ca^{2+} 外流,同时抑制细胞外 Ca^{2+} 内流,进而使细胞内 Ca^{2+} 浓度下降,血管平滑肌松弛。硝酸甘油扩张动静脉血管床,以扩张静脉为主,使回心血量减少,左室舒张末压降低;扩张动脉使外周阻力下降,心肌耗氧量减少;扩张心外膜冠状动脉分支,增加冠脉流量。临床上主要用于冠心病心绞痛的治疗及预防,也可用于降低血压或治疗充血性心力衰竭。

1. 硝酸酯类药物临床应用的主要问题　心绞痛患者舌下含服硝酸甘油后,药物效应个体差异大,在临床应用中面临的主要问题是机体对药物产生耐受。研究已经发现,长期应用硝酸甘油时,机体的血管很快对其产生耐受。在中国汉族人群中的研究表明,含服硝酸甘油无效的比例高达 25％以上。硝酸甘油的耐药机制复杂,目前尚不十分清楚。但近来研究表明,线粒体内活性氧簇(ROS)的产生和乙醛脱氧酶 2 的失活在硝酸甘油的耐药过程中起重要作用。

2. 硝酸甘油药物基因组学研究　参与硝酸甘油代谢产生 NO 的酶较多,其中最主要的酶是线粒体乙醛脱氢酶 2(ALDH2)。编码 ALDH2 的基因位于 12 号染色体长臂 24 区 2 带(12q24.2),全长 44kb,共有 13 个外显子,编码由 517 个氨基酸残基组成的多肽。ALDH2 同时具有脱氢酶和酯酶的催化活性,其酯酶可以通过将硝酸甘油脱硝产生 NO,进而引起血管扩张。ALDH2 具有高度的遗传多态性,目前研究较多的是发生在 12 号外显子 1510G＞A 的突变,该碱基突变导致 504 位的氨基酸由谷氨酸变成赖氨酸(Glu504Lys),这一突变使得 ALDH2 酶活性显著降低;形成三种基因型,即具有正常催化活性的野生型纯合子(ALDH2 *1/*1);催化活性下降的突变杂合子(ALDH2 *1/*2)和催化活性丧失的突变纯合子(ALDH2 *2/*2)。ALDH2 *2 等位基因是心肌梗死的独立危险因素,而 ALDH2 *1 等位基因则可抑制心肌细胞凋亡,降低心功能不全的危险。研究表明,ALDH2 *2 多态性能够显著影响硝酸甘油的生物转化进而影响硝酸甘油的疗效,与 ALDH2 *2 携带者相比,ALDH2 *1/*1 基因型的患者舌下含服硝酸甘油,其心肌缺血症状得到显著改善。在亚洲人群中,ALDH2 *2 突变普遍存在,高达 30％～50％,远高于欧美人群。

3. 硝酸甘油个体化用药方案　ALDH2 基因突变对硝酸甘油疗效的发挥至关重要,ALDH2 基因多态性检测可以为硝酸甘油的个体化用药提示有效的参考依据,因此,心绞痛患者在使用硝酸甘油前应检测是否携带 ALDH2 *2 等位基因。携带 ALDH2 *2 突变等位基因的患者需换用其他抗心绞痛药物,以减少用药无效导致的意外死亡。硝酸甘油的个体化用药方案总结于表 7-7。

表 7-7　硝酸甘油个体化用药方案

基因	基因型	表型		个体化治疗建议
		乙醛脱氢酶活性	硝酸酯酶活性	
ALDH2	*1/*1	100％	100％	推荐使用硝酸甘油治疗
	*1/*2	13％～14％	8％～15％	建议改用其他抗心肌缺血药物
	*2/*2	2％	6％～7％	建议改用其他抗心肌缺血药物

二、β₁ 受体拮抗剂

β₁ 受体拮抗剂是治疗心血管疾病如心衰、高血压、心绞痛和心肌梗死的一线用药。β₁ 受体拮抗剂通过阻断拟交感胺类对 β₁ 受体的激动作用,减慢心率,降低血压和心肌耗氧量,从而缓解心绞痛的发作。但是不同个体之间对 β₁ 受体拮抗剂的反应性和不良反应差异较大,在临床应用中存在过度治疗、严重副作用等问题。本章第一节已经对 β₁ 受体拮抗剂的药物基因组研究进行了详细的阐述,药物代谢酶 CYP2D6 与 β₁ 受体的基因多态性是影响 β₁ 受体拮抗剂疗效和不良反应的重要因素。β₁ 受体拮抗剂的个体化用药方案可参照表 7-1。

三、钙离子通道阻滞剂

钙离子通道阻滞剂通过减少心肌耗氧量以及改善冠状动脉的血流量来缓解心绞痛,是治疗变异型或是以冠状动脉痉挛为主的心绞痛的一线药物。临床上常用的药物包括二氢吡啶类和维拉帕米。本章第一节和第二节已经对这两类钙离子通道阻滞剂的药物基因组研究进行了详细的阐述,多种药物代谢酶如 CYP3A5、L 型钙离子通道 α1 亚基 C 亚型(CACNA1C)以及心房钠尿肽前体 A(NPPA)等的基因多态性是影响该类药物疗效和不良反应的重要因素。钙离子通道阻滞剂的个体化用药方案可参照表 7-2。

四、血管紧张素转换酶抑制剂

本章第一节已经对血管紧张素转换酶抑制剂的药物基因组研究进行了详细的阐述,药物作用靶点 *ACE* 的插入(I)/缺失(D)多态性是影响该类药物疗效和不良反应的重要因素。血管紧张素转换酶抑制剂的个体化用药方案可参照表 7-4。

五、抗血小板药物

抗血小板类药物通过预防或是逆转血小板聚集,降低心绞痛及心肌梗死的死亡率。目前临床广泛使用的抗血小板类药物包括了阿司匹林、氯吡格雷、双嘧达莫等。长期使用这些药物可出现"抵抗"现象,如阿司匹林抵抗和氯吡格雷抵抗,导致治疗的失败。抗血小板类药物的基因组学研究以及个体化用药方案请参照第八章的详细介绍。

参 考 文 献

[1] Blake CM, Kharasch ED, Schwab M, etal. Ameta-analysis of *CYP2D6* metabolizer pheno-

type andmetoprololpharmacokinetics. Clin Pharmacol Ther,2013,94(3):394-399.

[2] Johnson JA,Liggett SB. Cardiovascular pharmacogenomics of adrenergicreceptor signaling:clinical implications and future directions. Clin Pharmacol Ther, 2011, 89 (3): 366-378.

[3] Bhatnagar V, Garcia EP, Vibha Br, et al. *CYP3A4* and *CYP3A5* polymorphisms and blood pressure response to amlodipine among African-American men and women with early hypertensive renal disease. Am J Nephrol,2010,31(2):95-103.

[4] Bremer T,Man A,Kask K,et al. *CACNA1C* polymorphisms areassociated with the efficacy of calcium channel blockers in the treatment of hypertension. Pharmacogenomics, 2006,7(3):271-279.

[5] Ricci F,Di Castelnuovo A,Savarese G,et al. ACE-inhibitors versus angiotensin receptor blockers for prevention of events in cardiovascular patients without heart failure - A network meta-analysis. Int J Cardiol,2016,217:128-134.

[6] Zhao J,Qin X,Li S,et al. Association between the *ACE I/D* polymorphism and risk of ischemic stroke:an updated meta-analysis of 47, 026 subjects from 105 case-control studies. J Neurol Sci,2014,345(1-2):37-47.

[7] He M,Zhou ZW,Li XT,et al. Clinical drugs undergoing polymorphic metabolism by humancytochromeP4502C9 and the implication in drug development. Curr Med Chem, 2011,18(5):667-713.

[8] Konoshita T,Genomic Disease Outcome Consortium (G-DOC)Study Investigators. Dogeneticvariants of the Renin-Angiotensin system predict blood pressure response to Renin-Angiotensin system-blocking drugs? a systematic review of pharmacogenomics in the Renin-Angiotensin system. Curr Hypertens Rep,2011,13(5):356-61.

[9] Choi HD, Suh JH, Lee JY, et al. Effects of ACE and ADD1 gene polymorphisms on blood pressure response tohydrochlorothiazide:a meta-analysis. Int J Clin Pharmacol Ther,2013,51(9):718-24.

[10] LynchAI, Boer winkle E, Davis BR, et al. Pharmacogenetic association of the NPPAT2238C genetic variant with cardiovascular disease outcomes in patients with hypertension. JAMA. 2008,299(3):296-307.

第八章

药物基因组学与抗凝药物
个体化治疗用药决策

第一节　概　　述

　　抗凝血药(anticoagulant drugs)是通过影响凝血过程中的某些凝血因子从而阻止凝血过程的一类药物。该类药物临床上主要用于防治血管内栓塞或血栓形成、预防脑卒中或其他血栓性疾病。目前常用的抗凝血药物有四大类：①非肠道用药抗凝血剂，如肝素等；②香豆素抗凝血剂，如华法林等；③抗血小板凝集药物，如氯吡格雷等；④新型口服抗凝药，如利伐沙班、达比加群等。目前药物基因组学研究比较多的主要是香豆素抗凝药和抗血小板凝集药。

第二节　香豆素类抗凝药

　　香豆素类抗凝药是一类含有共同结构 4-羟基香豆素的口服抗凝药物，其作用机制是抑制凝血因子在肝脏合成。香豆素类药物与维生素 K 的结构相似在肝脏与维生素 K 环氧化物还原酶结合，抑制维生素 K 由环氧化物向氢醌型转化，从而使维生素 K 的循环被抑制。可以说香豆素类药物是维生素 K 拮抗剂，或者是竞争性抑制剂。常见的香豆素类药物有华法林(warfarin)、双香豆素(dicoumarol)和醋硝香豆素(acenocoumarol)，其中华法林的药物基因组学研究最为深入。

　　1. 华法林临床应用的主要问题　治疗窗窄，个体差异大，抗凝不足易致血栓形成，过度抗凝易致出血风险增加。因此，精确给予华法林的使用剂量，尽快达到目标 INR 值，是华法林安全有效抗凝的保障。

　　2. 华法林临床药物基因组学研究　20 世纪 90 年代已开始采用候选基因法来探索影响华法林剂量的遗传因素。最先发现的是影响华法林代谢的 P-

450 酶 CYP2C9。华法林由 S-对映体和 R-对映体组成，S-对映体的抗凝活性强于 R-对映体。S-对映体 85％以上经 CYP2C9 代谢为无活性的 6 和 7-羟基化产物。CYP2C9 含有 9 个外显子和 8 个内含子，具有高度遗传多态性。CYP2C9 较常见的基因多态性有 CYP2C9*2 和 CYP2C9*3，与野生型相比，基因突变导致酶的活性分别降低了 30％、80％。因此，携带 CYP2C9*2 和*3 的患者，需要的华法林剂量较野生型患者低。CYP2C9*2 的突变在白种人中发生率大于 10％，而在亚洲人中几乎不存在这种突变。CYP2C9*3 在白种人中的突变为 7.5％～10％，亚洲人约为 3％左右。CYP2C9 基因多态性可解释约 12％（4％～20％）的华法林剂量差异。此外，还存在其他的 CYP2C9 突变体，如 CYP2C9*5、*6、*8 和*11，主要出现在非裔美国人中。

VKORC1 是华法林的作用靶点。华法林通过抑制 VKORC1 的活性，阻碍维生素 K 由氧化型生成还原型，阻止了维生素 K 依赖性凝血因子的活化，从而达到抗凝的目的。VKORC1 的主要突变位点为－1639G＞A（rs9923231）、497T＞G（rs2884737）、1173C＞T（rs9934438）、1542G＞C（rs8050894）和 2255C＞T（rs2359612）。其中位于 VKORC1 启动子区域的-1639 G 等位基因增强了启动子的活性，因此携带 G 等位基因较 A 等位基因患者需要更高的华法林剂量。VKORC1 基因多态性可解释约 27％（15％～40％）华法林剂量差异。

一项前瞻性的研究表明：根据 VKORC1 和 CYP2C9 基因多态性指导华法林的治疗，能够减少 31％患者的住院率，减少 28％患者的出血和血栓风险。2010 年，美国 FDA 综合应用 CYP2C9 基因多态性和 VKORC1-1639G/A 基因多态性的研究结果提示达到目标 INR 值所需华法林的剂量不同（表 8-1）。这一研究极大地推动了华法林的药物基因组学研究与个体化治疗。国际华法林遗传药理学联盟（International Warfarin Pharmacogenetics Consortium，IWPC）综合了遗传因素和非遗传因素构建了华法林个体化给药预测公式（表8-2）。根据这一公式可以更加精确地预测华法林的给药剂量。

表 8-1　华法林每日推荐剂量(mg/d)

VKORC1-1639G>A	CYP2C9					
	*1/*1	*1/*2	*1/*3	*2/*2	*2/*3	*3/*3
GG	5～7	5～7	3～4	3～4	3～4	0.5～2
GA	5～7	3～4	3～4	3～4	0.5～2	0.5～2
AA	3～4	3～4	0.5～2	0.5～2	0.5～2	0.5～2

表 8-2　基于遗传药理学的华法林初始计量计算公式

		基于遗传药理学的华法林初始计量计算公式
	5.6044	
−	0.2614×	年龄(每 10 岁)
＋	0.0087×	身高(cm)
＋	0.0128×	体重(kg)
−	0.8677×	*VKORC1A/G*
−	1.6974×	*VKORC1A/A*
−	0.4857×	未知的 *VKORC1*
−	0.5211×	*CYP2C9*1/*2*
−	0.9357×	*CYP2C9*1/*3*
−	1.0616×	*CYP2C9*2/*2*
−	1.9206×	*CYP2C9*2/*3*
−	2.3312×	*CYP2C9*3/*3*
−	0.2188×	未知的 *CYP2C9*
−	0.1092×	亚洲人群
＋	1.1816×	酶诱导剂
−	0.5503×	胺碘酮
＝	每周华法林剂量	

华法林的剂量除了受遗传因素的影响较大以外,在后期 INR 的作用也很大。因此有研究纳入 INR 值构建了华法林每周给药预测剂量。

每周华法林剂量＝EXP[3.10894−0.00767×年龄−0.51611×ln(INR)−0.23032 × VKORC1 − 1639G＞A − 0.14745 × CYP2C9*2 − 0.3077 × CYP2C9*3＋0.24597×BSA＋0.26729×目标 INR − 0.2059×脑卒中−0.11216×糖尿病−0.1035×胺碘酮−0.19275×氟伐他汀＋0.0169×D2 剂

量+0.02018×D3 剂量+0.01065×D4 剂量]。

3. 华法林的个体化治疗建议　华法林初始给药剂量建议：①根据 2010 年美国 FDA 对华法林说明书的修改建议指导华法林用药(表 8-1)。②根据 IW-PC 的预测公式指导华法林用药(表 8-2)。

第三节　血小板聚集抑制剂

氯吡格雷(clopidogrel)是临床上常用的噻吩并吡啶类口服抗血小板药物，在体内可选择性的与血小板膜上的 P2Y12 受体结合，直接阻断 ADP 与 P2Y12 受体结合，不可逆抑制 ADP 诱导的血小板活化、聚集，从而发挥抗血小板作用。主要用于预防动脉粥样硬化血栓形成事件：如急性冠脉综合征(包括不稳定性心绞痛、非 ST 段抬高性心肌梗死、ST 段抬高性心肌梗死)，经皮冠状动脉介入术后置入支架的患者，缺血性卒中患者或确诊外周动脉性疾病的患者。

1. 氯吡格雷临床应用主要问题　氯吡格雷治疗个体差异较大，低反应者对血小板聚集抑制不足，血栓事件风险增加，而高反应者对血小板聚集过度抑制，可能引发较高出血风险。因此，给予合适剂量氯吡格雷，将残余血小板活性控制在治疗窗内，是氯吡格雷安全有效的保障。

2. 氯吡格雷临床药物基因组学研究　氯吡格雷是第 2 代噻吩并吡啶类前体药物，口服后吸收迅速，不受食物影响，是肠道 P-糖蛋白(P-gp)作用底物。绝大部分(85%～90%)经过羧酸酯酶(carboxylesterase)转化为无活性羧酸衍生物。其余 10%～15% 的氯吡格雷由肝微粒体酶及对氧磷酶(Paraoxonase-1)代谢转化，其中第 1 步代谢转化主要由 CYP1A2、CYP2B6、CYP2C19 参与生成 2-氧化氯吡格雷，第 2 步主要由 CYP2C9、CYP3A4、CYP2C19、CYP2B6 及对氧磷酶参与生成活性巯基代谢物。有活性的巯基代谢物是一种手性化合物，有 4 种异构体(H1-H4)，体外研究证实只有 H4 异构体才是唯一有活性的巯基代谢物，发挥抗血小板作用。

CYP2C19 在氯吡格雷代谢转化中发挥重要作用，其基因多态是影响氯吡格雷疗效及安全性的重要原因。CYP2C19 *1 是功能正常的等位基因，对氯吡格雷的代谢功能完好；CYP2C19 *2、*3、*4、*5、*6、*7 和 *8 都是功能丧失的等位基因(Loss of Function Alleles)，对氯吡格雷代谢能力减弱；CYP2C19 *17 是获得性功能等位基因(gain of function alleles)，对氯吡格雷代谢增强。

研究表明 CYP2C19 *2 (G/A) 多态性最为常见。该突变位于 CYP2C19 基因第 5 外显子且导致该段 40 个碱基缺失，因此使得第 227 个氨基酸位点产生异常的剪接位点，翻译时第 215 到 227 位点氨基酸缺失，只产生一个仅有 234 个氨基酸的截断肽段，致使该蛋白质因缺少血红素结合功能区而丧失功能。CYP2C19*3 等位基因是在外显子 4 第 636 位发生的 G/A 突变，产生了提前的终止密码，蛋白合成终止，使 CYP2C19 酶活性丧失。

在中国人群中，CYP2C19*1 等位基因频率为 65%，CYP2C19*2 等位基因频率为 30%，CYP2C19*3 等位基因频率为 5%。携带 1 个或 2 个 CYP2C19 功能缺失等位基因(*2 或 *3)，氯吡格雷治疗后残余血小板活性升高，心血管事件、心肌梗死、脑卒中所致的死亡明显增加，临床把这种现象称为"氯吡格雷抵抗"。2010 年 3 月，美国 FDA 宣布氯吡格雷抵抗的"黑框警告"，提醒应用氯吡格雷后出现心血管不良事件与 CYP2C19 功能缺失的等位基因有关。CYP2C19 功能获得性等位基因(CYP2C19*17)可以影响氯吡格雷安全性，携带 CYP2C19*17，氯吡格雷治疗后残余血小板活性降低，出血事件风险增多。

ABCB1 基因编码小肠上皮细胞 P-糖蛋白，P-糖蛋白是药物外流转运蛋白，可以调控药物吸收效率，氯吡格雷是 P-糖蛋白作用底物，因此 P-糖蛋白表达影响氯吡格雷吸收效率。ABCB1 C3435T 是 ABCB1 基因 26 号外显子单碱基突变，在中国汉族人突变频率约为 39.7%，携带 ABCB1 C3435T 突变等位基因可以使氯吡格雷外流增加，吸收减少，氯吡格雷活性代谢物生成减少，血小板聚集抑制作用减弱，不良心血管事件风险增加。

此外，还有相关报道 CYP2C9、CYP2B6、CYP3A4、PON1、CES1A2、GNB3、ATP2B2 等基因多态与氯吡格雷治疗后血小板反应性相关。但是采用全基因组关联分析(Genome-wide Association Study，GWAS)发现，遗传因素中仅 CYP2C19*2 与氯吡格雷个体差异相关，且仅能解释 5%～12% 的氯吡格雷疗效差异。其他影响因素如年龄、体重指数、高密度脂蛋白水平及甘油三酯解释不到 10% 的个体差异，其中年龄解释 3.8%、体重指数解释 2.3%、高密度脂蛋白解释 1.0%，甘油三酯水平解释 1.3% 的个体差异。

3. 氯吡格雷个体化治疗建议　美国 FDA 于 2010 年 3 月给氯吡格雷的说明书加入了 CYP2C19 慢代谢者相关的黑框警告，内容包括：服用氯吡格雷的 CYP2C19 慢代谢患者疗效可能降低；并建议对 CYP2C19 慢代谢者考虑替换其他药物；对 CYP2C19 基因型进行检测可能有助于优化治疗。但在同年 6 月，美国心脏学会/美国心脏病协会针对 FDA 给氯吡格雷的黑框警示发布专家观点：对氯吡格雷血小板低反应性应当进行审慎的临床判断，循证医学证据还不足以支持常规进行 CYP2C19 基因检测以及血小板功能检测。2010 欧洲心脏病协会年会的临床抗血小板专题研讨会报告认为：CYP2C19 基因检测可以用于临床高危患者，尤其是支架植入患者。近期的中国抗血小板治疗专家共识认为：CYP2C19 基因型检测临床应用价值有限，不推荐常规进行；可对存在高血栓风险的患者进行血小板功能检测；存在氯吡格雷低反应性时可增加氯吡格雷剂量，加用或者换用其他抗栓药，但同时需要关注和防范可能增加出血的风险。临床药物基因组学实施联盟（CPIC）指南建议：不携带 CYP2C19 功能丧失等位基因的患者，每天服用氯吡格雷 75mg；携带 CYP2C19 *17/*17 或 CYP2C19 *1/*17 基因型的患者，由于出血风险增加，需要紧密监测出血事件是否发生；携带 CYP2C19 功能减少等位基因的患者，需要增加氯吡格雷剂量或换用其他抗血小板药物，如噻氯匹定、普拉格雷、替卡格雷等。

参 考 文 献

［1］ Klein T E, Altman R B, Eriksson N, et al. Estimation of the Warfarin Dose with Clinical and Pharmacogenetic Data. N Engl J Med, 2009, 360(8): 753-764.

［2］ Cavallari LH, Langaee TY, Momary KM, et al. Genetic and clinicalpredictors of warfarin dose requirements in African Americans. Clin Pharmacol Ther, 2010, 87: 459-464.

［3］ Holbrook A. Evidence-based management of anticoagulant therapy: Antithrombotic-Therapy and Prevention of Thrombosis, 9th ed. : American College of Chest Physicians Evidence-Based Clinical Practice Guidelines. Chest, 2012, 141 (2suppl.): e152S-184S.

［4］ Johnson JA. , Gong L, Gage BF, et al. Clinical pharmacogenetics implementation consortium guidelines for CYP2C9 and VKORC1 genotypes and warfarin dosing. Clin Pharmacol Ther, 2011, 90: 625-629.

［5］ Kimmel SE, French B, Kasner SE, et al. A pharmacogenetic versus a clinical algorithm for warfarin dosing. N Engl J Med, 2013, 369(24): 2283-2293.

［6］ Pirmohamed M, Burnside G, Eriksson N, et al. A randomized trial of genotype-guided dosing of warfarin. N Engl J Med, 2013, 369(24): 2294-2303.

［7］ Scott SA, Sangkuhl K, Stein CM, et al. Clinical Pharmacogenetics Implementation Consortium. Clinical Pharmacogenetics Implementation Consortium guidelines for CYP2C19 genotype and clopidogrel therapy: 2013 update. Clin Pharmacol Ther, 2013, 94 (3): 317-23.

［8］ Scott SA, Sangkuhl K, Gardner EE, et al. Clinical Pharmacogenetics Implementation Consortium. Clinical Pharmacogenetics Implementation Consortium guidelines for cytochrome P450-2C19 (CYP2C19) genotype and clopidogrel therapy. Clin Pharmacol Ther, 2011, 90(2): 328-332.

［9］ Shahabi P, Dubé MP. Cardiovascular pharmacogenomics: state of current knowledge and implementation in practice. Int J Cardiol, 2015, 184: 772-795.

[10] Johnson JA, Gong L, Whirl-Carrillo M, et al. Clinical Pharmacogenetics Implementation Consortium. Clinical Pharmacogenetics Implementation Consortium Guidelines for *CYP2C9* and *VKORC1* genotypes and warfarin dosing. Clin Pharmacol Ther, 2011, 90 (4): 625-629.

第九章

药物基因组学与降脂药物
个体化治疗用药决策

第一节 概　　述

高脂血症是高血压、冠心病、脑卒中等致残、致死性疾病的重要独立诱发因素。流行病学研究证实,目前我国高脂血症的发病率已达10%以上,并且随着人们生活水平的不断提高,还将呈现明显的增长趋势。控制血脂水平,是降低血管事件的有益措施。在临床上常用的降脂药物有他汀类、贝特类、烟酸类、胆酸螯合剂以及胆固醇吸收抑制剂。目前临床广泛应用的最为经典和有效的降脂药物为他汀类药物,其药物基因组学研究也较为深入。

第二节　他汀类降脂药物

他汀类药物(statins)为羟甲基戊二酰辅酶 A(HMG-CoA)还原酶抑制剂,是最有效的降脂药物。该类药物通过竞争性抑制 HMG-CoA 还原酶,阻断细胞内甲羟戊酸代谢途径,使细胞内胆固醇合成减少,进而反馈性刺激细胞膜表面低密度脂蛋白(low density lipoprotein,LDL)受体数量和活性增加、使血清胆固醇清除增加、水平降低。他汀类药物还可抑制肝脏合成载脂蛋白 B-100,从而减少富含甘油三酯 AV、脂蛋白的合成和分泌。

他汀类药物分为天然化合物(如辛伐他汀、普伐他汀等)和人工合成化合物(如阿托伐他汀、瑞舒伐他汀、氟伐他汀、西立伐他汀、匹伐他汀等)。他汀类降脂药物安全性高、降脂疗效显著,被广泛应用于高脂血症和冠心病一级、二级预防。

1. 他汀类降脂药物临床应用的主要问题　包括:①给药剂量差异大。常用他汀类药物的应用剂量范围波动幅度很大,可相差几十倍;②疗效差异大。他汀类药物降低血浆低密度脂蛋白胆固醇的幅度在个体间差异为

10％～70％。此外,有研究表明,约14％的患者对普伐他汀反应性低,胆固醇难以控制,还有约4％的患者对普伐他汀无反应甚至出现胆固醇不降反升的"胆固醇逃逸现象";③罕见的不良反应。随着他汀类降脂药物在临床的广泛应用,人们发现他汀类药物会引起某些严重的毒副反应。2001年8月,在多达52人由于西立伐他汀导致的横纹肌溶解而死亡后,该药被美国FDA迅速撤出市场,而其他他汀类药物引起肌毒性的发生率约为0.1％～0.2％。

2. 他汀类降脂药药物基因组学研究 深入研究发现,导致他汀类药物个体差异大,出现肌病等毒副作用的原因主要是转运体OATP1B1(*SLCO1B1*基因编码)功能异常所致。几乎所有他汀类药物都是OATP1B1的底物。*SLCO1B1*遗传多态性对他汀类药物血药浓度、疗效及安全性均有不同程度的影响。其中*SLCO1B1*基因5号外显子c.521T＞C(rs4149056)突变研究最为充分,能显著降低OATP1B1的转运功能。多项研究表明,与携带TT基因型人群相比,携带CC基因型的人群辛伐他汀酸的血药浓度增加221％、匹伐他汀血药浓度增加162％～191％(平均增加173％)、阿托伐他汀血药浓度增加144％、普伐他汀的血药浓度增加57％～130％(平均增加90％)、瑞舒伐他汀的血药浓度增加62％～117％(平均增加87％),但氟伐他汀血药浓度变化不大。他汀类药物出现这种差异的原因之一可能是不同他汀类药物代谢途径不完全相同。

进一步研究发现他汀类药物引起的不良反应肌病(严重可导致横纹肌溶解症)也与*SLCO1B1* c.521T＞C突变显著相关。通过全基因组关联分析(Genome-wide association scan,GWAS)对使用辛伐他汀80mg/d引起肌病的85个患者以及没有引起肌病的90个患者的进行分析,发现只有一个位于*SLCO1B1*基因11号内含子的非编码SNP(rs4363657)与辛伐他汀引起的肌病显著相关,而该SNP与*SLCO1B1* c.521T＞C SNP强连锁不平衡(r^2＝0.97)。携带一个*SLCO1B1* c.521T＞C C等位基因发生肌病的风险比(odds ratio,OR)为4.5,携带2个C等位基因发生肌病的OR为16.9。辛伐他汀治疗5年内,肌病发生的风险TT：TC：CC基因型分别为0.63％：2.83％：18.2％。重复该研究,在给予40mg/d辛伐他汀预防治疗的患者中,含有C等位基因的患者发生肌病不良反应的风险依然较高(2.6％)。此外,研究也证实*SLCO1B1* c.521T＞C突变与阿托伐他汀和普伐他汀引起的肌病不良反应相关。在Voora D研究中,509名受试者随机给予阿托伐他汀、普伐他汀,分析基因多态性(*CYP2D6*、*CYP2C8*、*CYP2C9*、*CYP3A4*和*SLCO1B1*)与上述他汀类药物引起的肌病等不良反应发生的相关性,结果只发现*SLCO1B1* *5(c.388A＋c.521C)与他汀类药物诱导的不良反应显著相关。

　　由于 *SLCO1B1* c.521T>C 降低了 OATP1B1 的转运活性,在突变的患者中,他汀转运吸收进入肝细胞的量就会减少,他汀的血药浓度就会增加,进而导致在高剂量使用他汀的突变型患者中,容易发生肌病等不良反应。因此,对于使用他汀类药物的患者,应根据其基因型不同进行个体化治疗,在 *SLCO1B1* c.521T>C 的患者中,应该避免使用高剂量的他汀类药物。

　　3. 他汀类降脂药物个体化治疗建议　他汀类药物临床使用时,建议根据 *SLCO1B1* c.521T>C 基因型给药(表 9-1)。

表 9-1　基于 SLCO1B1 基因型指导他汀类用药

他汀类药物	根据 *SLCO1B1* c.521T>C 基因型给药(mg/d)			临床常规推荐剂量(mg/d)
	TT	TC	CC	
辛伐他汀	80	40	20	5~80
阿托伐他汀	80	40	20	10~80
普伐他汀	80	40	40	10~80
瑞舒伐他汀	40	20	20	5~40
匹伐他汀	4	2	1	1~4
氟伐他汀	80	80	80	20~80

参 考 文 献

[1] Vladutiu GD, Isackson PJ. *SLCO1B1* variants and statin-induced myopathy. N Engl JMed,2009,360(3):304.

[2] Niemi M. Transporter pharmacogenetics and statin toxicity. Clin Pharmacol Ther,2010, 87(1):130-133.

[3] Mitka M. Researchers worry about myopathy risk for patients taking high-dose simvastatin. JAMA,2009,301(3):261-262.

[4] Pasanen MK,Fredrikson H,Neuvonen PJ,et al. Different effects of *SLCO1B1* polymorphism on the pharmacokinetics of atorvastatin and rosuvastatin. Clin Pharmacol Ther, 2007,82(6):726-733.

[5] Choi JH,Lee MG,Cho JY,et al. Influence of OATP1B1 genotype on the pharmacokinetics of rosuvastatin in Koreans. Clin Pharmacol Ther,2008,83(2):251-257.

[6] Link E,Parish S,Armitage J,et al. *SLCO1B1* variants and statin-induced myopathy--a genome wide study. N Engl J Med,2008,359(8):789-799.

[7] Ferrari M,Guasti L,Maresca A,et al. Association between statin-induced creatine kinase elevation and genetic polymorphisms in *SLCO1B1* , ABCB1 and *ABCG2*. Eur J Clin Pharmacol,2014,70(5):539-547.

[8] Brunham LR,Lansberg PJ,Zhang L,et al. Differential effect of the rs4149056 variant in *SLCO1B1* on myopathy associated with simvastatin and atorvastatin. Pharmacogenomics J,2012,12(3):233-237.

[9] Carr DF,O'Meara H,Jorgensen AL,et al. *SLCO1B1* genetic variant associated with statin-induced myopathy:a proof-of-concept study using the clinical practice research data link. Clin Pharmacol Ther,2013,94(6):695-701.

[10] Wilke RA,Ramsey LB,Johnson SG,et al. The clinical pharmacogenomics implementation consortium:CPIC guideline for *SLCO1B1* and simvastatin-induced myopathy. Clin Pharmacol Ther. 2012;92(1):112-117.

第十章

药物基因组学与口服降糖药个体化治疗用药决策

第一节 概　述

　　糖尿病是一种因胰岛素绝对或相对不足,或者靶细胞对胰岛素敏感性降低引起的以糖代谢紊乱为主的慢性综合性疾病,其中 2 型糖尿病的发生是外周胰岛素抵抗和 β 细胞功能缺陷共同作用的结果。当糖尿病患者经过饮食和运动治疗以及糖尿病保健教育后,血糖的控制仍不能达到治疗目标时,需采用降糖药物进行治疗。降糖药可大致分为口服降糖药物和注射降糖药物。注射降糖药物有胰岛素及类似药物、GLP-1 受体激动剂等。目前常用的口服降糖药物按作用的机制可分为以下几类:磺酰脲类促泌剂、苯茴酸类衍生物促泌剂、二甲双胍类、噻唑烷二酮类衍生物增敏剂、α-葡萄糖苷酶抑制剂、DDP-4 酶抑制剂等。

　　药物基因组学是在药物遗传学基础上发展起来的新兴学科,是分子药理学与功能基因组学结合的产物。通过研究药物代谢、转运及药物作用受体相关基因的多态性对药物疗效的影响,指导临床合理用药,从而提高药物的疗效及安全性。近年来对临床用药药物基因组学的研究日益增多。随着糖尿病患病率的逐年升高,人们对糖尿病合理用药更加关注,这就促进了降糖药物基因组学的发展,越来越多的遗传变异被证实可以对降糖药的临床疗效或毒副反应进行预测。在治疗前对这些基因突变进行检测可以有助于医生合理选择药物。本章将对研究较为成熟,结果较为明确的可以应用于临床的口服降糖药个体化治疗进行介绍。有些药物虽然临床应用广泛,开展的研究也较多,但由于目前尚缺乏明确的可以预测它们疗效和毒副反应的遗传分子标志物,本章将不予介绍。

第二节　磺酰脲类促泌剂

　　磺酰脲类药物(sulfonylureas,SU)是应用最早、品种最多、临床应用也最广泛的口服降糖药。常用的有甲苯磺丁脲(tolbutamide,D860,甲糖宁)、氯磺丙脲(chlorpropamide)、格列本脲(glyburide,glibenclamide,优降糖)、格列吡嗪(glipizide,吡磺环己脲)、格列齐特(gliclazide,达美康)等。该类药物主要通过刺激胰岛β细胞的ATP敏感性钾通道,进而促进胰岛素的释放。ATP敏感性钾通道(K_{ATP}通道)是调节胰岛β细胞胰岛素分泌的关键部位。该通道是由内向整流钾通道(Kir6.2)与磺酰脲类受体(SUR)以4∶4的比例组合而成的八聚体。磺酰脲类药物通过与K_{ATP}通道上的SUR结合,进而关闭内向整流钾通道亚单位,使K^+外流,胰岛β细胞去极化,促进钙离子内流来刺激胰岛素的分泌。此外,该类药物还可加强胰岛素与其受体结合,解除胰岛素抵抗的作用,使胰岛素作用加强。

1.磺酰脲类药物临床应用的主要问题　磺酰脲类药物较多,其临床疗效、耐受性和不良反应都存在着显著的差异,因此临床使用该类药物时,应用剂量的波动范围很大。一方面,有研究报道,服用磺酰脲类降糖药(格列本脲)5年的无效率高达34%;另一方面,所有的磺酰脲类药物均可导致低血糖的不良反应。因此,如何选择合适的药物种类和应用剂量是该类药物在临床应用中面临的主要问题。

2.磺酰脲类临床药物基因组学研究　目前对磺酰脲类的药物基因组学研究主要集中在磺酰脲类受体和药物代谢酶两个方面。

磺酰脲类受体(SUR)是组成ATP敏感性钾通道的亚单位之一,包括了SUR1和SUR2两种亚型,其中SUR1主要分布在胰岛β细胞和神经元,是磺酰脲类药物发挥作用的重要靶点。编码SUR1的基因(ABCC8)位于11号染色体短臂15区1带(11p15.1)。ABCC8多态性可能会导致钾通道失活和胰岛素过度分泌,进而影响磺酰脲类药物的治疗效果。已有研究发现ABCC8的某些突变,例如,第16外显子上游的第三个碱基突变(16-3C/T)、第31外显子的沉默突变(Arg1273Arg)以及第33外显子的错义突变(Ser1369A1a)等可影响磺酰脲类药物的临床疗效。其中,研究最多的是16-3C/T多态性对疗效的影响。一项针对16-3C/T突变与磺酰脲类药物原发性失效的研究发现,与磺酰脲类药物有效组相比,原发性失效组16-3C/C基因型频率明显高于有效组。此外,一项在中国患者中开展的针对16-3C/T突变与格列齐特疗效的研究表明,携带16-3T/T基因型患者的糖化血红蛋白(HbAlc)及HOMA-B的改善程度明显高于携带16-3C/C及16-3C/T基因型的患者,说明携带16-3C等位基因的患者对磺酰脲类药物敏感性较低。另外,ABCC8的错义突变(SeI1369A1a;TCC/GCC)对磺酰脲药物的疗效也有显著的影响。一项针对1268名中国2型糖尿病患者的研究发现,携带ABCC81369Ala/Ala基因型的患者服用格列齐特8周后,与1369Ser/Ser基因型患者相比,其空腹血糖和餐后 2 小时后血糖的降低更为显著(32% vs 26%；28% vs 22%)，说明携有 G 等位基因的人群对磺酰脲类药物比较敏感，故临床上建议这部分患者可首选磺酰脲类药物治疗。

　　研究表明，磺酰脲类药物在人体内主要经过肝脏的细胞色素氧化酶 P-450 (CYP450)代谢，主要包括 CYP2C9、CYP2C19、CYP3A4 等。CYP450 是一类参与内源性和外源性化合物代谢的单加氧酶，与大部分药物及毒物的代谢有关。CYP2C9 是人肝微粒中主要的 CYP2C 同工酶，占人肝微粒 CYP450 蛋白总量的 20% 左右，仅次于 CYP3A4。据统计，目前约有四分之一的临床药物经过 CYP2C9 代谢，这其中包括了降糖药甲苯磺丁脲、格列本脲、格列美脲；抗痉挛药苯妥英；抗凝血药华法林等。编码 CYP2C9 的基因位于 10 号染色体，全长约为 55kb，包含 9 个外显子和 8 个内含子。研究表明，该基因具有高度遗传多态性，目前已发现 CYP2C9 存在 30 种等位基因，分别被命名为 CYP2C9 *1～*30。其中研究最多最普遍的有 3 种，分别为 CYP2C9 *1(野生型)、CYP2C9 *2 (R144C 突变)、CYP2C9 *3(I359L 突变)。CYP2C9 *2 和 CYP2C9 *3 是两种常见等位基因的突变体，其他突变如 CYP2C9 *4 非常罕见。此外，这些等位基因的突变频率在不同人种和不同民族间的分布存在极大的差异，例如，CYP2C9 *2 和 CYP2C9 *3 的发生频率在瑞典白种人中分别为 11% 和 7%；而 CYP2C9 *2 在中国、日本和韩国人中未见报道，CYP2C9 *3 在中国人群中的频率也仅为 1.7%～2.6%。与野生型(CYP2C9 *1)比较，大部分 CYP2C9 基因突变(如 CYP2C9 *2 和 CYP2C9 *3)会导致代谢酶活性呈现不同程度的降低。

　　CYP2C9 基因多态性对多种磺酰脲类降糖药的体内代谢均有显著影响。一项针对甲苯磺丁脲药代动力学的研究中显示，CYP2C9 *1/*3 与 CYP2C9 *1/*2 基因型患者的 AUC 分别比野生型 CYP2C9 *1/*1 分别升高 1.9 倍和 1.5 倍。更有研究发现，与 CYP2C9 *1/*1 患者相比，CYP2C9 *2/*2 突变纯合子对格列本脲的口服清除率仅降低了 10%，但 CYP2C9 *3/*3 突变纯合子患者的清除率则降低了 50%；此外，与 CYP2C9 *1/*1 和 CYP2C9 *1/*2 相比，CYP2C9 *1/*3 和 CYP2C9 *2/*3 基因型携带者格列本脲的 AUC 显著增加。由此可见，CYP2C9 *2 突变仅较小程度地降低了 CYP2C9 对格列本脲的代谢活性，而 CYP2C9 *3 突变位点可导致 CYP2C9 对格列本脲代谢活性的显著降低。90% 的格列吡嗪在肝脏经由 CYP2C9 进行羟化代谢生成降糖活性较弱的 3-羟基格列吡嗪和 4-羟基格列吡嗪。有研究表明，CYP2C9 *3 突变纯合子格列吡嗪的口服清除率仅为 CYP2C9 *1 野生型携带者的 20%，由此可见 CYP2C9 *3 突变对格列吡嗪的药代动力学有显著影响。研究还发现，CYP2C9 *1/*3 杂合型患者格列喹酮的 AUC 和清除率分别相当于野生型个体的 1.85 倍和 0.55 倍。

　　CYP2C9 *3 突变可显著降低酶对磺酰脲类药物的代谢活性,使得血药浓度升高,药物清除率降低,在增强药物疗效的同时,也增加了磺脲类药物所致低血糖发生的风险。有研究报道,146 例服用磺脲类药物的 2 型糖尿病患者中,13 例为 *CYP2C9* *1/*3 基因型携带患者,发生低血糖的为 7 例(54%)。此外,有研究表明,基因型为 *CYP2C9* *3 纯合子或 *CYP2C9* *3/*2 的患者服用磺酰脲类药物时发生低血糖的风险明显提高。故 *CYP2C9* *3 等位基因是诱发磺脲类产生低血糖不反应的关键因素之一。因此,糖尿病患者在使用主要经过 CYP2C9 代谢的磺脲类降糖药时,*CYP2C9* *3 等位基因携带者应适当调整给药剂量,以减少不良反应的发生。

　　除了 CYP2C9,另一参与磺酰脲类药物生物转化的代谢酶是 CYP2C19。CYP2C19 又称为 *S*-美芬妥英羟化酶,在体内可催化一部分临床药物的代谢,如 *S*-美芬妥英、苯巴比妥、奥美拉唑、甲苯磺丁脲、地西泮等。编码 CYP2C19 的基因位于 10 号染色体上,长约 90kb,包含 9 个外显子和 8 个内含子。研究发现,*CYP2C19* 基因也具有高度的遗传多态性,除了野生型等位基因 *CYP2C19* *1 外,还存在着 *CYP2C19* *2、*CYP2C19* *3、*CYP2C19* *4、*CYP2C19* *5、*CYP2C19* *6、*CYP2C19* *7、*CYP2C19* *17 等多种突变基因。这些突变使得 *CYP2C19* 产生 4 种代谢表型:即超快代谢型(UM,例如*1/*17,*17/*17)、快代谢型(EM,例如*1/*1)、中等代谢型(IM,例如*1/*2,*1/*3,*2/*17,)和慢代谢型(PM,*2/*2,*2/*3,*3/*3)。亚洲人群中较为常见的 2 个基因突变体为 *CYP2C19* *2 和 *CYP2C19* *3,其他 *CYP2C19* 的基因突变则较为罕见。研究发现,*CYP2C19* *2 突变可导致 5 号外显子第 681 位密码子发生 G 到 A 的碱基改变,从而形成一个异常的剪接点,导致形成无活性的酶。而 *CYP2C19* *3 等位基因导致 4 号外显子第 636 位密码子发生 G 到 A 的改变,提前产生终止密码,也使得酶活性大大降低。大量实验研究表明,不同种群之间 PM 的发生率存在着显著的差异,白种人 PM 发生率为 3%～5%,黄种人中 PM 的发生率高达 13%～23%;黑种人则介于白种人与黄种人之间,发生率为 18.5%左右。在黄种人中,PM 的发生率也存在显著的差异,如中国人发生率为 15%～17%,韩国人发生率为 13%,但是中国傣族人群和泰国人群中 PM 显著降低,与白种人的频率几乎相近。

　　对甲苯磺丁脲的代谢研究表明,除了 CYP2C9 参与其羟化作用外,约有 15%～22%的羟化代谢由 CYP2C19 完成。尽管在人类肝细胞微粒体中,CYP2C19 表达量比 CYP2C9 少,但在甲苯磺丁脲的代谢过程中仍起着重要的作用。格列吡嗪主要经过 CYP2C9 代谢,同时 CYP2C19 也参与其代谢。一项针对 *CYP2C9* 和 *CYP2C19* 基因多态性和格列吡嗪代谢差异的研究中,第一组

为 $CYP2C9*1/*1$ 和 $CYP2C19$ PMs,第二组为 $CYP2C9*1/*3$ 和 $CYP2C19$ PMs,第三组为 $CYP2C9*1/*3$ 和 $CYP2C19$ EMs,结果发现,第三组患者的 AUC 为第一组的两倍,并且口服清除率降低了51%,这说明了 $CYP2C9*3$ 突变可降低格列吡嗪的代谢;但在第二组和第三组中,$CYP2C9*3$ 突变并未使格列吡嗪的药代动力学参数产生显著差异;相对于第三组的 $CYP2C9*1/*3$ 基因型来说,第二组中 $CYP2C9*1/*1$ 的快代谢作用被抵消,提示 $CYP2C19$ PMs 与 $CYP2C9*3$ 突变可产生类似的效应,均可使格列吡嗪的代谢过程减慢。上述研究表明,$CYP2C19$ 也参与了某些磺脲类降糖药的代谢过程,其基因多态性与格列吡嗪等降糖药的药代动力学过程的个体差异有一定的关联性。

3. 磺酰脲类降糖药物个体化治疗建议 综上所述,目前已知可以预测磺酰脲类药物疗效的相关基因突变包括 $ABCC8$ 16-3C/T,$ABCC8$ 1369T/G,$CYP2C9*2$,$CYP2C9*3$,$CYP2C19*2$,$CYP2C19*3$ 等。因此,磺脲类个体化治疗方案可以根据上述基因突变的情况进行制订。首先对 $ABCC8$ 的基因多态性进行检测,$ABCC8$ 16-3C 等位基因携带者对磺酰脲类不敏感,应该优先考虑选择其他降糖药物;而 $ABCC8$ 1369G 等位基因携带者对磺酰脲类敏感性高,治疗效果优于 T 等位基因型患者,建议 1369G 等位基因人群首选磺酰脲类药物治疗。其次,通过对代谢酶 CYP2C9 和 CYP2C19 基因突变位点的检测,考虑给药剂量的调整。由于 $CYP2C9*2$ 在中国人群发生频率基本为零,因此不列入用药建议中;$CYP2C9*3$ 等位基因携带者和 CYP2C19 慢代谢者服用磺酰脲类药物,其血药浓度较野生型患者高,提高疗效的同时产生低血糖反应可能性也大,因此需减少磺酰脲类药物剂量,以免产生低血糖等的不良反应。磺酰脲类药物个体化用药方案总结于表 10-1。

表 10-1 磺酰脲类降糖药物个体化治疗方案

基因	基因型	临床意义及用药建议
$ABCC8$	16-3C/T CC	对磺酰脲类药物不敏感,建议改用其他种类降糖药物
	16-3C/T CT	对磺酰脲类药物不敏感,建议改用其他种类降糖药物
	16-3C/T TT	对磺酰脲类药物敏感,可首选此类药物
$ABCC8$	1369 Ser/Ser	对磺酰脲类药物不敏感,建议改用其他种类降糖药物
	1369 Ser/Ala	对磺酰脲类药物不敏感,建议改用其他种类降糖药物
	1369 Ala/Ala	对磺酰脲类药物敏感,可首选此类药物

续表

基因	基因型	临床意义及用药建议
CYP2C9	*1/*1	酶活性正常,可使用常规剂量磺酰脲类药物
	*1/*3	酶活性减弱,降低磺酰脲类药物的使用剂量
	*3/*3	酶活性基本丧失,应减量或是改用其他降糖药
CYP2C19	*2/*2、*2/*3、*3/*3	酶活性降低,降低磺酰脲类药物的使用剂量

第三节　苯茴酸类衍生物促泌剂

　　苯茴酸类衍生物促泌剂主要指格列奈类药物,代表药有瑞格列奈、那格列奈及米格列奈。与其他降糖药相比,这类药物能有效模拟生理胰岛素分泌,通过刺激早期胰岛素分泌来防止餐后血糖波动,能在体内产生类似生理性胰岛素分泌的模式;此外,还对胰岛 β 细胞具有保护作用,并且低血糖发生率低,临床上广泛使用。

　　格列奈类药物首先经由有机阴离子转运体 OATP1B1 摄入肝脏细胞后,再经药物代谢酶代谢、消除。瑞格列奈主要通过 CYP2C8 进行代谢;约 70％的那格列奈通过 CYP2C9 代谢,其余 30％通过 CYP3A4 及 CYP2D6 代谢。因此,编码上述转运体及药物代谢酶的基因多态性是影响格列奈类药物反应的关键因素。

　　1. 苯茴酸类药物临床应用的主要问题　苯茴酸类药物的药动学存在显著的个体差异,且这种个体间的差异可能对其疗效及不良反应的发生都产生影响。

　　2. 苯茴酸类临床药物基因组学研究　目前,格列奈类药物基因组学研究主要涉及药物代谢动力学相关基因,包括编码药物转运体的基因 SLCO1B1 和药物代谢酶的基因 CYP2C8 和 CYP2C9 等。

　　除了 CYP450 酶系之外,药物转运体是参与药物代谢的另一重要因素。有机阴离子转运多肽 OATP1B1 是有机阴离子转运家族中的重要成员之一,特异性分布于肝细胞基底膜,负责将药物从血液转运到肝脏细胞内,对药物清除起到重要作用。OATP1B1 参与多种临床药物如他汀类降脂药、降糖药物瑞格列奈、那格列奈以及二甲双胍等的转运。OATP1B1 由 SLCO1B1 基因编码,该基因位于 12 号染色体短臂 12 区 2 带(12p12.2),包括 15 个外显子和 14 个内含子,全长 10.86 kb。

SLCO1B 最常见、也是研究最多的单核苷酸多态性位点是 521T＞C 突变 (Val174Ala)，该突变位点在亚洲人群的频率为 16％左右。体外功能研究发现，*SLCO1B* 521T＞C 突变位于转运体跨膜区，可导致 OATP1B1 对底物转运活性的显著降低。研究表明，OATP1B1 为转运瑞格列奈进入肝细胞的主要载体，其遗传多态性是使瑞格列奈药动学产生个体间差异的主要原因。已有实验报道，521CC 突变纯合子与 CT 和 TT 基因型个体相比，瑞格列奈的 AUC 分别增高 107％和 188％。此外，一项针对中国人 *SLCO1B1* 521T＞C 变异与那格列奈代谢关系的研究也得到类似结果，521CC 和 TC 基因型个体的平均 AUC 分别比 TT 野生型纯合子高 108％和 82％。因此在临床用药时应该考虑到该基因多态性对药物代谢的影响作用，注意给药剂量。

编码 CYP2C8 的基因位于 10 号染色体长臂 243 区 33 带(10q243.33)，全长 33kb。目前已发现 20 多种多态位点，其中研究较多的有 3 种：即 *CYP2C8* *2 (Ile268Phe)、*CYP2C8* *3(Arg139Lys/Lys399Arg)和 *CYP2C8* *4(Ile264Met)。其中，*CYP2C8* *3 是第 139 位精氨酸变为赖氨酸与第 399 位赖氨酸变为精氨酸两个处于连锁不平衡的变异。体外实验显示，这些多态位点可导致 CYP2C8 对底物的催化活性降低，从而使其对底物的代谢减少。瑞格列奈通过肝脏代谢生成 7 种无活性代谢产物，CYP2C8 可参与其中两种代谢产物(M0 和 M-4OH)的生成。一项针对 *CYP2C8* 基因多态性与瑞格列奈代谢相关性的研究发现，服用瑞格列奈 7 小时后测定血浆药物浓度和血糖水平，与野生型相比，*CYP2C8* *3 突变携带者血浆药物清除率增高，*AUC* 下降 45 ％。另外，一项针对罗格列酮药物反应的研究表明，与野生型携带者比较，*CYP2C8* *3 纯合子携带者的 AUC 降低 36％，这些结果均说明该突变可增加体内 CYP2C8 的酶活性，与体外结果不一致，其原因还需进一步的研究。此外，若同时服用 CYP2C8 抑制剂吉非贝齐可延缓瑞格列奈的代谢，使其 AUC 骤增 8 倍，因此，在临床应用瑞格列奈时，需避免两药的合用，以免产生不良反应。

药物代谢酶 CYP2C9 的基因多态位点在上节内容中已经进行了详细介绍，此处不再赘述。已有研究发现，*CYP2C9* *3 变异携带者对那格列奈的清除率较野生型患者显著降低，其 *AUC* 是野生型的 2 倍；此外，当服用那格列奈的剂量高于 120mg 时，*CYP2C9* *3 纯合子发生低血糖的几率更大。

3. 苯茴酸类降糖药物个体化治疗建议　目前已知可以预测磺酰脲类药物疗效的相关基因突变包括 *SLCO1B1* 521C＞T，*CYP2C8* *3，*CYP2C9* *3。因此，苯茴酸类降糖药物个体化治疗方案可以根据上述基因突变的情况进行制订。首先，检测 *SLCO1B1* 521T＞C 突变位点，521CC 突变纯合子血药浓度升高，虽然可提高疗效但同时也增加了不良反应的发生，需考虑减少剂量或是改用其他类型的降糖药物。其次，*CYP2C8* *3 突变可增强代谢酶的活性，使得瑞格列奈代谢增快,血药浓度低于野生型患者,可适当增加给药剂量,以免治疗失败;*CYP2C9 *3* 等位基因携带者血药浓度较野生型高,产生低血糖反应可能性也大,需减少那格列奈的剂量,以免产生低血糖等的不良反应。苯茴酸类药物个体化用药方案总结于表 10-2。

表 10-2 苯茴酸类降糖药物个体化治疗方案

基因	基因型		临床意义及用药建议
OATP1B1	521T>C	TT	转运能力正常,可使用常规剂量的苯茴酸类药物
	521T>C	TC	转运能力减弱,降低苯茴酸类药物的使用剂量
	521T>C	CC	转运能力明显降低,应减量或是改用其他降糖药
CYP2C8	*1/*1		酶活性正常,可使用常规剂量瑞格列奈
	*1/*3		酶活性增强,可考虑增加瑞格列奈剂量
	*3/*3		酶活性增强,需增加瑞格列奈剂量
CYP2C9	*1/*1		酶活性正常,可使用常规剂量那格列奈
	*1/*3		酶活性减弱,降低那格列奈的使用剂量
	*3/*3		酶活性基本丧失,应减量或是改用其他降糖药

第四节 双胍类药物

本类药物主要通过促进外周组织摄取葡萄糖、抑制葡萄糖异生、降低肝糖原输出、延迟葡萄糖在肠道吸收等机制,由此达到降低血糖的作用。此外,还具有增加胰岛素受体、减低胰岛素抵抗的作用,具有改善脂肪代谢及纤维蛋白溶解、减轻血小板聚集作用,有利于缓解心血管并发症的发生与发展,因此是儿童、超重和肥胖型 2 型糖尿病患者的首选药物;也可用于 1 型糖尿病患者,可减少胰岛素用量;也可用于对胰岛素抵抗综合征的治疗。常用的药物有二甲双胍(格华止、美迪康)。与磺酰脲类药相比,它不会刺激胰岛 β 细胞分泌胰岛素,对正常人几乎无降糖作用,而对 2 型糖尿患者降血糖作用明显,很少引起低血糖。二甲双胍主要的不良反应是对胃肠道刺激比较大,应于进餐中或餐后服用。另外,肾功能损害患者禁用。

1. 二甲双胍临床应用的主要问题 二甲双胍的临床疗效、耐受性和不良反应在不同患者中的具有显著差异是临床用药的主要问题。有研究报道,在使用二甲双胍治疗的 2 型糖尿病患者中,约有三分之一的患者在治疗后未能降到理想的空腹血糖水平(6.7mmol/L);另一项大样本临床研究 UKPDS 的数据也表明,经过 3 年持续的二甲双胍配合饮食治疗后,达到理想的药效学指标(空腹血糖水平低于 7.8mmol/L 或 HbA1c 水平低于 7%)的 2 型糖尿病患者仅为 40%。此外,还有研究表明,约有 30% 的患者在服用正常剂量的二甲双胍时会出现较为明显的胃肠道反应,少数患者还会发生更为严重的乳酸性酸中毒。

2. 二甲双胍药物基因组学研究　　二甲双胍具有亲水性,口服吸收迅速,其生物利用度存在高达 70% 的个体差异。二甲双胍几乎不与血浆蛋白结合,在体内不经过肝脏代谢,药物以原形的形式通过尿液排出,肾小管分泌是二甲双胍在体内消除的主要途径。二甲双胍摄入肝细胞进而发挥降糖效应和经肾小管的清除均需通过药物转运体介导,有机阳离子转运体 OCTs 和有机阳离子 H^+ 反向转运体 MATEs 是参与其中最重要的药物转运体。目前关于二甲双胍的药物基因组学研究主要集中在引起这些转运体功能改变的基因多态位点与二甲双胍药物反应个体差异。

有机阳离子转运体 OCTs 有三种亚型即 OCT1,OCT2 和 OCT3,分别由 $SLC22A1\text{-}A3$ 基因编码,3 个基因均位于 6 号染色体长臂 25 区 3 带(6q25.3)。OCT1 和 OCT3 分布于肝血窦基底膜侧,负责从血中摄取二甲双胍进入肝细胞。已有研究表明,相较于 $SLC22A1$ 多态性,$SLC22A3$ 的一些编码区和内含子区域的基因多态对二甲双胍的临床效应影响较小,在此不做详细叙述。

体外实验首先证实 $SLC22A1$ 的多个基因突变,如 S61F、R61C、S189L、G220V、G401S、420Del 和 G465R 均可显著降低 OCT1 对二甲双胍的转运能力,并且这一结果在人体内的临床试验中得到进一步的验证,结果显示,R61C、G401S、420Del 和 G465R 的突变型纯合子和杂合子携带者与野生型携带者比较,具有较高的 AUC 和 C_{max} 值。进一步的研究还发现,这些 $SLC22A1$ 的基因多态位点还可影响二甲双胍的临床疗效。口服糖耐量实验显示,服用二甲双胍后,$SLC22A1$ 突变组各个时间点的血糖水平均高于野生型组。这些研究说明,携带 $SLC22A1$ 上述突变等位基因的个体转运二甲双胍进入肝细胞的能力显著降低,进一步影响药物药动学和药效学过程。但值得注意的是,$SLC22A1$ 遗传多态性对二甲双胍药物反应性在不同位点和不同种族的人群间存在一定的差异,说明还需要大样本的临床试验进行进一步的验证。

二甲双胍不经肝脏代谢和胆汁排泄,几乎全部以原形经过肾脏排泄。OCT2 分布在肾小管上皮基底膜侧,负责将二甲双胍转运至肾脏,OCT2 介导的肾脏排泄占其总量的 80%,因此,与 OCT1 比较,OCT2 对二甲双胍具有更强的转运活性,OCT2 转运效能的改变对二甲双胍的药物反应性的影响更大。

在 *OCT2* 的基因突变中,*SLC22A2* 808G＞T（A270S,rs 316019)在几个种族中的变异频率都较高,对其研究也是最多的。在韩国及中国人群的研究均表明,*SLC22A2* 808G＞T 突变可显著影响二甲双胍的体内药代过程,*SLC22A2* 808GT 和 TT 基因型患者其二甲双胍的 *AUC* 和 C_{max} 均高于 GG 野生型纯合子,但其肾清除率却是显著低于 GG 野生型纯合子。一项针对二甲双胍治疗相关不良反应的研究显示,*SLC22A2* 808 TT 突变纯合子高乳酸血症发病率比 GG 基因型高,并且还存在性别差异,携带 TT 基因型的女性患者更容易发生高乳酸血症。

除了 OCT1 之外,有机阳离子 H^+ 反向转运体 MATEs 的基因多态性是影响二甲双胍药代学及药效学的另一重要因素。MATEs 有两个亚型,即 MATE1 和 MATE2,分别由 *SLC47A1* 和 *SLC47A2* 基因编码,这两个基因均位于 17 号染色体短臂 11 区 2 带(17p11.2)。MATE1 在肝脏和肾脏近端小管刷状缘膜都有表达,可介导二甲双胍转运至肝脏和排泄到尿液。MATE2 分布于肾小管刷状缘膜,可能是将二甲双胍排泄到尿液中的主要转运体。研究发现,虽然 *SLC47A1* rs2289669G＞A 突变对二甲双胍药代动力学没有明显的影响,但与二甲双胍的疗效密切相关,该变异可影响服用二甲双胍后 HbA1C 的下降程度,每增加一个 A 等位基因可使 HbA1c 下降程度增加 0.3％以上。因此,携带 *SLC47A1* rs2289669A 等位基因的患者可考虑优先选择二甲双胍治疗。

3. 二甲双胍类降糖药物个体化治疗建议 目前研究较多的用于预测二甲双胍疗效的相关基因突变主要是五个转运体,即 OCT1、OCT2、OCT3、MATE1 和 MATE2 的一些功能突变位点,但预测效果较为确切的突变位点还不是很多。我们推荐患者用药前对 *SLC22A2* 808G＞T 和 *SLC47A1*rs2289669G＞A 突变进行检测,根据上述基因突变的情况制订用药方案。*SLC22A2* 808G＞T 等位基因携带者对二甲双胍消除能力降低,可导致血药浓度升高,虽然可提高药物疗效但也容易产生不良反应,应考虑减少药物用量或改用其他降糖药物;而 *SLC47A1*rs2289669A 等位基因携带者考虑优先选择二甲双胍治疗。二甲双胍类药物个体化用药方案总结于表 10-3。

表 10-3 二甲双胍降糖药物个体化治疗方案

基因	基因型	临床意义及用药建议
SLC22A2	808GG	转运能力正常,可使用常规剂量的二甲双胍
	808GT	转运能力减弱,降低二甲双胍的使用剂量或改用其他降糖药
	808TT	转运能力明显降低,不建议使用二甲双胍

续表

基因	基因型	临床意义及用药建议
MATE1	rs2289669 GG	可使用常规剂量二甲双胍
	rs2289669 GA	对二甲双胍敏感,建议首选常规剂量的二甲双胍
	rs2289669 AA	对二甲双胍敏感,建议首选常规剂量的二甲双胍

第五节　噻唑烷二酮类增敏剂

本类药物通过提高靶组织对胰岛素的敏感性,提高利用胰岛素的能力,改善糖代谢及脂质代谢,能有限降低空腹及餐后血糖。其降血糖机制尚未完全阐明,可能主要通过竞争性激活过氧化物酶增殖活化受体 γ(PPARγ),调节胰岛素反应性基因的转录来发挥降糖效应。单独使用一般不引起低血糖,常与其他类口服降糖药合用,能产生明显的协同作用。临床常用的药物有罗格列酮、吡格列酮。

1. 噻唑烷二酮类药物临床应用主要问题　噻唑烷二酮类药物的疗效及不良反应的发生均存在着显著的个体间差异。

2. 噻唑烷二酮类临床药物基因组学研究　针对噻唑烷二酮类的药物基因组学相关研究非常多,但很多研究结果缺乏一致性和重复性,因此,我们在此主要介绍药物代谢酶及作用靶点的基因多态位点对噻唑烷二酮类药物疗效的影响。研究已经证实,罗格列酮主要由 CYP2C8 代谢,极少量经 CYP2C9 代谢。*CYP2C8* 基因多态性的相关内容可参照本章前面的介绍,这次不再重复。一项针对罗格列酮药物反应的研究表明,与野生型携带者比较,*CYP2C8*3* 纯合子携带者的 *AUC* 降低 36%,而 *CYP2C8*3* 杂合子携带者的 *AUC* 仅降低 7%。

过氧化物酶增殖活化受体 PPARs 包括三个亚型:*PPARα*、*PPAR β/δ* 和 *PPARγ*。PPARγ 在哺乳动物的脂肪组织、血管平滑肌组织、心肌组织中均有表达。PPARγ 是噻唑烷二酮类药物的作用靶点。它可与所调节基因启动子上游的过氧化物酶体增生因子反应元件结合,对脂类和糖代谢、脂肪酸运输、脂肪细胞分化、癌发生和炎性反应等发挥转录调控作用。已有研究证实 *PPARγ* 基因多态性对罗格列酮降糖效果具有影响。研究发现,*PPARγ*Pro12Pro 野生型纯合子患者中对罗格列酮治疗产生应答的比率为 43.72%,而在 Pro12Ala 突变杂合子个体高达 86.67%,说明携带 *PPARγ*Pro12Ala 突变的 2 型糖尿病患者应用罗格列酮治疗时,可有更好的治疗效果。但是，$PPAR\gamma Pro12Ala$ 突变也是服用噻唑烷二酮类药物导致药源性水肿的危险因子，其风险值 OR＝4.42。这说明当受体敏感性增加时，不仅可加强治疗效果，还可能引发药物不良反应。

3. 噻唑烷二酮类药物的个体化用药方案　用于预测噻唑烷二酮类疗效的相关基因突变主要是代谢酶 CYP2C8 和其作用 $PPAR\gamma$ 的一些功能突变位点，但预测效果较为确切的突变位点还不是很多。我们推荐患者用药前对 $CYP2C8\ ^*3$ 和 $PPAR\gamma Pro12Ala$ 突变进行检测，根据上述基因突变的情况制订用药方案。$CYP2C8\ ^*3$ 突变可增强代谢酶的活性，使得罗格列酮代谢增快、血药浓度低于野生型的患者，可适当增加给药剂量，以免治疗失败；$PPAR\gamma Pro12Ala$ 等位基因携带者虽然可提高药物疗效但也容易有不良反应的产生，噻唑烷二酮类药物个体化用药方案总结于表 10-4。

表 10-4　噻唑烷二酮类降糖药物个体化治疗方案

基因	基因型	临床意义及用药建议
$PPAR\gamma$	Pro/Pro	对噻唑烷二酮类不敏感
	Pro/Ala	受体敏感性增强，可考虑减少罗格列酮的剂量
	Ala/Ala	受体敏感性增强，可考虑减少罗格列酮的剂量
	*1/*1	酶活性正常，可使用常规剂量罗格列酮
	*1/*3	酶活性增强，可考虑增加罗格列酮剂量

参 考 文 献

[1] Maruthur NM, Gribble MO, Bennett WL, et al. the pharmacogenetics of type 2 diabetes: a systematic review. Diabetes Care, 2014, 37(3): 876-886.

[2] Aquilante CL. Sulfonylureapharmacogenomics in Type 2 diabetes: the influence of drug target and diabetes risk polymorphisms. Expert Rev Cardiovasc Ther, 2010, 8 (3): 359-372.

[3] Manolopoulos VG, Ragia G, Tavridou A. Pharmacogenomics of oral antidiabetic medications: current data and pharmacoepigenomic perspective, Pharmacogenomics. Pharmacogenomics, 2011, 12(8): 1161-1191.

[4] Chen M, Hu C, Jia W. Pharmacogenomics of glinides. Pharmacogenomics, 2015, 16(1): 45-60.

[5] Kalliokoski A, Niemi M. Impact of OATP transporters on pharmacokinetics. Br J Pharmacol, 2009, 158(3): 693-6705.

[6] Arimany NC, Koepsell H, Pastor AM. Role of SLC22A1 polymorphic variants in drug

disposition, therapeutic responses, and drug-drug interactions. Pharmacogenomics, 2015, 15(6): 473-487.

[7] Pawlyk AC, Giacomini KM, McKeon C, et al. Metformin pharmacogenomics: current status and future directions. Diabetes, 2014, 63(8): 2590-2599.

[8] Wang L, Weinshilboum R. Metformin pharmacogenomics: biomarkers to mechanisms. Diabetes, 2014, 63(8): 2609-2610.

[9] Della MD, Palmirotta R, Rehni AK, et al. Pharmacogenomics and pharmacogenetics of thiazolidinedione's: role in diabetes and cardiovascular risk factors. Pharmacogenomics, 2014, 5(16): 2063-2082.

[10] Van LN, Swen JJ, Guchelaar HJ, et al. The role of pharmacogeneticsin drug disposition and response of oral glucose-lowering drugs. Clin Pharmacokinet, 2013, 52 (10): 833-854.

第十一章

药物基因组学与消化系统疾病
药物个体化治疗用药决策

第一节 概 述

消化系统疾病是危害人类健康的常见病,其用药较为复杂,包括抗消化性溃疡药、助消化药、止吐药、泻药、止泻药和利胆药等多类药物。消化系统疾病的药物基因组学研究也是一个热点,但目前研究较为广泛的是消化性溃疡类的质子泵抑制剂。

第二节 质子泵抑制剂

质子泵抑制剂(proton pump inhibitors,PPIs)是 H^+/K^+-ATP 酶抑制剂,其通过阻滞 H^+/K^+ 交换达到抑制胃酸分泌。质子泵抑制剂因其抑酸作用强、特异性高、持续时间长等特点而广泛应用于临床酸相关性疾病的治疗,如消化性溃疡、根除幽门螺杆菌、卓-艾综合征、胃食管反流病、上消化道出血等。临床上常用的质子泵抑制剂有奥美拉唑、兰索拉唑、泮托拉唑、埃索美拉唑、雷贝拉唑等。

1. 质子泵抑制剂临床应用的主要问题 质子泵抑制剂广泛应用于临床酸相关疾病的治疗。然而 PPIs 在药代动力学方面存在较大的个体差异,使得10%~20%的患者治疗无效或发生不良反应。

2. 质子泵抑制剂临床药物基因组学研究 质子泵抑制剂(如奥美拉唑、兰索拉唑、泮托拉唑、埃索美拉唑等)主要在肝脏内经 CYP2C19 和 CYP3A4 代谢。奥美拉唑主要经 CYP2C19 代谢转化为 5-羟基-奥美拉唑,5-羟基-奥美拉唑在 CYP3A4 的代谢下进一步转化为 5-羟基-奥美拉唑砜;奥美拉唑也可经 CYP3A4 直接代谢成奥美拉唑砜,奥美拉唑砜再在 CYP2C19 的作用下转化为5-羟基-奥美拉唑砜。埃索美拉唑代谢途径与奥美拉唑类似。奥美拉唑与埃索美拉唑同时也是 CYP2C19 的抑制剂。长期使用奥美拉唑、埃索美拉唑可抑制 CYP2C19 酶活性，使其底物代谢减慢，血药浓度增加。兰索拉唑主要被 CYP2C19 和 CYP3A4 代谢成 5-羟基-兰索拉唑和兰索拉唑砜。泮托拉唑主要被 CYP2C19 代谢成 5-羟基-泮托拉唑，继而被磺基转移酶转化为泮托拉唑硫酸盐；泮托拉唑也可被 CYP3A4 代谢成泮托拉唑砜。雷贝拉唑主要通过非酶途径代谢转化为硫醚化合物；雷贝拉唑少部分也可通过 CYP2C19 和 CYP3A4 代谢转化为去甲基雷贝拉唑或雷贝拉唑砜。

CYP2C19 基因多态性可影响质子泵抑制剂的代谢。在 *CYP2C19* 快代谢人群中奥美拉唑、兰索拉唑和泮托拉唑的代谢清除率高于 *CYP2C19* 慢代谢人群。在 *CYP2C19* 慢代谢人群与中间代谢型人群中奥美拉唑和兰索拉唑的 *AUC* 均比 *CYP2C19* 快代谢人群高（4～15 倍，$P<0.05$；2～3 倍，$P<0.05$）。*CYP2C19* 慢代谢人群泮托拉唑的 *AUC* 比 *CYP2C19* 快代谢型人群和中间代谢型人群高（约 6 倍，$P<0.05$）。而在 *CYP2C19* 超快代谢人群中，质子泵抑制剂血药浓度显著降低。与 *CYP2C19* 快代谢型人群相比，在 *CYP2C19* 超快代谢人群奥美拉唑血药浓度减少了约 40%。雷贝拉唑只有少部分被 CYP2C19 代谢，因此其血药浓度不受 *CYP2C19* 基因型的影响。

CYP2C19 基因多态性影响质子泵抑制剂的代谢，进而可能影响其疗效和不良反应。多项研究均证实 *CYP2C19* 基因多态性与胃食管反流病疗效相关。在胃食管反流病中，每天给予兰索拉唑 30mg/d，连续 8 周，消化道黏膜损伤治愈率在 *CYP2C19* 快代谢型中只有 45%，而 *CYP2C19* 慢代谢型治愈率高达 84.6%，且有研究发现在 *CYP2C19* 快代谢型的患者中，胃食管反流病的复发率也较高。*CYP2C19* 基因多态性也能影响幽门螺杆菌根除率。基于荟萃分析的结果，奥美拉唑和兰索拉唑标准剂量的三联疗法的疗效与 *CYP2C19* 基因型显著相关，奥美拉唑方案在 *CYP2C19* 慢代谢型患者中根除率要高于 *CYP2C19* 快代谢型患者和中间代谢型患者（$OR=4.03$，$P=0.0001$）。在对溃疡病的治疗中，奥美拉唑、兰索拉唑、泮托拉唑以及埃索美拉唑抑酸效果为慢代谢型＞中间代谢型＞快代谢型。雷贝拉唑因受 *CYP2C19* 代谢少，故疗效不受 *CYP2C19* 基因多态性影响。

3. 质子泵抑制剂的个体化治疗建议　应利用现有的药理遗传学和药物基因组学研究数据指导质子泵抑制剂物治疗，能潜在的改善治疗反应和减少不良事件的发生（表 11-1、表 11-2、表 11-3、表 11-4）。

表 11-1　基于 *CYP2C19* 基因型指导奥美拉唑用药

基因型	表型	临床意义	个体化治疗建议
*1/*17, *17/*17（至少携带 1 个获得性突变功能等位基因）	超快代谢型（UM）	加快对奥美拉唑的代谢	幽门螺杆菌根除治疗治疗中，有可能导致治疗无效，建议增加 1～2 倍的给药剂量
*1/*1（携带两个功能等位基因）	快代谢型（EM）	正常代谢奥美拉唑	给予临床常规推荐剂量治疗，治疗效果不如慢代谢型好。根据患者的疗效反应，可以适当增加给药剂量
*1/*2, *1/*3（携带一个功能等位基因和一个活性降低的功能等位基因）	中等代谢型（IM）	对奥美拉唑代谢减慢	给予临床常规推荐剂量治疗
*2/*2, *2/*3, *3/*3（携带两个活性降低的功能等位基因）	慢代谢型（PM）	对奥美拉唑代谢能力弱，血药浓度高，毒性反应发生风险可能增加	给予临床常规推荐剂量治疗，效果较好，但有可能导致不良反应发生的风险增加

表 11-2　基于 *CYP2C19* 基因型指导埃索美拉唑用药

基因型	表型	临床意义	个体化治疗建议
*1/*17, *17/*17（至少携带 1 个获得性突变功能等位基因）	超快代谢型（UM）	加快对埃索美拉唑的代谢	幽门螺杆菌根除治疗中，有可能导致治疗无效，建议增加 0.5～1 倍的给药剂量
*1/*1（携带两个功能等位基因）	快代谢型（EM）	正常代谢埃索美拉唑	给予临床常规推荐剂量治疗，治疗效果不如慢代谢型好。根据患者的疗效反应，可以适当增加给药剂量
*1/*2, *1/*3（携带一个功能等位基因和一个活性降低的功能等位基因）	中等代谢型（IM）	对埃索美拉唑代谢减慢	给予临床常规推荐剂量治疗
*2/*2, *2/*3, *3/*3（携带两个活性降低的功能等位基因）	慢代谢型（PM）	对埃索美拉唑代谢能力弱，血药浓度高，毒性反应发生风险可能增加	给予临床常规推荐剂量治疗，效果较好，但有可能导致不良反应发生的风险增加

表 11-3 基于 *CYP2C19* 基因型指导泮托拉唑用药

基因型	表型	临床意义	个体化治疗建议
*1/*17,*17/*17（至少携带 1 个获得性突变功能等位基因）	超快代谢型(UM)	加快对泮托拉唑的代谢	幽门螺杆菌根除治疗中,有可能导致治疗无效,建议增加 4 倍的给药剂量
*1/*1（携带两个功能等位基因）	快代谢型(EM)	正常代谢泮托拉唑	给予临床常规推荐剂量治疗,治疗效果不如慢代谢型好。根据患者的疗效反应,可以适当增加给药剂量
*1/*2,*1/*3（携带一个功能等位基因和一个活性降低的功能等位基因）	中等代谢型(IM)	对泮托拉唑代谢减慢	给予临床常规推荐剂量治疗
*2/*2,*2/*3,*3/*3（携带两个活性降低的功能等位基因）	慢代谢型(PM)	对泮托拉唑代谢能力弱,血药浓度高,毒性反应发生风险可能增加	给予临床常规推荐剂量治疗,效果较好,但有可能导致不良反应发生的风险增加

表 11-4 基于 *CYP2C19* 基因型指导兰索拉唑用药

基因型	表型	临床意义	个体化治疗建议
*1/*17,*17/*17（至少携带 1 个获得性突变功能等位基因）	超快代谢型(UM)	加快对兰索拉唑的代谢	幽门螺杆菌根除治疗中,有可能导致治疗无效,建议增加 4 倍的给药剂量
*1/*1（携带两个功能等位基因）	快代谢型(EM)	正常代谢兰索拉唑	给予临床常规推荐剂量治疗,治疗效果不如慢代谢型好。根据患者的疗效反应,可以适当增加给药剂量
*1/*2,*1/*3（携带一个功能等位基因和一个活性降低的功能等位基因）	中等代谢型(IM)	对兰索拉唑代谢减慢	给予临床常规推荐剂量治疗
*2/*2,*2/*3,*3/*3（携带两个活性降低的功能等位基因）	慢代谢型(PM)	对兰索拉唑代谢能力弱,血药浓度高,毒性反应发生风险可能增加	给予临床常规推荐剂量治疗,效果较好,但有可能导致不良反应发生的风险增加

参 考 文 献

［1］Hagymási K,Müllner K,Herszényi L,et al. Update on the pharmacogenomics of proton pump inhibitors. Pharmacogenomics,2011,12(6):873-888.

［2］Lima JJ,Franciosi JP. Pharmacogenomic testing:the case for *CYP2C19* proton pumps inhibitor gene-drug pairs. Pharmacogenomics,2014,15(11):1405-1416.

［3］Gardiner SJ,Begg EJ. Pharmacogenetics,drug-metabolizing enzymes,and clinical practice. Pharmacol Rev,2006,58(3):521-590.

［4］Padol S,Yuan Y,Thabane M,et al. The effect of *CYP2C19* polymorphisms on H. pylori eradication rate in dual and triple first-line PPI therapies:a meta-analysis. Am J Gastroenterol,2006,101(7):1467-1475.

［5］Zhao F,Wang J,Yang Y,et al. Effect of *CYP2C19* genetic polymorphisms on the efficacy of proton pump inhibitor-based triple therapy for Helicobacter pylori eradication:a meta-analysis. Helicobacter,2008,13(6):532-541.

［6］Swen JJ,Nijenhuis M,de Boer A,et al. Pharmacogenetics:from bench to byte—an update of guidelines. Clin Pharmacol Ther,2011,89(5):662-673.

［7］Swen JJ,Wilting I,de Goede AL,et al. Pharmacogenetics:from bench to byte. Clin Pharmacol Ther,2008,83(5):781-787.

［8］Kim T,Han N,Sohn M,et al. Pharmacogenomic biomarker information in FDA-approved paediatric drug labels. Basic Clin Pharmacol Toxicol,2015,16(5):438-444.

［9］Hokimoto S,Akasaka T,Tabata N,et al. Impact of esomeprazole on platelet reactivity and clinical outcome according to *CYP2C19* genotype in coronary heart disease patients during dual antiplatelet therapy. Thromb Res,2015,135(6):1081-1086.

［10］Wang ZY,Chen M,Zhu LL,et al. Pharmacokinetic drug interactions with clopidogrel:updated review and risk management in combination therapy. Ther Clin Risk Manag,2015,11:449-467.

第十二章

药物基因组学与抗神经精神病
药物个体化治疗用药决策

第一节 概　述

抗神经精神病药物基因组学是药物基因组学研究领域的热点方向。从三环类抗抑郁药的药物基因组学研究开始，到现在神经精神疾病中的几乎所有药物均有药物基因组学研究报道。美国 FDA 建议需要通过药物基因组学研究指导用药的 140 余种药物中，抗神经精神病药物总数排在第二，仅次于肿瘤药物。

第二节　抗癫痫药物

一、芳香族抗癫痫药物

（一）卡马西平

卡马西平（carbamazepine）是一种有效的广谱抗癫痫药，对精神运动性发作最有效，对大发作、局限性发作、和混合型癫痫也有效。它可以减轻患者精神异常，对伴有精神症状的癫痫患者尤为适宜。卡马西平也用于治疗三叉神经痛、急性躁狂症以及预防双相情感障碍等精神疾病。卡马西平主要抑制细胞膜对 Na^+ 的通透性而发挥作用。该药可稳定过度兴奋的神经细胞膜，抑制反复的神经放电，减少突触对兴奋冲动的传递。通过封闭电压依从性钠离子通道，抑制儿茶酚胺的积累和谷氨酸的释放起抗癫痫作用；通过抑制多巴胺和去甲肾上腺素的积累抗躁狂。

1. 卡马西平临床应用的主要问题　超过 10% 使用卡马西平的患者会发生皮肤型药物不良反应（cutaneous adverse drug reactions，cADRs），包括轻度的斑丘疹（maculopapular exanthema，MPE）、多形性红斑（erythema multi-

forme,EM)、药物超敏综合征（drug-induced hypersensitivity syndrome,HSS）以及严重危及生命的史蒂文斯-约翰逊综合征（stevens-Johnson,SJS,皮肤损害面积<10%）、中毒性表皮坏死松解症（toxic epidermal necrolysis,TEN,皮肤损害面积>30%）、急性泛发性发疹性脓疱病（acute generalizedexanthematous pustulosis,AGEP）。

2. 卡马西平药物基因组学研究　在中国汉族人群中研究发现,卡马西平引起的严重皮肤不良反应 SJS/TEN 与人类白细胞抗原 *HLA-B*1502* 等位基因存在强关联。在泰国、马来西亚人群中,也证实携带 *HLA-B*1502* 等位基因的人群使用卡马西平发生皮肤不良反应的风险显著增加。亚洲人群使用卡马西平发生皮肤不良反应风险的危险度优势比（OR）为 113.4（95% CI=51.2～251.0,$P < 1 \times 10^{-5}$),即携带 *HLA-B*1502* 等位基因人群发生 SJS/TEN 的危险度是非携带人群的 113.4 倍。亚洲人群携带 *HLA-B*1502* 等位基因的比例最高,而在欧美、非洲人群中该基因较为罕见。

同时也有研究表明,携带人类白细胞抗原 *HLA-A*3101* 等位基因的人群发生超敏综合征、斑丘疹的风险显著增加。McCormack M 等在欧洲人群中比较了卡马西平引起超敏综合征患者和健康对照人群的基因型,发现卡马西平引起的超敏综合征与携带 *HLA-A*3101* 等位基因之间存在强相关性。研究显示 *HLA-A*3101* 等位基因既不是发生卡马西平过敏的必要条件,也不足以引起这种过敏反应,但可显著增加过敏风险。在欧洲患者中,*HLA-A*3101* 等位基因预测卡马西平过敏的敏感性为 26%,特异性为 96%。如果卡马西平过敏在所有欧洲人中的发生率接近 5%,则携带 *HLA-A*3101* 等位基因会使过敏的绝对风险增加至 26%,而不携带这种基因则会使绝对风险降至 3.8%。因此每筛查 83 例欧洲患者,可预防 1 例卡马西平过敏。该等位基因在欧洲人群中有 2%～5%,中国汉族人群中约有 2%。

3. 卡马西平的个体化治疗建议　卡马西平适用于未携带 *HLA-B*1502* 和 *HLA-A*3101* 的患者;若患者携带 *HLA-B*1502* 和 *HLA-A*3101*,发生皮肤型药物不良反应的风险显著增加,且有可能发生致命性 SJS/TEN,因此建议优先选择其他药物治疗（表 12-1）。

（二）苯妥英

苯妥英（phenytoin）临床常用于抗癫痫、治疗外周神经痛以及抗心律失常。苯妥英能阻止大脑神经元高频放电向病灶周围正常脑组织的扩散,但不能抑制癫痫病灶的高频放电。研究显示该药对大脑皮层运动区有高度选择性抑制,防止异常放电的传播。苯妥英对各种组织的可兴奋膜,包括神经元和心肌细胞膜有稳定作用,其机制是降低细胞膜对 Na^+ 和 Ca^{2+} 的通透性,

减少 Na^+ 和 Ca^{2+} 的内流,延缓 K^+ 外流,从而延长不应期,稳定细胞膜,降低兴奋性。

表 12-1　基于 *HLA-A* 和 *HLA-B* 基因型指导卡马西平用药

基因型	表型	个体化治疗建议
不携带 *HLA-B*1502* 和不携带 *HLA-A*3101*	使用卡马西平发生皮肤不良反应的风险较低	使用卡马西平治疗
至少携带一个 *HLA-B*1502* 等位基因或至少携带一个 *HLA-A*3101* 等位基因	使用卡马西平发生皮肤不良反应的风险高	不建议使用卡马西平治疗;如果患者使用卡马西平已超过 3 个月,没有发生皮肤不良反应,则可考虑继续使用卡马西平

注:①与卡马西平结构类似的其他芳香族抗癫痫药物,如苯妥英、磷苯妥英、苯巴比妥、扑米酮、奥卡西平、醋酸艾司利卡西平、拉莫三嗪等,发生皮肤不良反应亦可能与 *HLA-B*1502* 和 *HLA-A*3101* 有关,因此携带 *HLA-B*1502* 和 *HLA-A*3101* 患者亦不建议使用上述药物。②若携带 *HLA-B*1502* 和 *HLA-A*3101* 患者已使用卡马西平超过 3 个月,则可考虑继续使用卡马西平,因为在最初治疗的几个月时皮肤不良反应发生的风险最高。

1. 苯妥英临床应用的主要问题　临床上约 5% 使用苯妥英的患者会发生类似卡马西平引起的皮肤型药物不良反应,如史蒂文斯-约翰逊综合征(SJS)/中毒性表皮坏死松解症(TEN)。此外苯妥英治疗窗窄,口服给药药动学过程差异较大,使其疗效和非皮肤不良反应副作用存在显著个体差异。

2. 苯妥英药物基因组学研究　苯妥英与卡马西平均为芳香族抗癫痫药物,具有相似的化学结构,临床上有出现交叉阳性反应的报道。研究也发现苯妥英引起的皮肤型药物不良反应 SJS/TEN 与 *HLA-B*1502* 等位基因关系密切。在亚洲人群中,多项研究报道证实 *HLA-B*1502* 等位基因是导致苯妥英引起 SJS/TEN 的重要因素,但弱于 *HLA-B*1502* 等位基因对卡马西平引起的 SJS/TEN 的作用。荟萃分析研究表明 *HLA-B*1502* 等位基因检测苯妥英皮肤反应的敏感性为 36.6%,特异性为 87.2%,提示其他因素也可能参与苯妥英导致的皮肤反应。也有研究表明 *HLA-B*1301* 参与了苯妥英引起的皮肤反应。

除了 *HLA-B*1502* 等位基因导致苯妥英引起皮肤不良反应外,研究发现 *CYP2C9* 多态性(*CYP2C9*3*)是导致苯妥英口服后药动学过程差异大的主要因素,与苯妥因引起的非皮肤不良反应(如神经毒性等)显著相关。苯妥英在体内通过 CYP2C9 和 CYP2C19 代谢,其中 70%~90% 由 CYP2C9 经 4-羟化代谢为 4-羟苯妥英而失活。*CYP2C9*3* 突变导致酶活性降低,苯妥因代谢减弱,血药浓度增加,非皮肤不良反应发生风险增加。有研究表明在营养良好的癫痫患者中,苯妥英血药浓度在 $CYP2C9*1/*1$ 野生型中为 1.1mg/L±0.72mg/L,$CYP2C9*1/*3$ 突变杂合子基因型中为 3.1mg/L±0.62mg/L,$CYP2C9*3/*3$ 突变纯合子基因型中为 4.3mg/L±1.76mg/L;而在营养不良的癫痫患者中,苯妥英血药浓度在 $CYP2C9*1/*1$ 野生型中为 2.5mg/L±0.52mg/L,$CYP2C9*1/*3$ 突变杂合子基因型中为 4.3mg/L±1.76mg/L,$CYP2C9*3/*3$ 突变纯合子基因型中为 8.2mg/L±1.08mg/L。

3. 苯妥英的个体化治疗建议　在使用苯妥英前,应进行 $HLA\text{-}B*1502$ 等位基因检测,对携带 $HLA\text{-}B*1502$ 等位基因型的人群,不建议使用苯妥英;对未携带 $HLA\text{-}B*1502$ 等位基因型的人群,进一步检测 $CYP2C9*3$ 多态性,调整苯妥英给药剂量(表 12-2)。

$CYP2C9*1/*1$ 野生型患者,给予常规剂量治疗;$CYP2C9*1/*3$ 突变杂合子基因型人群,给予 75% 常规剂量治疗,7~10 天后采用治疗药物监测(Therapeutic drug monitoring,TDM)调整苯妥英的给药剂量,警惕共济失调、眼球震颤等神经毒性反应;$CYP2C9*3/*3$ 突变纯合子基因型人群,给予 50% 常规剂量治疗,7~10 天后采用 TDM 调整苯妥英的给药剂量,警惕共济失调、眼球震颤等神经毒性反应。

表 12-2　基于 $HLA\text{-}B$ 和 $CYP2C9$ 基因型指导苯妥英用药

基因型	给药建议	
	不携带 $HLA\text{-}B*1502$ 等位基因	携带 $HLA\text{-}B*1502$ 等位基因
$CYP2C9*1/*1$	给予常规剂量治疗	SJS/TEN 发生风险增加,不建议使用苯妥英治疗;若患者使用苯妥英已超过 3 个月,没有发生皮肤不良反应,则可考虑继续使用苯妥英;与苯妥英结构类似的其他芳香族抗癫痫药物亦不建议使用
$CYP2C9*1/*3$	给予 75% 常规剂量治疗,7~10 天后采用 TDM 调整苯妥英的给药剂量,警惕共济失调、眼球震颤等神经毒性反应	
$CYP2C9*3/*3$	给予 50% 常规剂量治疗,7~10 天后采用 TDM 调整苯妥英的给药剂量,警惕共济失调、眼球震颤等神经毒性反应	

注:$CYP2C9$ 基因其他功能意义的突变,如 $CYP2C9*2$ 也能影响苯妥英的代谢。但 $CYP2C9*2$ 在东亚人群中突变极低,目前未见有关于在东亚人群中检测到 $CYP2C9*2$ 的权威报道。

(三) 丙戊酸

丙戊酸(valproic acid)是一种不含氮的广谱抗癫痫药,为治疗癫痫的常用药物之一,对各种类型的癫痫都有一定疗效。丙戊酸抑制脑内 γ-氨基丁酸(γ-aminobutyric acid,GABA)转氨酶活性,减缓 γ-氨基丁酸的代谢,使体内 γ-氨基丁酸蓄积增多。同时丙戊酸还可提高神经突触后膜对 γ-氨基丁酸的敏感性,从而增强对神经突触后膜的抑制作用,阻止病灶异常放电的扩散。此外丙戊酸也能抑制神经细胞膜的离子通道(减少 Na^+ 内流和 K^+ 外流)。

1. 丙戊酸临床应用的主要问题　丙戊酸用药剂量和血药浓度存在显著的个体差异,部分患者即使使用较小剂量的丙戊酸,其血药浓度也会超过有效血药浓度范围;且少数使用丙戊酸的患者会发生胰腺炎、肝衰竭、高氨血症脑病等严重不良反应,甚至死亡。

2. 丙戊酸药物基因组学研究　丙戊酸在体内主要是通过肝脏代谢:50%通过结合反应被尿苷二磷酸葡萄糖醛酸转移酶(UDP-glucuronosyl-transferases,UGTs),如 UGT1A6、UGT1A9、UGT2B7,代谢为无活性的产物;40%通过线粒体 β 氧化;约 10%通过 P450 酶代谢,如 CYP2C9、CYP2C19、CYP2A6、CYP2B6。少部分以原形药的形式从肾脏中排除。目前对 UGT_S 和 CYP450 酶多态性对丙戊酸血药浓度的影响有较多的报道,但大多数研究均为单基因单位点,且样本量较小,均不能较好的解释丙戊酸血药浓度的个体差异。

FDA 在药品说明书指出丙戊酸禁止在尿素循环障碍(urea cycle disorders,UCD)的患者中使用。尿素循环障碍的患者,使用丙戊酸容易导致致命性的高氨血症脑病等严重的不良反应。尿素循环障碍是一种罕见的遗传病,与氨基甲酰转移酶 1(carbamoyl-phosphate synthetase 1,CPS1)和鸟氨酸氨基甲酰转移酶(ornithine transcarbamylase,OTC)缺陷有关。FDA 说明书还提到丙戊酸禁止在有线粒体疾病的患者中使用。有线粒体疾病的患者:在由线粒体 DNA 聚合酶 γ(mitochondrial DNA polymerase γ,POLG)基因突变引起的遗传性神经代谢综合征(如 Alpers-Huttenlocher 综合征等)患者中,丙戊酸诱发急性肝衰竭和造成死亡的风险增加,丙戊酸禁用于已知有 POLG 突变所致线粒体疾病的患者和临床上怀疑有线粒体疾病的两岁以下儿童。导致丙戊酸毒副反应相关的 POLG 突变,主要为 c. 1399G＞A(p. A467T)和 c. 2243G＞C(p. W748S)两个点突变。A467T 和 W748S 突变使得 POLG 酶的活性降低,导致肝细胞线粒体 DNA 含量、能量合成的缺陷,使用丙戊酸治疗后易诱发急性肝衰竭或死亡。

3. 丙戊酸个体化治疗建议　在 UCD 患者和 POLG 突变的患者中,不建议使用丙戊酸治疗(表 12-3)。

表 12-3 基于基因型指导丙戊酸用药

基因	突变	个体化治疗建议
CPS1	缺陷	不建议使用丙戊酸治疗
OTC	缺陷	不建议使用丙戊酸治疗
POLG	A467T、W748S	不建议使用丙戊酸治疗

二、长效苯二氮䓬类抗癫痫药物

氯巴占（clobazam,CLB）为新型 1,5-苯二氮䓬类化合物,具有抗焦虑、抗惊厥、抗电休克作用等,其治疗安全范围比地西泮、苯巴比妥、丙戊酸钠宽。氯巴占及其代谢产物 N-去甲基氯巴占通过对 γ-氨基丁酸 A 型受体（GABAA 受体）的正性异构调节,来调节 γ-氨基丁酸能的神经传递,并且增加 γ-氨基丁酸 A 型受体和谷氨酸载体表达。氯巴占临床常用于治疗对其他抗癫痫药无效的难治性癫痫,尤其是对复杂部分性发作继发全身性发作和兰诺克斯综合征（Lennox-Gastaut syndrome,LGS）综合征效果更好。

1. 氯巴占临床应用的主要问题 2013 年 12 月,FDA 警告氯巴占能诱发罕见的且致死性的皮肤反应 SJS/TEN,接受治疗的前 8 周或停药后再次用药时出现严重皮肤反应的风险较大。此外氯巴占治疗个体差异较大,常导致患者治疗反应的不同。

2. 氯巴占临床药物基因组学研究 氯巴占大部分经肝代谢,在 CYP3A4、CYP2C19 和 CYP2B6 代谢酶的作用下脱甲基为活性代谢产物 N-去甲基氯巴占（N-desmethylclobazam,N-CLB）。N-去甲基氯巴占,进一步被 CYP2C19 代谢清除。*CYP2C19* 基因多态性能显著影响氯巴占、N-去甲基氯巴占的代谢,进而影响到药物疗效或毒性反应。研究发现与 *CYP2C19* 野生型（*1/*1）比较,*CYP2C19* 突变纯合子（*2/*2 + *2/*3 + *3/*3）对氯巴占、N-去甲基氯巴占清除率分别降低 18.1%、84.9%。也有研究显示,氯巴占和 N-去甲基氯巴占血药浓度与氯巴占给药剂量的比值,在 *CYP2C9* 野生型（*1/*1）、突变杂合子（*1/*2 或 *1/*3）、突变纯合子（*2/*2, *3/*3, or *2/*3）中,分别为 3.1、4.9、21.6（μg/ml）/（mg/kg）。

3. 氯巴占个体化治疗建议 应利用现有的药理遗传学和药物基因组学研究数据指导氯巴占的治疗,能潜在的改善治疗反应（表 12-4）。

表 12-4　基于 *CYP2C19* 基因型指导氯巴占用药

基因型	表型	临床意义	个体化治疗建议
*1/*1(携带两个功能等位基因)	快代谢型(EM)	正常代谢氯巴占	给予临床常规推荐剂量治疗
*1/*2,*1/*3(携带一个功能等位基因和一个活性降低的功能等位基因或携带1个获得性突变功能等位基因和1个活性降低的功能等位基因)	中等代谢型(IM)	对氯巴占代谢减慢	给予 50％的临床常规推荐剂量治疗,随后利用滴定法测量响应,逐渐增加剂量,达到最佳有效给药剂量
*2/*2,*2/*3,*3/*3(携带两个活性降低的功能等位基因)	慢代谢型(PM)	对氯巴占代谢能力弱,血药浓度高	建议使用 20％～25％的临床常规推荐剂量治疗,随后利用滴定法测量响应,逐渐增加剂量,达到最佳有效给药剂量

注:①未有在 *CYP2C19* 超快代谢者中进行氯巴占的研究数据,但根据 *CYP2C19* 超快代谢酶活力的推测,建议增加初始给药剂量或不使用氯巴占。②目前尚未有关于氯巴占引起严重皮肤不良反应 SJS/TEN 的临床药物基因组学研究数据,考虑在其他抗癫痫药物(如卡马西平等芳香族抗癫痫药物)中 *HLA-B *1502* 和 *HLA-A *3101* 能引起 SJS/TEN,因此若在使用氯巴占前已知患者 *HLA-B *1502* 和 *HLA-A *3101* 为突变,建议慎用氯巴占。

第三节　抗抑郁药物

一、三环类抗抑郁药

三环类抗抑郁药(tricyclic antidepressant,TCA)为临床最常用的抗抑郁药,是一类结构类似于酚噻嗪的环形化合物,因具有三个芳香环结构而得名。三环类抗抑郁药主要的药理作用为:①阻滞肾上腺素(noradrenaline,NA)和5-羟色胺(5-hydroxytryptamine,5-HT)再摄取,通过抑制神经突触前膜对NA、5-HT 的再摄取,使突触间隙单胺递质含量升高,增加神经突触的传递功能而发挥抗抑郁症作用。②阻断多种递质受体,但与治疗作用无关,是引起不良反应的主要原因,如阻滞多巴胺 D2 受体,可出现锥体外系症状、内分泌改变等。三环类抗抑郁药常用药物有丙米嗪(imipramine)、氯丙米嗪(chlorimipramine)、阿米替林(amitriptyline)、氯米帕明(clomipramine)以及多塞平(doxepin)等。

1. 三环类抗抑郁药临床应用的主要问题　三环类抗抑郁药在药代动力学

方面存在较大的个体差异,使用相同的剂量,血药浓度可相差几十倍。三环类抗抑郁药在体内的血药浓度过低或过高,决定了三环类抗抑郁药治疗无效或发生毒性反应。采用常规剂量治疗的抑郁症患者只有 30%~45% 的患者获得临床症状的完全缓解。

2. 三环类抗抑郁药药物基因组学研究　三环类抗抑郁药(如丙米嗪、氯丙米嗪、阿米替林、氯米帕明、多塞平等)主要在肝脏内代谢,先由 P-450 酶 CYP1A2 和 CYP2C19 去甲基化,再经 CYP2D6 羟基化。如:丙米嗪主要经 CYP1A2 和 CYP2C19 酶代谢为 N-地昔帕明,主要经 CYP2D6 酶代谢为 2-羟基丙米嗪;氯丙米嗪主要经 CYP1A2 和 CYP2C19 酶代谢为去甲氯丙米嗪,主要经 CYP2D6 酶代谢为 8-羟基氯丙米嗪;阿米替林主要经 CYP1A2 和 CYP2C19 酶代谢为 N-去甲替林,然后经 CYP2D6 酶代谢为 10-羟基去甲替林;氯米帕明主要经 CYP1A2、CYP2C19 和 CYP3A4 代谢为 N-去甲氯米帕明,氯米帕明和 N-去甲氯米帕明主要经 CYP2D6 羟基化,形成 8-羟基氯米帕明或 8-羟基-N-去甲氯米帕明。

由于三环类抗抑郁药主要由 P-450 酶代谢,因此 P-450 酶的基因多态性将改变药物的代谢过程,影响体内血药浓度的差异,继而影响药物疗效和剂量相关的不良反应。CYP2D6 根据基因型不同分为:超快代谢型(UM)、快代谢型(EM)、中等代谢型(IM)和慢代谢型(PM)。超快代谢型为至少携带 2 拷贝以上的功能等位基因,如 CYP2D6*1/*1×N、CYP2D6*1/*2×N;快代谢型为至少携带一个功能等位基因或两个活性降低的功能等位基因,如*1/*1、*1/*2,等;中等代谢型为携带一个活性降低的功能等位基因和一个无活性的等位基因,如*4/*10、*5/*41 等;慢代谢型为携带两个无活性的等位基因,如*4/*4、*4/*5 等。中国人群常为 CYP2D6*10 突变。CYP2C19 根据基因型不同也分为:超快代谢型(UM)、快代谢型、中等代谢型和慢代谢型。超快代谢型为至少携带 1 个获得性突变功能等位基因,如*1/*17、*17/*17;快代谢型为携带两个功能等位基因,如*1/*1;中等代谢型为携带一个功能等位基因和一个活性降低的功能等位基因,如*1/*2、*1/*3;慢代谢型为携带两个活性降低的功能等位基因,如*2/*2、*2/*3、*3/*3。中国人群常为 CYP2C19*2 和 CYP2C19*3 突变。多项研究均证实在 CYP2D6 或 CYP2C19 慢代谢者中,使用三环类抗抑郁药,容易出现中毒反应;而在超快代谢者中,容易导致三环类抗抑郁药物无效。

3. 三环类抗抑郁药个体化治疗建议　应利用现有的药理遗传学和药物基因组学研究数据指导三环类抗抑郁药物治疗,能潜在的改善治疗反应和减少不良事件的发生(表 12-5、表 12-6、表 12-7)。

表 12-5　基于 *CYP2D6* 基因型指导阿米替林用药

基因型	表型	临床意义	个体化治疗建议
*1/*1×N, *1/*2× N, *2/*2×N（至少携带 2 拷贝以上的功能等位基因）	超快代谢型（UM）	酶活性高，三环类抗抑郁药代谢加快，血药浓度低，疗效降低	①避免使用三环类抗抑郁药，换其他非 *CYP2D6* 代谢的抗抑郁药物；②若根据临床评估，确要使用三环类抗抑郁药，建议增加三环类抗抑郁药初始给药剂量，随后利用 TDM 调整给药剂量达到目标浓度
*1/*1, *1/*2, *2/*2, *1/*41, *1/*4, *2/*5, *1/*10, *10/*10（至少携带一个功能等位基因或两个活性降低的功能等位基因）	快代谢型（EM）	酶活性正常，正常代谢三环类抗抑郁药物	给予临床常规推荐剂量治疗
*4/*10, *5/*41（携带一个活性降低的功能等位基因和一个无活性的等位基因）	中等代谢型（IM）	酶活性降低，三环类抗抑郁药代谢减慢，血药浓度增加，毒副反应发生风险增加	建议给予 75% 的临床常规推荐剂量治疗，随后利用 TDM 调整给药剂量达到目标浓度
*4/*4, *4/*5, *5/*5, *4/*6（携带两个无活性的等位基因）	慢代谢型（PM）	酶活性极低，对三环类抗抑郁药物代谢能力弱，血药浓度高，毒性反应发生风险高	①避免使用三环类抗抑郁药，换其他非 *CYP2D6* 代谢的抗抑郁药物治疗；②若根据临床评估，确要使用三环类抗抑郁药，建议使用 50% 的临床常规推荐剂量治疗，随后利用 TDM 调整给药剂量达到目标浓度

表 12-6　基于 *CYP2C19* 基因型指导阿米替林用药

基因型	表型	临床意义	个体化治疗建议
*1/*17, *17/*17（至少携带 1 个获得性突变功能等位基因）	超快代谢型（UM）	加快对三环类抗抑郁药代谢	①避免使用三环类抗抑郁药，换其他非 *CYP2C19* 代谢的抗抑郁药物；②若根据临床评估，确要使用三环类抗抑郁药，建议适当增加三环类抗抑郁药初始给药剂量，随后利用 TDM 调整给药剂量达到目标浓度

续表

基因型	表型	临床意义	个体化治疗建议
*1/*1(携带两个功能等位基因)	快代谢型(EM)	正常代谢三环类抗抑郁药物	给予临床常规推荐剂量治疗
*1/*2,*1/*3(携带一个功能等位基因和一个活性降低的功能等位基因)	中等代谢型(IM)	对三环类抗抑郁药代谢减慢	给予临床常规推荐剂量治疗
*2/*2,*2/*3,*3/*3(携带两个活性降低的功能等位基因)	慢代谢型(PM)	对三环类抗抑郁药物代谢能力弱,血药浓度高,毒性反应发生风险高	建议使用50%的临床常规推荐剂量治疗,随后利用TDM调整给药剂量达到目标浓度

表 12-7　基于 CYP2D6 和 CYP2C19 基因型指导阿米替林用药

	CYP2D6(UM)	CYP2D6(EM)	CYP2D6(IM)	CYP2D6(PM)
CYP2C19 (UM)	①避免使用三环类抗抑郁药;②若根据临床评估,确要使用三环类抗抑郁药,建议增加初始给药剂量,随后利用TDM调整给药剂量达到目标浓度	①换其他非CYP2C19代谢的抗抑郁药物;②若根据临床评估,确要使用三环类抗抑郁药,建议增加初始给药剂量,随后利用TDM调整给药剂量达到目标浓度	①换其他非CYP2C19代谢的抗抑郁药物;②若根据临床评估,确要使用三环类抗抑郁药,建议使用TDM调整给药剂量达到目标浓度	①避免使用三环类抗抑郁药;②若根据临床评估,确要使用三环类抗抑郁药,建议使用TDM调整给药剂量达到目标浓度
CYP2C19 (EM)	①避免使用三环类抗抑郁药;②若根据临床评估,确要使用三环类抗抑郁药,建议增加初始给药剂量,随后利用TDM调整给药剂量达到目标浓度	给予临床常规推荐剂量治疗	建议给予75%的临床常规推荐剂量治疗,随后利用TDM调整给药剂量达到目标浓度	①避免使用三环类抗抑郁药;②若根据临床评估,确要使用三环类抗抑郁药,建议使用50%的临床常规推荐剂量治疗,随后利用TDM调整给药剂量达到目标浓度

续表

	CYP2D6（UM）	CYP2D6（EM）	CYP2D6（IM）	CYP2D6（PM）
CYP2C19 （IM）	①避免使用三环类抗抑郁药；②若根据临床评估，确要使用三环类抗抑郁药，建议使用TDM调整给药剂量达到目标浓度	给予临床常规推荐剂量治疗	建议给予75%的临床常规推荐剂量治疗，随后利用TDM调整给药剂量达到目标浓度	①避免使用三环类抗抑郁药；②若根据临床评估，确要使用三环类抗抑郁药，建议使用50%的临床常规推荐剂量治疗，随后利用TDM调整给药剂量达到目标浓度
CYP2C19 （PM）	①避免使用三环类抗抑郁药；②若根据临床评估，确要使用三环类抗抑郁药，建议使用TDM调整给药剂量达到目标浓度	建议使用50%的临床常规推荐剂量治疗，随后利用TDM调整给药剂量达到目标浓度	①避免使用三环类抗抑郁药；②若根据临床评估，确要使用三环类抗抑郁药，建议使用TDM调整给药剂量达到目标浓度	①避免使用三环类抗抑郁药；②若根据临床评估，确要使用三环类抗抑郁药，建议使用TDM调整给药剂量达到目标浓度

注：其他三环类抗抑郁药，如丙米嗪、氯丙米嗪、去甲替林、氯米帕明以及多塞平等，因结构与功能均和阿米替林类似，个体化治疗参照阿米替林的指导进行。

二、选择性 5-羟色胺再摄取抑制剂

选择性 5-羟色胺重吸收抑制剂（selective serotonin reuptake inhibitors，SSRIs）是一类弱碱性、卤化、非极性、具有高度选择抑制 5-HT 再摄取的药物。其通过抑制 5-HT 重摄取进入神经突触前细胞而增加突触间隙 5-HT 的水平发挥作用。SSRI 广泛应用于治疗抑郁症、焦虑症、创伤后应激障碍、强迫症等。SSRI 常用的药物有氟西汀（fluoxetine）、西酞普兰（citalopram）、氟伏沙明（fluvoxamine）、帕罗西汀（paroxetine）、舍曲林（sertraline）等。

1. 选择性 5-羟色胺重吸收抑制剂临床应用的主要问题　临床采用 SSRIs 治疗重度抑郁症患者，有效率约为 50%，且常诱发多种不良反应而就诊，如中枢神经系统毒性、胃肠功能紊乱、性功能障碍等。不同的选择性 5-羟色胺重吸收抑制剂引起的不良反应不同，如帕罗西汀易引起头晕和嗜睡、氟西汀易引起腹泻、舍曲林易引起性功能障碍等。

2. 选择性 5-羟色胺重吸收抑制剂药物基因组学研究　P-450 酶 CYP2D6

和 CYP2C19 多态性能影响 SSRIs 的代谢水平,进而影响 SSRIs 疗效和毒性反应差异。帕罗西汀、氟伏沙明主要由 CYP2D6 酶代谢消除。此外,帕罗西汀在代谢过程中与 CYP2D6 酶辅酶基结合可抑制 CYP2D6 酶活性。CYP2D6 酶活性的差异,可影响到帕罗西汀、氟伏沙明的血药浓度。多项研究表明,与 *CYP2D6* 基因快代谢型(EM)比较,*CYP2D6* 基因超快代谢(UM),帕罗西汀血药浓度显著降低,有可能导致治疗无效;而在 *CYP2D6* 基因慢代谢(PM)者中帕罗西汀和氟伏沙明血药浓度显著增加,有可能使不良反应增加。氟西汀由 CYP2D6 酶和 CYP2C19 酶代谢成活性产物去甲氟西汀。研究表明在 *CYP2D6* 基因慢代谢型(PM)人群中氟西汀血药浓度显著高于 *CYP2D6* 基因快代谢型(EM)人群。西酞普兰是一种外消旋混合物,由 *R*-西酞普兰和 *S*-西酞普兰对映体组成。发挥药理活性的主要为 *S*-西酞普兰,也被制成制剂艾司西酞普兰。西酞普兰和艾司西酞普兰主要被 CYP2C19 酶代谢消除。舍曲林由多种 P450 酶代谢,包括 CYP2C9、CYP2C19、CYP2D6 等,但以 CYP2C19 酶代谢为主。CYP2C19 酶的活性差异会影响到西酞普兰、艾司西酞普兰以及舍曲林的血药浓度。

3. 选择性 5-羟色胺重吸收抑制剂个体化治疗建议　应利用现有的药理遗传学和药物基因组学研究数据指导 SSRIs 治疗,能潜在地改善治疗反应和减少不良事件的发生(表 12-8、表 12-9、表 12-10)。

表 12-8　基于 *CYP2D6* 基因型指导帕罗西汀用药

基因型	表型	临床意义	个体化治疗建议
*1/*1×N、*1/*2×N、*2/*2×N(至少携带 2 拷贝以上的功能等位基因)	超快代谢型(UM)	酶活性高,帕罗西汀代谢加快,血药浓度低,疗效降低	换其他非 *CYP2D6* 代谢的抗抑郁药物
*1/*1、*1/*2、*1/*4、*1/*5、*1/*9、*1/*41、*2/*2、*41/*41(至少携带一个功能等位基因或两个活性降低的功能等位基因)	快代谢型(EM)	酶活性正常,正常代谢帕罗西汀	给予临床常规推荐剂量治疗
*4/*10、*4/*41、*5/*9(携带一个活性降低的功能等位基因和一个无活性的等位基因)	中等代谢型(IM)	酶活性降低,帕罗西汀代谢减慢,血药浓度增加,毒副反应发生风险可能增加	给予临床常规推荐剂量治疗

续表

基因型	表型	临床意义	个体化治疗建议
*3/*4、*4/*4、*5/*5、*5/*6（携带两个无活性的等位基因）	慢代谢型（PM）	酶活性极低，对帕罗西汀代谢能力弱，血药浓度高，毒性反应发生风险高	①换其他非 CYP2D6 代谢的抗抑郁药物治疗；②若使用帕罗西汀治疗，建议使用 50%的临床常规推荐剂量治疗，随后利用滴定法测量响应，逐渐增加剂量，达到最佳有效给药剂量

表 12-9　基于 CYP2D6 基因型指导氟伏沙明用药

基因型	表型	临床意义	个体化治疗建议
*1/*1、*1/*2、*1/*4、*1/*5、*1/*9、*1/*41、*2/*2、*41/*41（至少携带一个功能等位基因或两个活性降低的功能等位基因）	快代谢型（EM）	酶活性正常，正常代谢氟伏沙明	给予临床常规推荐剂量治疗
*4/*10、*4/*41、*5/*9（携带一个活性降低的功能等位基因和一个无活性的等位基因）	中等代谢型（IM）	酶活性降低，氟伏沙明代谢减慢，血药浓度增加，毒副反应发生风险可能增加	给予临床常规推荐剂量治疗
*3/*4、*4/*4、*5/*5、*5/*6（携带两个无活性的等位基因）	慢代谢型（PM）	酶活性极低，对氟伏沙明代谢能力弱，血药浓度高，毒性反应发生风险高	①换其他非 CYP2D6 代谢的抗抑郁药物治疗；②若使用氟伏沙明治疗，建议使用 30%的临床常规推荐剂量治疗，随后利用滴定法测量响应，逐渐增加剂量，达到最佳有效给药剂量

注：未有在 CYP2D6 超快代谢者中进行氟伏沙明的研究数据，但根据其他 SSRIs 药物研究的数据，不建议在 CYP2D6 超快代谢者患者中使用氟伏沙明。

表 12-10　基于 *CYP2C19* 基因型指导西酞普兰、艾司西酞普兰及舍曲林用药

基因型	表型	临床意义	个体化治疗建议
*1/*17、*17/*17（至少携带 1 个获得性突变功能等位基因）	超快代谢型（UM）	酶活性高，西酞普兰、艾司西酞普兰及舍曲林代谢加快，血药浓度低，疗效降低	换其他非 *CYP2C19* 代谢的抗抑郁药物
*1/*1（携带两个功能等位基因）	快代谢型（EM）	正常代谢西酞普兰、艾司西酞普兰及舍曲林	给予临床常规推荐剂量治疗
*1/*2、*1/*3、*2/*17（携带一个功能等位基因和一个活性降低的功能等位基因或携带 1 个获得性突变功能等位基因和 1 个活性降低的功能等位基因）	中等代谢型（IM）	对西酞普兰、艾司西酞普兰及舍曲林代谢减慢	给予临床常规推荐剂量治疗
*2/*2、*2/*3、*3/*3（携带两个活性降低的功能等位基因）	慢代谢型（PM）	对西酞普兰、艾司西酞普兰及舍曲林代谢能力弱，血药浓度高，毒性反应发生风险高	①换其他非 *CYP2C19* 代谢的抗抑郁药物治疗；②若使用西酞普兰、艾司西酞普兰或舍曲林治疗，建议使用 50％ 的临床常规推荐剂量治疗，随后利用滴定法测量响应，逐渐增加剂量，达到最佳有效给药剂量

三、其他抗抑郁药

文拉法辛（venlafaxine）是 5-羟色胺、去甲肾上腺素和多巴胺的再摄取抑制剂，其中对 5-羟色胺再摄取抑制作用最强，对去甲肾上腺素再摄取抑制作用也较强，对多巴胺的重摄取，抑制作用较弱。文拉法辛临床应用于各种类型抑郁症，包括伴有焦虑的抑郁症及广泛性焦虑症。

1. 文拉法辛临床应用的主要问题　文拉法辛临床应用个体差异较大，9％的患者因不能耐受其毒性反应而终止治疗。该药引起的常见的不良反应包括神经精神症状、心血管症状等。

2. 文拉法辛临床药物基因组学研究　文拉法辛由 S-和 R-对映体组成外消旋混合物，R-文拉法辛主要抑制 5-羟色胺的再摄取，而 S-文拉法辛对两种单胺类神经递质再摄取均具有抑制作用。文拉法辛在肝脏通过细胞色素 P450

酶代谢,其主要由 CYP2D6 代谢为活性代谢产物 O-去甲基文拉法辛(O-desmethylvenlafaxine,ODV)。也有研究表明 S-文拉法辛也由 CYP2C19 代谢。ODV 进一步被 CYP3A4、CYP2C19、CYP1A2 转化为非活性代谢产物 N-去甲基文拉法辛(N-desmethylvenlafaxine,NDV)和 N,O-双去甲基文拉法辛。在 $CYP2D6$ 慢代谢型患者中,具有高的文拉法辛血药浓度和低的 O-去甲基文拉法辛血药浓度,可能使疗效降低、毒性反应发生风险增加。在 CYP2D6 慢代谢型和中间代谢型患者中,需要通过血药浓度检测达到最佳给药剂量。

3. 文拉法辛个体化治疗建议　应利用现有的遗传药理学和药物基因组学研究数据指导,能潜在的改善文拉法辛治疗反应和减少不良事件的发生(表 12-11)。

表 12-11　基于 *CYP2D6* 基因型指导文拉法辛用药

基因型	表型	临床意义	个体化治疗建议
*1/*1×N、*1/*2×N、*2/*2×N(至少携带 2 拷贝以上的功能等位基因)	超快代谢型(UM)	酶活性高,文拉法辛代谢加快,血药浓度低,有可能导致疗效降低或无效	建议增加剂量到 150% 或换用其他抗精神疾病药物
*1/*1、*1/*2、*1/*4、*1/*5、*1/*9、*1/*41、*2/*2、*41/*41(至少携带一个功能等位基因或两个活性降低的功能等位基因)	快代谢型(EM)	酶活性正常,正常代谢文拉法辛	给予临床常规推荐剂量治疗
*4/*10、*4/*41、*5/*9(携带一个活性降低的功能等位基因和一个无活性的等位基因)	中等代谢型(IM)	酶活性降低,文拉法辛代谢减慢	通过剂量滴定达到最佳给药剂量或换用其他抗精神疾病药物
*3-*8、*11-*16、*19-*21、*38、*40、*42(携带两个无活性的等位基因)	慢代谢型(PM)	酶活性极低,对文拉法辛代谢能力弱	通过剂量滴定达到最佳给药剂量或换用其他抗精神疾病药物

注:文拉法辛及其代谢产物 O-去甲基文拉法辛具有同样的药理活性,因此与 CYP2D6 抑制剂同时使用时,对文拉法辛的总的药理活性没有影响。

第四节　抗精神分裂症药物

(一) 阿立哌唑

阿立哌唑(aripiprazole)为喹啉酮类衍生物,是第三代非典型抗精神病药物。其通过部分激动多巴胺 D_2 受体、部分激动 5-HT1A 受体以及拮抗 5-HT2A 受体而发挥作用。临床用于治疗各类型的精神分裂症,对精神分裂症的阳性和阴性症状均有明显疗效,也能改善伴发的情感症状,降低精神分裂症的复发率。

1. 阿立哌唑临床应用的主要问题　阿立哌唑临床应用个体差异较大,约 7% 患者因严重不良反应终止治疗,尤其是在老年痴呆相关精神病患者中,死亡事件的风险高。

2. 阿立哌唑临床药物基因组学研究　阿立哌唑主要由 CYP2D6 和 CYP3A4 代谢。在携带 CYP2D6 慢代谢型患者中,阿立哌唑血药浓度升高 80%,而其活性代谢产物降低 30%,总体活性成分升高约 60%。阿立哌唑在 CYP2D6 慢代谢型患者中,应减少 50% 的临床常规剂量。若在 CYP2D6 慢代谢型患者中阿立哌唑与 CYP3A4 酶的强抑制剂(如酮康唑等)联合使用,应将剂量减少到常规推荐剂量的 25%。若阿立哌唑同时与 CYP3A4 强抑制剂联合使用,应将阿立哌唑的剂量减少至常规剂量的 50%,停用 CYP3A4 抑制剂时,应增加剂量;若阿立哌唑与 CYP3A4 的诱导剂(如卡马西平)联合使用时,阿立哌唑应给与双倍的剂量,停用诱导剂时,应减少剂量;若阿立哌唑与 CYP2D6 的强抑制剂(如奎尼丁、氟西汀或帕罗西汀)联合使用时,应将阿立哌唑的剂量减少至常规剂量的 50%,停用抑制剂时,应增加剂量。

3. 阿立哌唑的个体化治疗建议　应利用现有的遗传药理学和药物基因组学研究数据指导,能潜在的改善阿立哌唑治疗反应和减少不良事件的发生(表 12-12)。

表 12-12　基于 CYP2D6 基因型指导阿立哌唑用药

基因型	表型	临床意义	个体化治疗建议
*1/*1、*1/*2、*1/*4、*1/*5、*1/*9、*1/*41、*2/*2、*41/*41(至少携带一个功能等位基因或两个活性降低的功能等位基因)	快代谢型(EM)	酶活性正常,正常代谢阿立哌唑	给予临床常规推荐剂量治疗
*3-*8、*11-*16、*19-*21、*38、*40、*42(携带两个无活性的等位基因)	慢代谢型(PM)	酶活性极低,对阿立哌唑代谢能力弱	给予 75% 临床常规推荐剂量,且最高剂量不超过 10mg/d,防止严重药物不良反应

注:①慢代谢型中推荐给药剂量为 67% 临床常规剂量,考虑到实际用药时的可操作性,建议给予 75% 的临床常规剂量。②未有在 CYP2D6 超快代谢型和中等代谢型中,研究阿立哌唑的临床药物基因组学数据。

（二）奋乃静

奋乃静（perphenazine）为吩噻嗪类的哌嗪衍生物，其通过阻断中枢多巴胺受体而发挥药理作用。常用于治疗偏执性精神病、反应性精神病、症状性精神疾病，单纯型及慢性精神分裂症。也用于治疗恶心、呕吐、呃逆等症状，神经症具有焦虑紧张症状者。

1. 奋乃静临床应用的主要问题　奋乃静临床应用个体差异较大，尤其是在老年智力障碍患者中，死亡事件的风险高。

2. 奋乃静临床药物基因组学研究　奋乃静主要由 CYP2D6 代谢为 N-去烷基奋乃静、奋乃静砜化合物及 7-羟奋乃静。在携带 $CYP2D6 \,^*10/\,^*10$ 基因型患者中 AUC_{0-6} 比携带 $CYP2D6 \,^*1$ 等位基因型患者高 2.9 倍（$P<0.01$）。相似的研究表明，$CYP2D6$ 慢代谢人群平均 AUC 比快代谢人群高约 2 倍、清除率比快代谢人群降低约 3 倍。奋乃静与 $CYP2D6$ 强效抑制剂联合使用，会使其 AUC 显著增加，并导致中枢神经系统毒性风险增加。在老年人群中研究表明，$CYP2D6$ 慢代谢人群中不良事件发生更高。应根据 $CYP2D6$ 基因多态型调整奋乃静给药的初始剂量。

3. 奋乃静个体化治疗建议　应用现有的遗传药理学和药物基因组学研究数据指导，能潜在的改善奋乃静治疗反应和减少不良事件的发生（表12-13）。

表 12-13　基于 *CYP2D6* 基因型指导奋乃静用药

基因型	表型	临床意义	个体化治疗建议
*1/*1、*1/*2、*1/*4、*1/*5、*1/*9、*1/*41、*2/*2、*41/*41（至少携带一个功能等位基因或两个活性降低的功能等位基因）	快代谢型（EM）	酶活性正常，正常代谢奋乃静	给予临床常规推荐剂量治疗
*4/*10、*4/*41、*5/*9（携带一个活性降低的功能等位基因和一个无活性的等位基因）	中等代谢型（IM）	酶活性降低，奋乃静代谢减慢	给予临床常规推荐剂量治疗
*3/*4、*4/*4、*5/*5、*5/*6（携带两个无活性的等位基因）	慢代谢型（PM）	酶活性极低，对奋乃静代谢能力弱	建议适当降低初始剂量，注意观察临床疗效，防止严重药物不良反应

注：未有在 *CYP2D6* 超快代谢者中进行奋乃静研究的临床药物基因组学数据。

（三）氟哌啶醇

氟哌啶醇(haloperidol)为丁酰苯类抗精神病药,通过阻断脑内多巴胺受体而发挥作用。临床适用于各种急慢性精神分裂症、躁狂症、抽动秽语综合征等。

1. 氟哌啶醇临床应用的主要问题　氟哌啶醇临床应用个体差异较大。口服从小剂量开始,需要通过多次剂量调整,逐渐增加至适宜剂量。

2. 氟哌啶醇临床药物基因组学研究　氟哌啶醇主要由 CYP2D6 和 CYP3A4 代谢,其代谢物较为复杂。研究表明氟哌啶醇的血药浓度与 CYP2D6 基因型有关。携带 CYP2D6*10 等位基因的精神分裂症患者,氟哌啶醇的血药浓度与携带 CYP2D6*1 等位基因的患者相比显著增加。类似的研究也提示,CYP2D6 慢代谢型(*4/*4)显著降低氟哌啶醇的代谢。与 CYP2D6 快代谢型(*1/*1、*1/*4、*1/*10、*17/*17)患者比较,CYP2D6 慢代谢型(*4/*4)患者氟哌啶醇平均终端消除半衰期延长,口服清除率降低。

3. 氟哌啶醇的个体化治疗建议　应用现有的遗传药理学和药物基因组学研究数据指导,能潜在的改善氟哌啶醇治疗反应和减少不良事件的发生(表12-14)。

表 12-14　基于 CYP2D6 基因型指导氟哌啶醇用药

基因型	表型	临床意义	个体化治疗建议
*1/*1、*1/*2、*1/*4、*1/*5、 *1/*9,*1/*41、*2/*2、*41/*41 (至少携带一个功能等位 基因或两个活性降低的功 能等位基因)	快代谢型 (EM)	酶活性正常, 正常代谢氟哌 啶醇	给予临床常规推荐剂量治疗
*4/*10、*4/*41、*5/*9(携带 一个活性降低的功能等位 基因和一个无活性的等位 基因)	中等代谢 型(IM)	酶活性降低, 氟哌啶醇代谢 减慢	给予临床常规推荐剂量治疗
*3-*8、*11-*16、*19-*21、、 *38、*40、*42(携带两个无 活性的等位基因)	慢代谢型 (PM)	酶活性极低, 对氟哌啶醇代 谢能力弱	给予 50%的临床常规推荐剂量治 疗或换用其他抗精神病药物(如 匹莫齐特、氟奋乃静、奎硫平、奥 氮平、氯氮平、氟哌噻吨等)治疗

注:缺乏托莫西汀在 CYP2D6 超快代谢型中的临床药物基因组学数据。但根据 CYP2D6 酶超快代谢的活性,可以考虑换用其他抗精神病药物药物(如匹莫齐特、氟奋乃静、奎硫平、奥氮平、氯氮平、氟哌噻吨等)治疗。

(四)匹莫齐特

匹莫齐特(pimozide)为二苯丁哌啶类抗精神病药,其抑制多巴胺 D_2 受体而发挥长效的抗精神病作用。临床主要用于急慢性精神分裂症,对幻觉、妄想、淡漠效果较好,对慢性退缩性患者尤为适用。

1. 匹莫齐特临床应用的主要问题 匹莫齐特临床应用个体差异较大,能导致低血压风险。禁用于已存在 Q-T 间期延长和心律失常的患者。

2. 匹莫齐特临床药物基因组学研究 匹莫齐特主要由肝药酶 CYP3A4 和 CYP2D6 代谢。在 CYP2D6 慢代谢型者中,匹莫齐特血药浓度显著高于 CYP2D6 快代谢人群。在 CYP2D6 慢代谢型人群中,匹莫齐特达到稳态血药浓度的时间延长(约为 2 周)。临床应根据 CYP2D6 基因型调整匹莫齐特初始给药剂量,在 CYP2D6 慢代谢儿童中匹莫齐特不超过 0.05mg/(kg·d),且在初始给药的 2 周内,不建议增加剂量;而在成年人群中不超过 4mg/d,且在初始给药的 2 周内,不建议增加剂量。

3. 匹莫齐特的个体化治疗建议 应利用现有的遗传药理学和药物基因组学研究数据指导,能潜在的改善匹莫齐特治疗反应和减少不良事件的发生(表 12-15)。

表 12-15 基于 CYP2D6 基因型指导匹莫齐特用药

基因型	表型	临床意义	个体化治疗建议
*1/*1、*1/*2、*1/*4、*1/*5、*1/*9、*1/*41、*2/*2、*41/*41(至少携带一个功能等位基因或两个活性降低的功能等位基因)	快代谢型(EM)	酶活性正常,正常代谢匹莫齐特	给予临床常规推荐剂量治疗
*3/*4、*4/*4、*5/*5、*5/*6(携带两个无活性的等位基因)	慢代谢型(PM)	酶活性极低,对匹莫齐特代谢能力弱	①在儿童中不超过 0.05mg/(kg·d),且在初始给药的 2 周内,不建议增加剂量;②在成年人群中不超过 4mg/d,且在初始给药的 2 周内,不建议增加剂量。

注:缺乏匹莫齐特在 CYP2D6 超快代谢型和中间代谢型中的临床药物基因组学数据。

(五)伊洛哌酮

伊洛哌酮(iloperidone)为非典型精神抑制药,通过拮抗 5-羟色胺、多巴胺 D2 受体而发挥作用。伊洛哌酮主要用于精神分裂症的治疗。

1. 伊洛哌酮临床应用的主要问题 伊洛哌酮临床应用个体差异较大,超过 5% 的患者会出现 Q-T 间期延长、神经阻滞剂恶性综合征、脑血管相关不良事件等毒副反应。

2. 伊洛哌酮临床药物基因组学研究 伊洛哌酮主要通过去羟基化、羟基化和去甲基化三种方式在肝脏中进行代谢,生成代谢产物 P88 和 P95。参与伊洛哌酮代谢的主要 P-450 酶有 CYP2D6 和 CYP3A4。CYP2D6 主要参与伊洛哌酮的羟基化、CYP3A4 主要参与伊洛哌酮的去甲基化。与 *CYP2D6* 快代谢型患者相比,*CYP2D6* 慢代谢型患者伊洛哌酮的清除率较低、药物半衰期延长、血浆暴露量增加。伊洛哌酮、P88 及 P95 平均消除半衰期在 *CYP2D6* 快代谢型患者中分别为 18、26、23 小时,而在 *CYP2D6* 慢代谢型患者中分别为 33、37、31 小时。CYP2D6 代谢酶的强抑制剂(如氟西汀等)可使伊洛哌酮的血药浓度增加 2.3 倍。FDA 批准伊洛哌酮的说明书中也指出:伊洛哌酮与 CYP2D6 抑制剂(如氟西汀和帕罗西汀等)联合使用时,伊洛哌酮的剂量应减半。

3. 伊洛哌酮的个体化治疗建议 应利用现有的遗传药理学和药物基因组学研究数据指导,能潜在的改善伊洛哌酮治疗反应和减少不良事件的发生(表 12-16)。

表 12-16 基于 *CYP2D6* 基因型指导伊洛哌酮用药

基因型	表型	临床意义	个体化治疗建议
*1/*1、*1/*2、*1/*4、*1/*5、*1/*9、*1/*41、*2/*2、*41/*41(至少携带一个功能等位基因或两个活性降低的功能等位基因)	快代谢型(EM)	酶活性正常,正常代谢伊洛哌酮	给予临床常规推荐剂量治疗
*4/*10、*4/*41、*5/*9(携带一个活性降低的功能等位基因和一个无活性的等位基因)	中等代谢型(IM)	酶活性降低,伊洛哌酮代谢减慢	给予临床常规推荐剂量治疗
*3/*4、*4/*4、*5/*5、*5/*6(携带两个无活性的等位基因)	慢代谢型(PM)	酶活性极低,对伊洛哌酮代谢能力弱	建议给予 50% 临床常规剂量进行治疗

注:①未有在 *CYP2D6* 超快代谢者中进行伊洛哌酮研究的临床药物基因组学数据。②若联合 CYP2D6 强抑制剂使用,如氟西汀、帕罗西汀等,伊洛哌酮剂量应减半。③若联合 CYP3A4 强抑制剂使用,如酮康唑、克拉霉素等,伊洛哌酮剂量应减半。

(六)珠氯噻醇

珠氯噻醇(zuclopenthixol)为硫杂蒽衍生物,其通过阻断多巴胺受体而发挥作用。珠氯噻醇临床适用于治疗各型精神分裂症,尤其适用于老年人及心功能不全者。

1. 珠氯噻醇临床应用的主要问题　珠氯噻醇临床应用个体差异较大,一般应从小剂量开始,根据患者的反应尽快地增加到最佳剂量。

2. 珠氯噻醇临床药物基因组学研究　珠氯噻醇部分经 CYP2D6 代谢,与 CYP2D6 强抑制剂(如氟西汀、奎尼丁等)联合使用,可显著降低珠氯噻醇的清除率。珠氯噻醇的血药浓度也与 CYP2D6 基因型有关。研究表明,珠氯噻醇稳态血药浓度在 CYP2D6 快代谢型和慢代谢型患者中,分别为 5.9 nmol/L、9.5nmol/L($P<0.05$)。珠氯噻醇所致神经毒性反应在 CYP2D6 慢代谢患者中更易发生。荷兰皇家药剂师协会药物基因组学组(Royal Dutch Pharmacists Association - Pharmacogenetics Working Group,DPWG)指出:与 CYP2D6 快代谢型患者相比,CYP2D6 慢代谢型、中间代谢型患者中,氟哌啶醇用量应各自减少 50%、25%。

3. 珠氯噻醇的个体化治疗建议　应利用现有的遗传药理学和药物基因组学研究数据指导,能潜在的改善珠氯噻醇治疗反应和减少不良事件的发生(表12-17)。

表 12-17　基于 *CYP2D6* 基因型指导珠氯噻醇用药

基因型	表型	临床意义	个体化治疗建议
*1/*1、*1/*2、*1/*4、*1/*5、*1/*9、*1/*41、*2/*2、*41/*41(至少携带一个功能等位基因或两个活性降低的功能等位基因)	快代谢型(EM)	酶活性正常,正常代谢珠氯噻醇	给予临床常规推荐剂量治疗
*4/*10、*4/*41、*5/*9(携带一个活性降低的功能等位基因和一个无活性的等位基因)	中等代谢型(IM)	酶活性降低,珠氯噻醇代谢减慢	给予 75% 的临床常规推荐剂量治疗或换用其他抗精神病药物(如匹莫齐特、氟奋乃静、奎硫平、奥氮平、氯氮平、氟哌噻吨等)治疗
*3-*8、*11-*16、*19-*21、*38、*40、*42(携带两个无活性的等位基因)	慢代谢型(PM)	酶活性极低,对珠氯噻醇代谢能力弱	给予 50% 的临床常规推荐剂量治疗或换用其他抗精神病药物(如匹莫齐特、氟奋乃静、奎硫平、奥氮平、氯氮平、氟哌噻吨等)治疗

注:缺乏托莫西汀在 *CYP2D6* 超快代谢型中的临床药物基因组学数据。但根据 CYP2D6 酶超快代谢的活性,可以考虑换用其他抗精神病药物药物(如匹莫齐特、氟奋乃静、奎硫平、奥氮平、氯氮平、氟哌噻吨等)治疗。

第五节 抗帕金森病与其他运动障碍性疾病药物

丁苯那嗪(tetrabenazine)为儿茶酚胺和5-羟色胺神经递质的耗竭剂。临床上用于治疗舞蹈症等运动障碍性疾病。

1. 丁苯那嗪临床应用的主要问题 丁苯那嗪临床应用个体差异较大,需要通过滴定剂量逐渐达到耐受剂量,然后调整至最佳治疗剂量。丁苯那嗪临床应用可导致严重不良事件,包括抑郁症、自杀等。

2. 丁苯那嗪临床药物基因组学研究 丁苯那嗪说明书中指出其主要由CYP2D6代谢,CYP2D6慢代谢者所需剂量较小,快代谢者应增加给药剂量。有研究表明CYP2D6超快代谢型、快代谢型、中等代谢型、慢代谢型所需丁苯那嗪的剂量分别为137.5mg/d、64.9mg/d、66.1mg/d、40.9mg/d;达到最佳剂量的滴定时间分别为8周、3.3周、4.4周、3周。荷兰皇家药剂师协会药物基因组学组(DPWG)指出应根据CYP2D6基因多态型调整丁苯那嗪给药的初始剂量。

3. 丁苯那嗪的个体化治疗建议 临床应用丁苯那嗪,应根据CYP2D6基因多态型确定初始给药剂量,随后通过滴定剂量达到最佳给药剂量(表12-18)。

表 12-18 基于 *CYP2D6* 基因型指导丁苯那嗪用药

基因型	表型	临床意义	个体化治疗建议
*1/*1×N、*1/*2×N、*2/*2×N(至少携带2拷贝以上的功能等位基因)	超快代谢型(UM)	酶活性高,丁苯那嗪代谢加快	单次最大剂量不超过50mg,每天最大剂量不超过150mg
*1/*1、*1/*2、*1/*4、*1/*5、*1/*9、*1/*41、*2/*2、*41/*41(至少携带一个功能等位基因或两个活性降低的功能等位基因)	快代谢型(EM)	酶活性正常,正常代谢丁苯那嗪	单次最大剂量不超过37.5mg,每天最大剂量不超过100mg
*4/*10、*4/*41、*5/*9(携带一个活性降低的功能等位基因和一个无活性的等位基因)	中等代谢型(IM)	酶活性降低,丁苯那嗪代谢减慢	单次最大剂量不超过37.5mg,每天最大剂量不超过100mg
*3/*4、*4/*4、*5/*5、*5/*6(携带两个无活性的等位基因)	慢代谢型(PM)	酶活性极低,对丁苯那嗪代谢能力弱	单次最大剂量不超过25mg,每天最大剂量不超过50mg

第六节 小儿多动症的非兴奋性药物

托莫西汀（atomoxetine）用于治疗儿童和青少年的注意缺陷/多动障碍（attention-deficit/hyperactivity disorder，ADHD），其作用机制可能是选择性抑制突触前胺泵对去甲肾上腺素的再摄取效应有关，能增强去甲肾上腺素的翻转效应，进而改善小儿多动症的症状，间接促进认识的完成及注意力的集中。

1. 托莫西汀临床应用的主要问题 托莫西汀临床应用个体差异较大，可诱发多种不良反应，如口干、勃起功能障碍、多汗、失眠、尿潴留等。

2. 托莫西汀临床药物基因组学研究 托莫西汀主要由肝 P-450 酶 CYP2D6 代谢生成 4-羟基托莫西汀。CYP2D6 活性对托莫西汀的血药浓度有显著影响。在 CYP2D6 慢代谢型人群中，托莫西汀的 AUC 是快代谢型人群的 10 倍；托莫西汀的 C_{max} 是快代谢型人群的 5 倍。与 CYP2D6 强抑制剂，如氟西汀、帕罗西汀、奎尼丁等联合使用时，托莫西汀的血药浓度显著增加。如托莫西汀与氟西汀联合使用，托莫西汀的 AUC 增加了 8 倍，而 C_{max} 增加了 4 倍。在 CYP2D6 慢代谢型人群中，使用托莫西汀发生口干、勃起功能障碍、多汗、失眠、尿潴留等不良反应风险显著增加。

3. 托莫西汀个体化治疗建议 应利用现有的遗传药理学和药物基因组学研究数据指导，能潜在的改善托莫西汀治疗反应和减少不良事件的发生（表 12-19）。

表 12-19 基于 CYP2D6 基因型指导托莫西汀用药

基因型	表型	临床意义	个体化治疗建议
*1/*1、*1/*2、*1/*4、*1/*5、*1/*9、*1/*41、*2/*2、*41/*41（至少携带一个功能等位基因或两个活性降低的功能等位基因）	快代谢型（EM）	酶活性正常，正常代谢托莫西汀	给予临床常规推荐剂量治疗
*3/*4、*4/*4、*5/*5、*5/*6（携带两个无活性的等位基因）	慢代谢型（PM）	酶活性极低，对托莫西汀代谢能力弱	给予 25%～50% 的临床常规推荐剂量

注：①缺乏托莫西汀在 CYP2D6 超快代谢型和中间代谢型中的临床药物基因组学数据。②与 CYP2D6 强抑制剂（如氟西汀、帕罗西汀、奎尼丁等）联合使用时，应适当减少托莫西汀初始给药剂量。

参考文献

[1] Walker LE，Mirza N，Yip VL，et al. Personalized medicine approaches in epilepsy. J In-

tern Med,2015,277(2):218-234.

[2] Swen JJ,Wilting I,de Goede AL,et al. Pharmacogenetics:from bench to byte. Clin Pharmacol Ther,2008,83(5):781-787.

[3] Swen JJ,Nijenhuis M,de Boer A,et al. Pharmacogenetics:from bench to byte—an update of guidelines. Clin Pharmacol Ther,2011,89(5):662-673.

[4] Shimazawa R,Ikeda M. Differences in pharmacogenomic biomarker information in package inserts from the United States,the United Kingdom and Japan. J Clin Pharm Ther,2013,38(6):468-475.

[5] Hodgson K,Tansey K,Dernovsek MZ,et al. Genetic differences in cytochrome P450 enzymes and antidepressant treatment response. J Psychopharmacol,2014,28(2):133-141.

[6] Al Hadithy AF,Birkenhager TK,Koch BC. Cytochrome P450 2D6 poor metabolism, curvilinearity, and response:an intriguing observation requiring integration of psychopharmacology into pharmacogenetics. J Clin Psychopharmacol,2013,33(6):833-834.

[7] Hicks JK,Swen JJ,Thorn CF,et al. Clinical Pharmacogenetics Implementation Consortium guideline for *CYP2D6* and *CYP2C19* genotypes and dosing of tricyclic antidepressants. Clin Pharmacol Ther,2013,93(5):402-408.

[8] Hicks JK,Bishop JR,Sangkuhl K,et al. Clinical Pharmacogenetics Implementation Consortium (CPIC)Guideline for *CYP2D6* and *CYP2C19* Genotypes and Dosing of Selective Serotonin Reuptake Inhibitors. Clin Pharmacol Ther,2015,98(2):127-134.

[9] Ji Y,Biernacka JM,Hebbring S,et al. Pharmacogenomics of selective serotonin reuptake inhibitor treatment for major depressive disorder:genome-wide associations and functional genomics. Pharmacogenomics J,2013,13(5):456-463.

[10] Van der Weide K,van der Weide J. The Influence of the *CYP3A4 *22* Polymorphism and *CYP2D6* Polymorphisms on Serum Concentrations of Aripiprazole,Haloperidol, Pimozide,and Risperidone in Psychiatric Patients. J Clin Psychopharmacol,2015,35(3):228-236.

第十三章

药物基因组学与止咳镇痛药物
个体化治疗用药决策

第一节　概　　述

　　药物基因组学在止咳药和镇痛药方面的研究相对较少,但对止咳药可待因的研究是药物基因组学研究中较为经典的案例。人们不仅发现了可待因个体差异的遗传机制,而且还发现可待因应用的种族差异。

第二节　中枢性止咳药

　　可待因(codeine)为阿片类中枢神经抑制药。可待因能直接抑制延脑的咳嗽中枢,止咳作用迅速而强大,其作用强度约为吗啡的 1/4。可待因同时具有镇痛作用,约为吗啡的 1/10,而其他如镇痛、呼吸抑制、便秘、耐受性及成瘾性等作用均较吗啡弱。

　　1. 可待因临床应用的主要问题　　可待因临床应用个体差异大,临床应用可诱发多种不良反应,且有可能导致部分患者出现呼吸减缓和呼吸困难等严重不良事件。

　　2. 可待因临床药物基因组学研究　　可待因主要经由肝脏中的 CYP2D6 代谢,约 5%～15% 的可待因氧位(O)-脱甲基化生成吗啡等活性代谢产物。吗啡在 UGT2B7 和 UGT1A1 作用下进一步葡糖醛酸化生成吗啡-3-葡糖苷酸(无活性)和吗啡-6-葡糖苷酸(具有镇痛等药理作用)。约 50%～70% 的可待因在 UGT2B7 作用下葡糖醛酸化生成非活性的代谢产物可待因-6-葡糖苷酸。约 10%～15% 的可待因在 CYP3A4 的作用下氮位(N)-去甲基化生成无活性的代谢产物去甲可待因。多项研究表明 CYP2D6 遗传多态性与可待因代谢生成活性代谢产物吗啡显著相关。在中国人群中,CYP2D6 突变主要为 *10。在中国人群中研究也证实 CYP2D6 慢代谢型(*10/*10)比

CYP2D6 中间代谢型(*1/*10)和快代谢型(*1/*1)吗啡生成显著减少,有可能导致治疗无效。FDA 警告在 *CYP2D6* 超快代谢型扁桃体切除术和(或)腺样体切除术患者中使用可待因,吗啡转化生成加快。体内高浓度的吗啡可导致呼吸困难甚至危及生命。由于可待因可能会引发呼吸减缓和呼吸困难等严重不良事件,因此 FDA 正在调查使用含可待因药物治疗 18 岁以下儿童咳嗽和感冒的安全性。

　　3. 可待因的个体化治疗建议　利用现有的药理遗传学和药物基因组学研究数据指导可待因治疗,能潜在的改善治疗反应和减少不良事件的发生(表 13-1)。

表 13-1　基于 CYP2D6 基因型指导可待因用药

基因型	表型	临床意义	个体化治疗建议
*1/*1×N、*1/*2×N(至少携带 2 拷贝以上的功能等位基因)	超快代谢型(UM)	酶活性高,可待因代谢加快,吗啡生成增加,导致呼吸减缓和呼吸困难等严重不良事件发生风险增加	避免使用可待因,防止呼吸减缓和呼吸困难等严重不良事件发生
*1/*1、*1/*2、*2/*2、*1/*41 *1/*4、*2/*5、*1/*10、*10/*10(至少携带一个功能等位基因或两个活性降低的功能等位基因)	快代谢型(EM)	酶活性正常,正常代谢可待因	根据药品说明书,给予临床常规推荐剂量治疗
*4/*10、*5/*41(携带一个活性降低的功能等位基因和一个无活性的等位基因)	中等代谢型(IM)	酶活性降低,可待因代谢减慢,吗啡生成减少	根据药品说明书,给予临床常规推荐剂量治疗。若无疗效,可考虑换药,如换为吗啡或非阿片类药物
*4/*4、*4/*5、*5/*5、*4/*6(携带两个无活性的等位基因)	慢代谢型(PM)	酶活性极低,对可待因物代谢能力弱,吗啡生成少,可能导致治疗无效	使用可待因治疗可能无效,建议换用其他药物治疗

第三节　非阿片类中枢性镇痛药

曲马多(tramadol)为非阿片类中枢性镇痛药,通过激活 μ-阿片类受体以及抑制去甲肾上腺素和 5-羟色胺再摄取而发挥双重镇痛作用。临床适用于中度和严重急慢性疼痛、手术及手术后疼痛等。

1. 曲马多临床应用的主要问题　曲马多临床应用个体差异较大,部分患者止痛效果不佳或者出现不良事件,如恶心、呕吐、出汗、瘙痒、便秘、头痛、中枢神经系统症状等。

2. 曲马多临床药物基因组学研究　曲马多是 R-曲马多和 S-曲马多组成的外消旋混合物,在肝脏中主要由 CYP2D6 代谢为活性代谢产物 O(氧位)-去甲基曲马多(M1)。M1 主要激活 μ-阿片类受体发挥作用。有研究表明 CYP2D6 能够影响曲马多及其活性代谢产物的血药浓度,进而影响到曲马多的镇痛效果及不良反应。在 CYP2D6 慢代谢型患者中,曲马多代谢减慢,活性代谢产物 M1 生成减少,镇痛效果减弱。在中国人群的研究表明,与携带 CYP2D6 *1/*1、CYP2D6 *2/*2 以及 CYP2D6 *2/*10 的人群相比携带 CYP2D6 *10/*10 的人群曲马多清除率显著降低($P<0.01$)。在一项前瞻性研究中,CYP2D6 慢代谢型患者镇痛无效比例远高于 CYP2D6 快代谢型患者(46.7% VS 21.6%,$P=0.005$)。而在 CYP2D6 超快代谢型患者,曲马多代谢加快,活性代谢产物 M1 生成增加,镇痛效果增强,不良反应也增加。在 CYP2D6 超快代谢型患者中,曲马多引起的恶心等不良反应高达 50%,远超过 CYP2D6 快代谢人群(9%)。

3. 曲马多的个体化治疗建议　利用现有的药理遗传学和药物基因组学研究数据指导曲马多物治疗,能潜在的改善治疗反应和减少不良事件的发生(表 13-2)。

表 13-2　基于 *CYP2D6* 基因型指导曲马多用药

基因型	表型	临床意义	个体化治疗建议
*1/*1×N、*1/*2×N、*2/*2×N（至少携带 2 拷贝以上的功能等位基因）	超快代谢型(UM)	酶活性高,曲马多代谢加快,活性代谢产物 M1 生成增加,毒性反应风险也增加	①建议给予 70%的曲马多治疗,以防止不良反应的发生(如恶心、呕吐、便秘、尿潴留等);②换成其他药物治疗,如非甾体抗炎药等,但不能换用羟考酮、可待因等

续表

基因型	表型	临床意义	个体化治疗建议
*1/*1、*1/*2、*2/*2、*1/*41、*1/*4、*2/*5、*1/*10、*10/*10（至少携带一个功能等位基因或两个活性降低的功能等位基因）	快代谢型（EM）	酶活性正常，正常代谢曲马多物	给予临床常规推荐剂量治疗
*4/*10、*5/*41（携带一个活性降低的功能等位基因和一个无活性的等位基因）	中等代谢型（IM）	酶活性降低，曲马多代谢减慢，活性代谢产物M1生成减少，可能降低镇痛效果	适当增加曲马多给药剂量，若不能达到有效镇痛效果，可换用其他镇痛药物治疗（但不能换用羟考酮、可待因等）
*3-*8、*11-*16、*19-*21、*38、*40、*42（携带两个无活性的等位基因）	慢代谢型（PM）	酶活性极低，对曲马多物代谢能力弱，活性代谢产物M1生成少，可能降低镇痛效果	换用其他镇痛药物治疗（但不能换用羟考酮、可待因等）

参考文献

[1] Crews KR, Caudle KE, Dunnenberger HM, et al. Considerations for the Utility of the CPIC Guideline for CYP2D6 Genotype and Codeine Therapy. Clin Chem, 2015, 61(5): 775-776.

[2] Nicholson WT, Formea CM. Clinical perspective on the Clinical Pharmacogenetics Implementation Consortium Updated 2014 guidelines for CYP2D6 and codeine. Clin Chem, 2015, 61(2): 319-321.

[3] Crews KR, Gaedigk A, Dunnenberger HM, et al. Clinical Pharmacogenetics Implementation Consortium guidelines for cytochrome P450 2D6 genotype and codeine therapy: 2014 update. Clin Pharmacol Ther, 2014, 95(4): 376-382.

[4] Lam J, Woodall KL, Solbeck P, et al. Codeine-related deaths: The role of pharmacogenetics and drug interactions. Forensic Sci Int, 2014, 239: 50-56.

[5] Friedrichsdorf SJ, Nugent AP, Strobl AQ. Codeine-associated pediatric deaths despite using recommended dosing guidelines: three case reports. J Opioid Manag, 2013, 9(2): 151-155.

[6] Eissing T, Lippert J, Willmann S. Pharmacogenomics of codeine, morphine, and morphine-6-glucuronide: model-based analysis of the influence of CYP2D6 activity, UGT2B7

activity, renal impairment, and *CYP3A4* inhibition. Mol Diagn Ther, 2012, 16(1): 43-53.

[7] Gong L, Stamer UM, Tzvetkov MV, et al. PharmGKB summary: tramadol pathway. Pharmacogenet Genomics, 2014, 24(7): 374-380.

[8] Dong H, Lu SJ, Zhang R, et al. Effect of the *CYP2D6* gene polymorphism on postoperative analgesia of tramadol in Han nationality nephrectomy patients. Eur J Clin Pharmacol, 2015, 71(6): 681-686.

[9] Li Q, Wang R, Guo Y, et al. Relationship of *CYP2D6* genetic polymorphismsand the pharmacokinetics of tramadol in Chinese volunteers. J Clin Pharm Ther, 2010, 35: 239-247.

第十四章

药物基因组学与抗痛风药物
个体化治疗用药决策

第一节 概 述

痛风是体内嘌呤代谢紊乱所引起的一种疾病,致使尿酸盐在关节、肾及结缔组织中析出结晶,表现为高尿酸血症。临床上抗痛风药并不多,主要以秋水仙碱、非甾体类抗炎药、激素、促进尿酸排泄药(如丙磺舒等)和抑制尿酸合成药(别嘌醇)为主。国内外有大量研究报道了抑制尿酸合成药(别嘌醇)的药物基因组学研究。

第二节 别 嘌 醇

别嘌醇(allopurinol)是结构上环绕于黄嘌呤的化合物(在嘌呤环上第七位是 C,第八位是 N),其被体内黄嘌呤氧化酶催化成别黄嘌呤。别嘌醇和别黄嘌呤对黄嘌呤氧化酶均有抑制作用,从而使黄嘌呤和次黄嘌呤不能被黄嘌呤氧化酶转化成尿酸。临床主要用于治疗痛风和防止痛风性肾病、继发性高尿酸血症以及重症癫痫的辅助治疗。

1. 别嘌醇临床应用的主要问题 别嘌醇相对来说是一种较为安全有效的药物,但有少部分患者使用后出现出现严重的皮肤不良反应,如药物超敏反应综合征、SJS/TEN 等。

2. 别嘌醇临床药物基因组学研究 在不同的人群中研究均证实 *HLA-B*5801* 等位基因与别嘌醇诱导的严重皮肤不良反应显著相关。在不同人群中,*HLA-B*5801* 发生频率不同,在非裔美国人群中约为 3.85%、白种人群约为 0.8%、亚洲人群约为 5.32%,而在中国人群的发生频率约为 8%。因此亚洲人群中,别嘌醇诱发的严重不良反应风险较高。*HLA-B*5801* 等位基因与别嘌醇诱导的严重皮肤不良反应的相关性,最先在中国人群中发现。

Hung 等发现别嘌醇所致的 51 例严重皮肤不良反应患者均携带 *HLA-B* *5801* 等位基因,而别嘌醇耐受组中只有 15%(20/135)的患者携带 *HLA-B* *5801* 等位基因。同样在泰国人群中也发现,别嘌醇诱发的 27 例严重皮肤不良反应均携带 *HLA-B* *5801* 等位基因,而耐受组中只有 13%(7/54)的患者携带 *HLA-B* *5801* 等位基因。随后在韩国、日本以及欧洲人群中均证实 *HLA-B* *5801* 等位基因与别嘌醇诱导的严重皮肤不良反应相关。

3. 别嘌醇个体化治疗建议　别嘌醇适用于未携带 *HLA-B* *58 : 01* 等位基因的患者;若患者携带 *HLA-B* *58 : 01* 等位基因,发生严重皮肤型药物不良反应的风险显著增加,且有可能发生致命性 SJS/TEN,因此建议优先选择其他药物治疗(表 14-1)。

表 14-1　基于 *HLA-B* 基因型指导别嘌呤醇用药

基因型	表型	个体化治疗建议
不携带 *HLA-B* *58 : 01*	使用别嘌呤醇发生严重皮肤不良反应的风险低	根据临床指导使用别嘌呤醇治疗
至少携带一个 *HLA-B* *58 : 01* 等位基因	使用别嘌呤醇发生严重皮肤不良反应的风险高	不建议使用别嘌呤醇治疗

参 考 文 献

[1] Cheng L,Xiong Y,Qin CZ,et al. *HLA-B* *58 : 01* is strongly associated with allopurinol-induced severe cutaneous adverse reactions in Han Chinese patients: a multicentre retrospective case-control clinical study. Br J Dermatol,2015,173(2):555-558.

[2] Saito Y,Stamp LK,Caudle KE,et al. Clinical Pharmacogenetics Implementation Consortium (CPIC)guidelines for human leukocyte antigen B (HLA-B)genotype and allopurinol dosing:2015 update. Clin Pharmacol Ther,2016,99(1):36-37.

[3] Jarjour S,Barrette M,Normand V,et al. Genetic markers associated with cutaneous adverse drug reactions to allopurinol: a systematic review. Pharmacogenomics, 2015, 16(7):755-767.

[4] Hershfield MS,Callaghan JT,Tassaneeyakul W,et al. Clinical Pharmacogenetics Implementation Consortium guidelines for human leukocyte antigen-B genotype and allopurinol dosing. Clin Pharmacol Ther,2013,93(2):153-158.

[5] Hung SI,Chung WH,Liou LB,et al. *HLA-B* *5801* allele as a genetic marker for severe cutaneous adverse reactions caused by allopurinol. PNAS,2005,102(11):4134-4139.

[6] Rufini S,Ciccacci C,Politi C,etal. Stevens-Johnson syndrome and toxic epidermal necrolysis:an update on pharmacogenetics studies in drug-induced severe skin reaction. Pharmacogenomics,2015,16(17):1989-2002.

[7] Lee MT,Mahasirimongkol S,Zhang Y,et al. Clinical application of pharmacogenomics: the example of HLA-based drug-induced toxicity. Public Health Genomics,2014,17(5-6):248-255.

[8] Nguyen DV,Vidal C,Li J,et al. Validation of a rapid test for HLA-B*58:01/57:01 allele screening to detect individuals at risk for drug-induced hypersensitivity. Pharmacogenomics,2016,17(5):473-480.

[9] Lam MP,Yeung CK,Cheung BM. Pharmacogenetics of allopurinol—making an old drug safer. J Clin Pharmacol,2013,53(7):675-679.

[10] Zineh I,Mummaneni P,Lyndly J,et al. Allopurinol pharmacogenetics:assessment of potential clinical usefulness. Pharmacogenomics,2011,12(12):1741-1749.

第十五章

药物基因组学与免疫抑制剂
个体化治疗用药决策

第一节 概　　述

　　免疫抑制剂是对机体的免疫反应具有抑制作用的药物,能抑制与免疫反应有关细胞(T 细胞或 B 细胞、巨噬细胞等)的增殖和功能,能降低抗体免疫反应。免疫抑制剂主要用于器官移植抗排斥反应和自身免疫疾病等。临床上免疫抑制剂较多,但药物基因组学研究较多的是钙调磷酸酶抑制药(环孢素、他克莫司等)。

第二节　钙调磷酸酶抑制药

一、环孢素

　　环孢素(cyclosporine,CsA)为钙调磷酸酶抑制剂(calcineurin inhibitors,CNIs),能特异性地阻断参与排斥反应的体液免疫和细胞免疫。临床上 CsA 广泛应用于预防同种异体肝、肾、心以及骨髓等器官或组织移植所发生的排异反应并可与肾上腺皮质激素等免疫抑制剂联合应用,治疗一些免疫性疾病。

　　1. 环孢素临床应用的主要问题　CsA 口服吸收率低且不规律,不同个体在口服相同剂量后,血药浓度差异非常大。环孢素治疗窗较窄(100~400μg/L),因此血药浓度超过 400μg/L 时发生肝、肾毒性的风险增加。

　　2. 环孢素临床药物基因组学研究　CsA 主要由肝脏 CYP3A4、CYP3A5 等酶代谢,由多药耐药相关基因 *MDR1* 转运清除。多项研究报道了 *CYP3A5* 基因多态性与 CsA 代谢相关,但结果并不一致。在一项包含 1821 例肾移植患者的 meta-analysis 显示,在携带 *CYP3A5 *1/*1* 等位基因的患者中,CsA 的血

药浓度低于 $CYP3A5*3/*3$（$P=0.004$，CL：3.12-17.00）。也有研究显示 $CYP3A4$ 遗传多态性与 CsA 血药浓度相关，如在中国肾移植患者中，携带 $CYP3A4*18/*18$ 等位基因的患者血药浓度低于携带 $CYP3A4*1/*1$ 患者。但也有研究提示 $CYP3A4$ 常见有功能意义的突变（*1B、*1C、*2 等）与 CsA 的代谢无关。在研究 $MDR1$ 遗传多态性与 CsA 清除的研究中，同样也出现了相互矛盾的结果。Jun Lee 等对 13 个研究（1293 名肾移植患者）进行 meta-analysis 显示，与携带 MDR1 3435TT 的肾移植患者相比携带 $MDR1$ 3435CC 的患者需要更高剂量的 CsA 才能达到目标治疗浓度。总之，目前 $CYP3A4$、$CYP3A5$、$MDR1$ 等遗传多态性与 CsAPK 和 PD 的相关性研究较多，但结果常常不一致，因此需要进一步的研究。

3. 环孢素的个体化治疗建议　尽管遗传多态性对 CsA 的影响尚需进一步的研究，但在 CYP3A4、CYP3A5 以及 $MDR1$ 活性降低的患者中，初始剂量可从低剂量开始，然后通过血药浓度监测达到目标剂量。

二、他克莫司

他克莫司（tacrolimus，FK506）是一种新型强效免疫抑制剂，同属 CNI，与淋巴细胞 FK506 结合蛋白-12（FKBP-12）结合，形成药物-FKBP-12 复合物，抑制 T 淋巴细胞特异性转录因子（NK-AT）的活化及白介素类（ILs）细胞因子的合成，进而抑制移植物抗宿主反应和迟发型超敏反应。与 CsA 相比，FK506 具有更好的免疫抑制作用（其活性约为 CsA 的 10～100 倍）和肝肾安全性，近年来广泛应用于各种器官移植手术后的抗排斥反应预防和治疗中。

1. 他克莫司临床应用的主要问题　口服吸收无明显规律、治疗窗窄、不同个体体内代谢利用度有较大差异（4%～89%），达到的免疫抑制效应与产生药物代谢毒性反应各不相同。

2. 他克莫司药物基因组学研究　FK506 主要由肝脏 CYP3A4、CYP3A5 等酶代谢，其中 $CYP3A5$ 多态性显著影响 FK506 血浆及组织药物浓度，进而影响其疗效和不良反应。$CYP3A5*3$（rs776746）等位基因导致 $CYP3A5$ 酶活性缺失或下降，中国人群发生率为 65%～76%，其中 $CYP3A5*3/*3$ 突变型纯合子约占全部人群的 50%。$CYP3A5*3$ 位于内含子 3，该突变能引起 $CYP3A5$ mRNA 发生可变性剪切，产生一个终止密码子，致使翻译提前终止，生成一个不稳定的截断蛋白质。因此携带 $CYP3A5$ 突变型纯合子（*3/*3）的个体不能表达有酶活性的蛋白质。在移植患者中，大量研究报告均证实 $CYP3A5$ 野生型（*1/*1）或突变型杂合子（*1/*3）可迅速代谢 FK506，造成血药浓度下降，且 FK506 所需剂量在 $CYP3A5*1/*1$ 和 $CYP3A5*1/*3$ 患者中均显著高于 CYP3A5 *3/*3 患者。因此与携带 CYP3A5 *3/*3 患者相比,携带 CYP3A5 *1/*1 和 CYP3A5 *1/*3 的患者约需增加 1.5~2 倍的初始剂量。研究也发现 CYP3A5 *3/*3 突变型纯合子患者出现肝功能异常、高血压、高血糖和药物肾毒性等不良反应的风险远高于 CYP3A5 *1/*1 或 CYP3A5 *1/*3。CYP3A5 *3 多态性可解释大约 45% FK506 的个体差异。也有研究表明 CYP3A4 和 ABCB1 基因多态性与 FK506 的个体差异相关,但研究结果尚需进一步证实。

3. 他克莫司个体化治疗建议 在携带 CYP3A5 *3/*3 突变纯合子基因型患者中,FK506 给予常规起始剂量[0.1~0.12mg/(kg·d)];在携带 CYP3A5 *1/*1 野生型或 CYP3A5 *1/*3 突变杂合子患者中,FK506 给予 1.5~2 倍的起始剂量,但不宜超过 0.3mg/(kg·d)(表 15-1)。

表 15-1　基于 CYP3A5 基因型指导他克莫司用药

基因型	表型	个体化治疗建议
CYP3A5 *1/*1	快代谢型	给予 1.5~2 倍的起始剂量,但不宜超过 0.3mg/(kg·d)
CYP3A5 *1/*3	中间代谢型	给予 1.5~2 倍的起始剂量,但不宜超过 0.3mg/(kg·d)
CYP3A5 *3/*3	慢代谢型	给予常规起始剂量[0.1~0.12mg/(kg·d)]

注:①其他 CYP3A5 罕见的具有功能意义的多态性,如 CYP3A5 *6(rs10264272)、CYP3A5 *7(rs41303343)等,也能影响 FK506 的初始剂量,用药建议可以参照 CYP3A5 *3。②基于 CYP3A5 基因型指导他克莫司用药,适用于肾、心、肺以及骨髓等移植。在肝移植患者中供受者 CYP3A5 基因型应保持一致,才有指导价值。

参 考 文 献

[1] Birdwell KA, Decker B, Barbarino JM, et al. Clinical Pharmacogenetics Implementation Consortium (CPIC) Guidelines for CYP3A5 Genotype and Tacrolimus Dosing. Clin Pharmacol Ther, 2015, 98(1):19-24.

[2] Rojas L, Neumann I, Herrero MJ, et al. Effect of CYP3A5 *3 on kidney transplant recipients treated with tacrolimus: a systematic review and meta-analysis of observational studies. Pharmacogenomics J, 2015, 15(1):38-48.

[3] Kurzawski M1, Dąbrowska J, Dziewanowski K, et al. CYP3A5 and CYP3A4, but not ABCB1 polymorphisms affect tacrolimus dose-adjusted trough concentrations in kidney transplant recipients. Pharmacogenomics, 2014, 15(2):179-88.

[4] Lamba J, Hebert JM, Schuetz EG, et al. PharmGKB summary: very important pharmacogene information for CYP3A5. Pharmacogenet Genomics, 2012, 22(7):555-558.

[5] Kniepeiss D, Renner W, Trummer O, et al. The role of CYP3A5 genotypes in dose requirements of tacrolimus and everolimus after heart transplantation. Clin Transplant,

2011,25(1):146-150.

[6] Larriba J, Imperiali N, Groppa R, et al. Pharmacogenetics of immunosuppressant poly-morphism of *CYP3A5* in renal transplant recipients. Transplant Proc, 2010, 42 (1): 257-259.

[7] Anglicheau D, Legendre C, Beaune P, et al. Cytochrome P450 3A polymorphisms and im-munosuppressive drugs: an update. Pharmacogenomics, 2007, 8(7): 835-849.

[8] Uesugi M, Masuda S, Katsura T, et al. Effect of intestinal *CYP3A5* on postoperative ta-crolimus trough levels in living-donor liver transplant recipients. Pharmacogenet Genom-ics, 2006, 16(2): 119-27.

[9] Haufroid V, Mourad M, Van Kerckhove V, et al. The effect of *CYP3A5* and MDR1 (ABCB1) polymorphisms on cyclosporine and tacrolimus dose requirements and trough blood levels in stable renal transplant patients. Pharmacogenetics, 2004, 14(3): 147-154.

[10] Thervet E, Anglicheau D, King B, et al. Impact of cytochrome p450 3A5 genetic poly-morphism on tacrolimus doses and concentration-to-dose ratio in renal transplant recip-ients. Transplantation, 2003, 76(8): 1233-1235.

第十六章

药物基因组学与抗病原微生物药物个体化治疗用药决策

第一节 概　　述

凡对病原体产生抑制或杀灭作用，用于预防感染性疾病的药物，包括抗菌药、抗病毒药、抗虫药等，均归类为病原微生物药物。抗病原微生物药物的有效性和安全性一直是临床关注的焦点。临床上罕见的特异质严重不良反应，如药源性肝损伤、耳毒性、肾毒性、严重皮肤不良反应等，大多是由抗病原微生物药物引起的。

第二节 抗 菌 药 物

一、阿莫西林-克拉维酸

阿莫西林-克拉维酸（amoxicillin-clavulanate，AC）由阿莫西林和克拉维酸钾以 7∶1 配比组成的复方制剂。阿莫西林-克拉维酸中的阿莫西林主要作用在微生物的繁殖阶段，通过抑制细胞壁黏多肽的生物合成而起作用；而克拉维酸钾具有青霉素类似的 β-内酰胺结构，能通过阻断 β-内酰胺酶的活性部位，使大部分细菌所产生的这些酶失活。临床常用于产酶流感嗜血杆菌和卡他莫拉菌所致的下呼吸道感染、中耳炎、鼻窦炎等的治疗。

1. 阿莫西林-克拉维酸临床应用的主要问题　少部分患者使用阿莫西林-克拉维酸会导致药源性肝损害（多数为胆汁淤积性肝损伤，也有患者发生严重的肝细胞型损伤），严重者可危及生命。该不良反应一般发生在 55～65 岁的人群初始用药的前 2 周内。

2. 阿莫西林-克拉维酸临床药物基因组学研究　早在 1999 年就有研究报道 *HLA-DRB1*15∶01- DQB1*06∶02* 单倍型与阿莫西林-克拉维酸诱导的肝

损伤显著相关。对 35 例肝损伤患者和 60 例健康对照组进行比较发现,*HLA-DRB1*＊15：01- *DQB1*＊06：02 单倍型频率在肝损伤患者中显著增加(57.1％ vs 11.7％,$P<0.01$)。随后多项研究均证实 *HLA-DRB1*＊15：01- *DQB1*＊06：02 单倍型频率与阿莫西林-克拉维酸诱导的肝损伤显著相关,如:O'Donohue J 等对 20 例使用阿莫西林-克拉维酸诱发黄疸的患者与 134 例对照组相比,*HLA-DRB1*＊15：01 等位基因频率显著增加(OR＝9.25,$P<2.50\times10^{-6}$),且所有 *HLA-DRB1*＊15：01 基因型的患者均是 *DRB1*＊15：01-*DRB5*＊01：01-*DQB1*＊06：02 单倍体;Donaldson 等研究也发现 *HLA-DRB1*＊15：01 基因型与阿莫西林-克拉维酸导致的肝损伤显著相关(OR＝2.59,$P<0.01$);在对 201 例阿莫西林-克拉维酸诱导肝损伤的欧洲和美国患者的全基因组学关联研究发现,*HLA-DRB1*＊15：01-*DQB1*＊06：02 等位基因与阿莫西林-克拉维酸诱导肝损伤的风险均显著相关;在阿莫西林-克拉维酸诱导肝损伤的西班牙患者中研究显示,*HLA-DRB1*＊15：01-*DQB1*＊06：02 等位基因型与阿莫西林-克拉维酸诱导肝损伤的风险均显著相关。

3. 阿莫西林-克拉维酸个体化治疗建议 *HLA-DRB1*＊15：01-*DQB1*＊06：02单倍型可以预测阿莫西林-克拉维酸引起肝损伤的风险,携带 *HLA-DRB1*＊15：01-*DQB1*＊06：02 单倍型的患者发生肝损伤的风险较高,建议优先选择其他药物治疗;而未携带 *HLA-DRB1*＊15：01-*DQB1*＊06：02 单倍型的患者发生肝损伤的风险较低,建议使用(表 16-1)。

表 16-1 基于 *HLA-DRB1*＊15：01-*DQB1*＊06：02 单倍型指导阿莫西林-克拉维酸用药

基因型	表型	个体化治疗建议
未携带 *HLA-DRB1*＊15：01-*DQB1*＊06：02 单倍型	使用阿莫西林-克拉维酸发生肝损伤的风险较低	临床使用阿莫西林-克拉维酸治疗
携带 *HLA-DRB1*＊15：01-*DQB1*＊06：02 单倍型	使用阿莫西林-克拉维酸发生肝损伤的风险高	不建议使用阿莫西林-克拉维酸治疗,建议优先选择其他药物治疗

二、氟氯西林

氟氯西林(flucloxacillin)是青霉素的异噁唑衍生物,其主要通过抑制细菌细胞壁的生物合成,加速细菌细胞壁的分解,从而起到抗菌作用。氟氯西林临床上主要用于葡萄球菌所致的各种周围感染。

1. 氟氯西林临床应用的主要问题 少部分患者(8～11 人/10 万)使用氟氯西林会导致药源性肝损害(胆汁淤积性肝炎),严重者可危及生命。该不良反应在女性、老年人以及长期用药患者中发生风险增加。

2. 氟氯西林临床药物基因组学研究 Ann K Daly 等研究发现 *HLA-B*5701* 等位基因与氟氯西林诱导的胆汁淤积性肝损伤显著相关。对 51 例使用氟氯西林导致胆汁淤积性肝损伤的患者和 282 例对照组,进行全基因关联分析(GWAS)866399 个 SNPs 后发现 *HCP5*(HLA complex P5)基因的缺失突变 rs2395029 与氟氯西林诱导的胆汁淤积性肝损伤密切相关(OR=45,$P=8.7\times10^{-33}$)。而 *HCP5* 基因的缺失突变 rs2395029 与 *HLA-B*5701* 完全连锁。进一步采用 64 例氟氯西林耐受的患者作为对照组,分析发现 *HLA-B*5701* 与氟氯西林导致的肝损伤发生显著相关(OR=80.6;95%CI,22.8~284.9;$P=8.97\times10^{-19}$)。最后在 23 例氟氯西林导致的肝损伤患者中进行了重复验证,确定了 *HLA-B*5701* 与氟氯西林导致的肝损伤发生相关(OR=100;95%CI,20.6~485.8;$P=6.62\times10^{-13}$)。由于 *HCP5* 基因的缺失突变 rs2395029 与 *HLA-B*5701* 完全连锁,提示检测 rs2395029 和 *HLA-B*5701* 突变均能预测氟氯西林诱发肝损伤的发生风险。

3. 氟氯西林个体化治疗建议 *HLA-B*5701* 等位基因或 *HCP5* rs2395029 突变可以预测氟氯西林引起肝损伤的风险,携带 *HLA-B*5701* 等位基因或 *HCP5* rs2395029 突变的患者发生肝损伤的风险较高,建议优先选择其他药物治疗;而未携带 *HLA-B*5701* 等位基因或未发生 *HCP5* rs2395029 突变的的患者发生肝损伤的风险较低,建议使用(表 16-2)。

表 16-2 基于 *HLA-B* 基因型指导氟氯西林用药

基因型	表型	个体化治疗建议
不携带 *HLA-B*5701* 或 *HCP5* rs2395029 突变	使用氟氯西林发生肝损伤的风险较低	临床使用氟氯西林治疗
至少携带一个 *HLA-B*5701* 等位基因或 *HCP5* rs2395029 突变	使用氟氯西林发生肝损伤的风险高	不建议使用氟氯西林治疗,建议优先选择其他药物治疗

三、氨基糖苷类

氨基糖苷类抗生素(aminoglycoside antibiotics)是由氨基糖与氨基环醇通过氧桥连接而成的苷类抗生素,其通过作用于细胞 30S 核糖体亚单位的 16S rRNA 解码区的 A 部位,从而抑制细菌蛋白质合成并降低细胞膜的通透性而发挥抑菌效果。氨基糖苷类抗生素主要用于敏感需氧革兰阴性杆菌所致的全身感染。临床常用的氨基糖苷类抗生素包括:链霉素(streptomycin)、庆大霉素(gentamicin)、卡那霉素(kanamycin)、妥布霉素(tobramycin)、新霉素(neomycin)、阿米卡星(amikacin)、西索米星(gentamicin)以及奈替米星(netilmicin)。

1. 氨基糖苷类抗生素临床应用的主要问题 临床使用氨基糖苷类抗生素可导致多种不良反应,如耳毒性、肾毒性、神经肌肉阻断等,但以耳毒性最为常见。耳毒性包括前庭功能障碍和耳蜗听神经损伤。氨基糖苷类抗生素诱发前庭功能障碍的风险依次为:新霉素＞卡那霉素＞链霉素＞奈替米星、阿米卡星、庆大霉素＞妥布霉素。氨基糖苷类抗生素诱发耳蜗听神经损伤的风险依次是:新霉素＞卡那霉素＞阿米卡星＞西索米星＞庆大霉素＞链霉素。

2. 氨基糖苷类抗生素临床药物基因组学研究 早在1993年Prezant等在有家族性AAID的3个无血缘关系家庭和有非综合征型耳聋的一个阿拉伯-以色列家系的患者中,发现线粒体DNA(mitochondrial DNA,mtDNA)12S rRNA基因存在同质性1555A＞G突变,而在正常对照人群中未检测到该突变位点。此研究首次报道了mtDNA 12S rRNA基因1555A＞G突变与AAID密切相关。随后多个国家的研究团队均研究发现12S rRNA 1555A＞G突变与氨基糖苷类抗生素所致的耳聋性有关。961delT/insC(n)是mtDNA 12S rRNA基因961号位点胸腺嘧啶的缺失和数目不等的胞嘧啶的嵌入突变。有多篇研究报道了961delT/insC(n)与AAID的相关性,但研究结果并不一致。2004年在我国锦州的一个母系遗传性耳聋大家系中发现12S rRNA 1494C＞T与AAID相关。该突变导致线粒体DNA高度保守的12S rRNA中1494位点C突变为T,形成了一个新U1494-1555A碱基对,与药物性耳聋相关的1555A＞G突变所形成的C1494-1555G碱基对结构相似,因而也成为诱发AAID的遗传因素。也有研究报道mtDNA 12S rRNA基因1095T＞C突变位点与AAID密切相关。携带C等位基因的患者使用氨基糖苷类抗生素发生耳毒性风险显著高于携带T等位基因的患者。除上述位点外,也有研究发现mtDNA 12S rRNA一些其他突变位点,如1310C＞T,1005T＞C,1243T＞C,1374A＞G,1331A＞G,1116A＞G,1192C＞T,1027A＞G,801A＞C,747A＞G,1291T＞C,1192C＞A,792C＞T,827A＞G,1537C＞T,636A＞G和990T＞C等,与氨基糖苷类抗生素诱发的耳毒性可能相关,但均未有足够的证据支持。

3. 氨基糖苷类抗生素个体化治疗建议 mtDNA 12S rRNA遗传多态性可以预测氨基糖苷类引起耳毒性的风险。携带mtDNA 12S rRNA突变(1555A＞G、1494 C＞T、1095T＞C等)的患者发生耳毒性的风险较高,建议选择其他药物治疗;而未携带mtDNA 12S rRNA突变(1555A＞G、1494 C＞T、

1095T＞C 等)的患者发生肝损伤的风险较低,建议使用(表 16-3)。

表 16-3　基于 mtDNA 12S rRNA 遗传多态性指导氨基糖苷类抗生素用药

基因型	表型	个体化治疗建议
mtDNA 12S rRNA 未突变(1555A＞G、1494 C＞T、1095T＞C 等)	使用氨基糖苷类发生耳毒性的风险较低	临床使用氨基糖苷类治疗
mtDNA 12S rRNA 突变(1555A＞G、1494 C＞T、1095T＞C 等)	使用氨基糖苷类发生耳毒性的风险高	不建议使用氨基糖苷类治疗,建议优先选择其他药物治疗

注:临床上应用氨基糖苷类抗生素时应避免与高效利尿药或顺铂等其他有耳毒性的药物合用。

四、氨苯砜

氨苯砜(dapsone)为砜类抑菌剂,通过作用于细菌的二氢叶酸合成酶,干扰叶酸的合成,从而达到抑菌效果。氨苯砜临床常用于治疗麻风,也用于疟疾、HIV 感染伴发的卡氏肺囊虫肺炎及多种慢性炎症性疾病的治疗。

1. 氨苯砜临床应用的主要问题　约有 0.5%～3% 使用氨苯砜的患者会发生药物超敏综合征(drug-induced hypersensitivity syndrome,HSS),死亡率高达 11%～13%。除此之外,氨苯砜还可导致其他多种不良反应,如溶血、溶血性贫血等。

2. 氨苯砜临床药物基因组学研究　近来有研究发现在携带 *HLA-B* 13:01* 等位基因的麻风病患者中,使用氨苯砜发生药物超敏综合征的风险较高(OR 20.53;$P=6.84\times10^{-25}$)。与未携带 *HLA-B*13:01* 等位基因的麻风病患者相比,携带一个 *HLA-B*1301* 风险等位基因,氨苯砜诱发药物超敏综合征的风险高 37.5 倍;携带两个 *HLA-B*1301* 风险等位基因,氨苯砜诱发药物超敏综合征的风险高 110.8 倍。*HLA-B*13:01* 等位基因预测麻风病患者使用氨苯砜发生药物超敏综合征风险的敏感性为 85.5%、特异性为 85.7%。进一步的研究也证实 *HLA-B*13:01* 等位基因与氨苯砜引起的药物超敏综合征风险相关。90% 的使用氨苯砜诱发药物超敏综合征的患者携带 *HLA-B*13:01* 等位基因,敏感性为 90%、特异性为 93.1%。*HLA-B*13:01* 等位基因在中国人群中的发生频率约为 2%～20%、在日本人群中的发生频率为 1.5%、在印度人群中的发生频率为 1%～12%、在东南亚人群中的发生频率为 2%～4%,但在欧洲人群和非洲人群中较为罕见。

3. 氨苯砜个体化治疗建议　　*HLA-B* *13:01* 等位基因可以预测氨苯砜引起药物超敏综合征的风险,携带 *HLA-B* *13:01* 等位基因的患者发生药物超敏综合征的风险较高,建议优先选择其他药物治疗;而未携带 *HLA-B* *13:01* 等位基因的患者发生药物超敏综合征的风险较低,建议使用(表 16-4)。

表 16-4　基于 *HLA-B* 基因型指导氨苯砜用药

基因型	表型	个体化治疗建议
不携带 *HLA-B* *13:01*	使用氨苯砜发生药物超敏综合征的风险较低	临床使用氨苯砜治疗
至少携带一个 *HLA-B* *13:01* 等位基因	使用氨苯砜发生药物超敏综合征的风险高	慎用氨苯砜治疗,建议优先选择其他药物治疗

五、异烟肼

利福平(rifampicin)、异烟肼(isoniazid)、吡嗪酰胺(pyrazinamide)、链霉素(streptomycin)以及乙胺丁醇(ethambutol)仍是抗结核杆菌治疗的主要药物,但目前只有异烟肼和链霉素(参见氨基糖苷类抗生素)临床药物基因组学研究的比较透彻。

异烟肼(4-吡啶甲酰肼)是异烟酸的酰肼,其对分枝杆菌,主要是在生长繁殖期的细菌有效。临床主要单用或与其他抗结核杆菌药物联合应用于各型结核病的预防、治疗。

1. 异烟肼临床应用的主要问题　　异烟肼体内代谢个体差异较大,易引起肝毒性和周围神经毒性,其中肝毒性更常见。临床使用异烟肼可致 20% 患者出现肝功能改变,1%～2% 的患者出现严重肝损伤。与利福平、吡嗪酰胺(均有一定的肝毒性)联合应用,肝毒性更强。肝毒性常出现在用药的前 3 个月,表现为转氨酶升高、胆汁淤积、黄疸以及胃肠功能紊乱等。

2. 异烟肼临床药物基因组学研究　　异烟肼在肝脏中主要通过 *N*-乙酰基转移酶 2(*NAT2*)乙酰化作用生成乙酰异烟肼(acetyl isoniazid),异烟肼同时也通过水解作用生成酰肼(hydrazine)和异烟酸(isonicotinic acid)。酰肼进一步在 NAT2 乙酰化作用下生成单乙酰肼(monoacetyl hydrazine)和乙酰肼(acetyl hydrazine)。酰肼、乙酰肼为毒性物质,可直接与肝细胞发生过氧化反应引起肝损伤。乙酰肼进一步在细胞 P450 酶的作用下代谢为毒性更强的酰化中间体(acylating intermediates)。该酰化中间体(乙酰偶氮或其分解产物乙酰正离子和乙酰游离基)与肝细胞内蛋白质、核酸等大分子物质共价结合,造成脂质过氧化,破坏肝细胞膜的完整性和膜的 Ca^{2+}-ATP 酶系,使细胞内外环境 Ca^{2+} 的稳态失衡,最终造成肝细胞死亡。

多项研究均证实 *NAT2* 多态性与异烟肼引起的肝毒性显著相关。三项荟萃分析发现 *NAT2* 慢乙酰化的人群增加异烟肼引起肝毒性的风险(OR=1.93~4.69)。Azuma J 等基于药物基因组学指导异烟肼临床应用的研究发现,NAT2 基因多态性与异烟肼临床使用剂量相关。该研究对 172 例患者,采用随机、对照设计,基于药物基因组学研究分三个异烟肼剂量组(*NAT2* 慢乙酰化者 2.5mg/kg、*NAT2* 中间乙酰化者 5mg/kg、*NAT2* 快乙酰化者 7.5mg/kg)与对照组(三种基因型使用临床标准异烟肼给药剂量 5mg/kg)进行比较研究。该研究结果显示:①在 *NAT2* 快乙酰化患者中给予高剂量(7.5mg/kg)的异烟肼治疗与对照组(标准剂量的 *NAT2* 快乙酰化患者)比较,能显著降低早期治疗无效的比例(15% vs 39.5%;OR=0.274;95% CI:0.097~0.776;*P*=0.015),而毒性反应两组没有差别(4.5 % vs 4.2%);②在*NAT2* 慢乙酰化患者中给予低剂量(2.5mg/kg)的异烟肼治疗与对照组(标准剂量的 *NAT2* 慢乙酰化患者)比较,能显著降低肝毒性发生风险(0 % vs 77.8%;*P*=0.003),且早期治疗无效率低(0% vs 22.2%);③联合药物基因组学指导的 *NAT2* 慢乙酰化和快乙酰化组的患者与对照组比较,肝毒性和早期治疗失败风险较低(17% vs 48.1%;OR=0.229;95% CI:0.091~0.574;*P*=0.002)。不同种族 *NAT2* 乙酰化代谢类型有明显的差异。*NAT2* 野生型基因型为*4,常见的突变基因型有*5、*6、*7 等。野生型纯合子(*4/*4)为快乙酰化型、突变杂合子(如*4/*6、*4/*7 等)为中间乙酰化型,而突变纯合子(如*6/*6、*6/*7 等)为慢乙酰化型。*NAT2* 慢乙酰化的发生率在白种人中为 50%~60%,而中国人群慢乙酰化的发生率约为 25.06%、快乙酰化的发生率约为 49.3%。在我国 *NAT2* 基因型主要为 *NAT2*4 (基因频率 70%~85%)、*NAT2*5 (基因频率 1.8%~6.3%)、*NAT2*6(基因频率 19.3%~25%)以及 *NAT2*7(基因频率 14.3%~25.3%)。我国人群中 *NAT2* 基因型以 *NAT2*4/*4 野生型基因为主,*NAT2*4/*6A 和 *NAT2*4/*7B 杂合子基因型较为常见,慢乙酰化代谢型基因在我国主要有 *NAT2*6A/*7B。

3. 异烟肼个体化治疗建议 *NAT2* 基因多态性可以预测异烟肼的疗效和毒性反应。*NAT2* 快乙酰化患者,有可能导致异烟肼抗结核治疗失败,需要增加异烟肼给药剂量;*NAT2* 慢乙酰化患者,有可能诱发异烟肼引起的肝毒性,需要减少异烟肼给药剂量(表 16-5)。

表 16-5　基于 *NAT2* 基因型指导异烟肼用药

基因型	表型	个体化治疗建议
NAT2 野生型纯合子	快乙酰化、异烟肼乙酰化加速,疗效降低风险增加	给予 150% 临床常规推荐剂量治疗
NAT2 突变杂合子	使用异烟肼发生药物超敏综合征的风险高	给予临床常规推荐剂量治疗
NAT2 突变纯合子	慢乙酰化、异烟肼乙酰化慢,毒性反应发生风险增加	给予 50% 临床常规推荐剂量治疗

第三节　抗真菌药物

伏立康唑(voriconazole)为第二代三唑类抗真菌药氟康唑的衍生物,其通过抑制对真菌细胞色素 P-450 有依赖性的羊毛固醇 14α-去甲基化酶,从而抑制羊毛固醇转化成麦角固醇,麦角固醇的缺失破坏了真菌细胞的完整性,从而影响了真菌细胞的功能,进而导致真菌死亡。临床用于治疗侵袭性曲霉病。

1. 伏立康唑临床应用的主要问题　伏立康唑在药代动力学方面存在较大的个体差异,呈非线性药动学特征,致使其疗效和不良反应存在显著的个体差异。

2. 伏立康唑临床药物基因组学研究　伏立康唑在肝脏中被 CYP2C19、CYP2C9 以及 CYP3A4 代谢,其中以 CYP2C19 代谢为主。伏立康唑代谢动力学的个体差异与 *CYP2C19* 基因多态性显著相关。

研究表明与 *CYP2C19* 快代谢人群比较,伏立康唑的血药浓度在 *CYP2C19* 慢代谢型人群中增加 3 倍,在 *CYP2C19* 中间代谢人群中增加 2 倍。有研究表明在 *CYP2C19* 超快代谢人群中,可能需要更高的剂量,才能达到有效治疗浓度。荷兰皇家药剂师协会药物基因组学组(DPWG)指出应根据 *CYP2C9* 基因型指导伏立康唑的用药。

3. 伏立康唑个体化治疗建议　应利用现有的药理遗传学和药物基因组学研究数据指导伏立康唑物治疗,能潜在的改善治疗反应和减少不良事件的发生。

表 16-6 基于 *CYP2C19* 基因型指导伏立康唑用药

基因型	表型	临床意义	个体化治疗建议
*1/*1（携带两个功能等位基因）	快代谢型（EM）	正常代谢伏立康唑	给予临床常规推荐剂量治疗
*1/*2、*1/*3（携带一个功能等位基因和一个活性降低的功能等位基因）	中等代谢型（IM）	对伏立康唑代谢减慢	可考虑给予 50% 临床常规推荐剂量治疗，随后利用 TDM 调整给药剂量达到目标浓度
*2/*2、*2/*3、*3/*3（携带两个活性降低的功能等位基因）	慢代谢型（PM）	对伏立康唑代谢能力弱，血药浓度高，毒性反应发生风险高	可考虑使用 25% 的临床常规推荐剂量治疗，随后利用 TDM 调整给药剂量达到目标浓度

注：①缺乏伏立康唑在 *CYP2C19* 超快代谢型中的临床药物基因组学数据。②伏立康唑在与 CYP2C19、CYP2C9 以及 CYP3A4 诱导剂或抑制剂联合使用时，应密切监测伏立康唑的血药浓度。

第四节 抗疟疾药物

伯氨喹（primaquine）为 8-氨基喹啉类衍生物，其临床主要用于抗疟治疗，对间日疟红细胞外期（或休眠子）和各种疟原虫的配子体有较强的杀灭作用，对红内期作用较弱，对恶性疟红内期则完全无效。临床上常与氯喹或乙胺嘧啶合用联合使用。

1. 伯氨喹临床应用的主要问题 伯氨喹毒性较大，且对缺乏葡糖 6-磷酸脱氢酶（G-6-PD）的人群易发生急性溶血性贫血和高铁血红蛋白血症。

2. 伯氨喹临床药物基因组学研究 很早临床上就发现伯氨喹可导致急性溶血性贫血和高铁血红蛋白血症。后研究发现伯氨喹所致急性溶血性贫血、高铁血红蛋白血症与 G-6-PD 缺乏有关。G-6-PD 缺乏症是一种常见的 X 连锁不完全显性遗传。G-6-PD 缺乏症人群，由于 *G-6-PD* 基因突变，导致该酶活性降低，红细胞不能抵抗氧化损伤而遭受破坏，引起溶血性贫血。G-6-PD 缺乏症人群并不一定均表现出临床症状，有时在一些诱因的影响下才发病，如食蚕豆、感染、某些药物等。伯氨喹导致的 G-6-PD 缺乏症人群急性溶血性贫血的发生，即是药物诱导 G-6-PD 缺乏症人群表现出临床症状。伯氨喹引起 G-6-PD 缺乏症人群急性溶血性贫血发生的原因是：伯氨喹的氧化代谢产物喹啉醌衍生物有较强氧化性，能引起氧化应激反应，产生高铁血红蛋白、氧化型谷胱甘肽等。正常时,在 G-6-PD 催化下,可迅速补充 NADPH(还原型辅酶Ⅱ),后者使氧化型谷胱甘肽还原为谷胱甘肽(对红细胞膜有保护作用)。当红细胞内缺乏 G-6-PD 时,因不能迅速补充 NADPH,从而不能保护红细胞而引发溶血。

G-6-PD 缺乏症与 *G-6-PD* 基因突变有关,全世界现已发现 150 多种突变型,在我国比较常见的突变有外显子 12 的 G1376T、外显子 12 的 G1388A、外显子 2 的 A95G。目前检测 G-6-PD 缺乏症的方法有:①表型诊断方法,如高铁血红蛋白还原试验、荧光斑点试验、硝基四氮唑蓝纸片法、NBT 定量法、G-6-PD/6PGD 比值法等;②基因诊断方法,主要是检测 G1376T、G1388A、A95G 等突变位点,常用的技术有寡核苷酸探针杂交、变性高效液相色谱、测序等。

3. 伯氨喹个体化治疗建议　G-6-PD 缺乏症患者慎用或不用伯氨喹治疗(表 16-7)。

表 16-7　基于 *G-6-PD* 基因型或活性指导伯氨喹用药

基因型	表型	个体化治疗建议
G-6-PD 基 因 G1376T、G1388A、A95G 等未突变	G-6-PD 酶活性正常,使用伯氨喹发生急性溶血性贫血和高铁血红蛋白血症的风险低	临床可使用伯氨喹治疗
G-6-PD 基 因 G1376T、G1388A、A95G 等突变	G-6-PD 酶活性低,使用伯氨喹发生急性溶血性贫血和高铁血红蛋白血症的风险高	慎用或不用伯氨喹治疗

注:临床上诊断 G-6-PD 缺乏有多种检测方法,应根据实际情况选择合适的检测方法。

第五节　抗病毒药物

一、阿巴卡韦

阿巴卡韦(abacavir)为新的碳环 2′-脱氧鸟苷核苷类药物,其通过抑制人免疫缺陷病毒(HIV)逆转录酶而发挥作用。临床主要应用于抗艾滋病治疗。

1. 阿巴卡韦临床应用的主要问题　少数使用(5%~8%)阿巴卡韦的患者会发生药物超敏综合征(drug-induced hypersensitivity syndrome,HSS),临床表现:以急性广泛的皮损,伴发热、淋巴结肿大、多脏器受累(肝炎、肾炎、肺炎等)、嗜酸粒细胞增多及单核细胞增多等血液学异常为特征的严重全身性药物反应。皮损初发多为斑丘疹或多形性红斑,严重可发生 SJS/TEN。近来也有报道阿巴卡韦疑有增加心脏病发作的风险。

2. 阿巴卡韦临床药物基因组学研究　早期在高加索人群中发现,服用阿巴卡韦出现药物超敏综合征的患者超过 94% 携带 *HLA-B*57:01* 等位基因,而服用阿巴卡韦未发生药物超敏综合征的患者只有 1.7% 携带 *HLA-B*57:01* 等位基因。随后多项研究均证实阿巴卡韦引起的药物超敏综合征与人类白细胞抗原 *HLA-B*57:01* 等位基因存在相关性。

3. 阿巴卡韦个体化治疗建议　*HLA-B*57:01* 等位基因可以预测阿巴卡韦引起药物超敏综合征的风险,携带 *HLA-B*57:01* 等位基因的患者发生药物超敏综合征的风险较高,建议优先选择其他药物治疗;而未携带 *HLA-B*57:01* 等位基因的患者发生药物超敏综合征的风险较低,但不能完全避免药物超敏综合征的发生,因此在使用阿巴卡韦时仍需要观察是否出现药物超敏综合征的体征和症状(表 16-8)。

表 16-8　基于 *HLA-B* 基因型指导阿巴卡韦用药

基因型	表型	个体化治疗建议
不携带 *HLA-B*57:01*	使用阿巴卡韦发生药物超敏综合征的风险较低	临床使用阿巴卡韦治疗,注意观察是否出现药物超敏综合征的体征和症状
至少携带一个 *HLA-B*57:01* 等位基因	使用阿巴卡韦发生药物超敏综合征的风险高	不建议使用阿巴卡韦治疗,选择其他药物治疗

二、聚乙二醇干扰素 α/利巴韦林

丙型病毒性肝炎是由丙型肝炎病毒(HCV)感染引起的病毒性肝炎。据世界卫生组织统计,全球 HCV 的感染率约为 3%,估计约 1.7 亿人感染了 HCV,每年新发丙型肝炎病例约 3.5 万例。我国慢性丙型病毒性肝炎感染者大约有 4000 万。丙型肝炎可导致肝脏慢性炎症坏死和纤维化,部分患者可发展为肝硬化甚至肝细胞癌。丙型病毒性肝炎根据 HCV 基因型分为 1(1a 和 1b)型、2 型、3 型、4 型、5 型、6 型等,相比于 1 型、4 型,2 型、3 型、5 型、6 型治疗效果较好。在我国主要表现为 1b 型(超过 50%),2 型次之(约 30%),表明在我国以"难治性丙型肝炎"为主。丙型肝炎治疗的标准方案是聚乙二醇干扰素 α(pegylated-interferon-alpha,PEG-IFN-α)联合利巴韦林(ribavirin,RBV)。

PEG-IFN-α 是重组人干扰素 α 与聚乙二醇的一种共价结合物,干扰素通过与细胞表面特异性细胞膜受体结合而发挥作用。PEG-IFN-α 临床适用于慢性丙型肝炎以及乙型肝炎的治疗。RBV 为合成的核苷类抗病毒药,应用于病毒性疾病的防治。

1. PEG-IFN-α/RBV 临床应用的主要问题 临床部分患者使用 PEG-IFN-α/RBV 标准治疗方案治疗丙型肝炎无效。临床上常用具有持续性病毒学应答(sustained virological response,SVR)来代表丙肝成功治愈。在丙型肝炎基因型 1 型患者中持续性病毒学应答只有 40%～50%,丙型肝炎基因型 4 型患者中持续性病毒学应答为 40%～70%,丙型肝炎基因型 2 或 3 型患者中持续性病毒学应答为 70%～80%。

临床也有部分患者使用 PEG-IFN-α/RBV 标准治疗方案治疗丙型肝炎出现溶血性贫血。这是由于利巴韦林会抑制谷胱甘肽,从而损伤红细胞的细胞膜,使红细胞裂解增加,进而导致溶血性贫血发生。溶血性贫血在联合替拉瑞韦(telaprevir)和波普瑞韦(boceprevir)治疗以及老年女性患者中,发生风险更高。

2. PEG-IFN-α/RBV 临床药物基因组学研究 研究发现 *IL28B* 基因多态性与临床 PEG-IFN-α/RBV 联合治疗丙型肝炎疗效和丙型肝炎病毒清除密切相关。*IL28B* 基因编码 INF-λ,为干扰素 Ⅲ 型家族,主要是通过 JAK-SATA 信号途径,诱导 STAT1 和 STAT2 的磷酸化,而激活一些抗病毒蛋白,而发挥抗病毒作用。*IL28B* 基因位于 19 号染色体上,包含 6 个外显子,22 个氨基酸的信号肽和 174 个氨基酸的成熟肽组成。*IL28B* 基因有多个有功能意义的突变与持续性病毒学应答及丙型肝炎病毒清除相关,其中关联性最强的 2 个多态位点为 *IL28B* rs12979860(C＞T)和 *IL28B* rs8099917(G＞T)。在丙型肝炎基因型 1 型或 4 型的患者中研究发现,*IL28B* rs12979860 CC 基因型患者持续病毒学应答百分比明显高于 CT 型或 TT 型(28%;5%;5%,$P<0.0001$),丙型肝炎病毒自发清除率也明显高于 CT 型或 TT 型(69%;33%;27%,$P<0.0001$)。类似在丙型肝炎基因型 1 型或 4 型的患者中的研究也证实 *IL28B* rs8099917TT 基因型患者有更高的持续病毒学应答率及 HCV 自发清除率。而在丙型肝炎基因型为 2 型和 3 型的患者中,对慢性丙型肝炎患者获得持续病毒学应答的预测作用并不显著。进一步的研究证实 rs12979860 和 rs8099917 存在连锁不平衡。*IL28B* rs12979860(C＞T)和 *IL28B* rs8099917(G＞T)在不同的种族存在显著差异。在我国 *IL28B* rs12979860 CC 基因型人群接近 90%,而 rs8099917 的分布率基本类似。因此,在我国尽管丙型肝炎基因型 1 型患者较多,但对 PEG-IFN-α/RBV 标准治疗方案反应均较好。

近来也有研究发现 *ITPA* 基因多态性与利巴韦林引起的溶血性贫血相关。三磷酸肌苷焦磷酸酶(inosine triphosphate pyrophosphatase,ITPA)是嘌呤类药物代谢过程中的关键酶。*ITPA* 常见的多态位点 rs1127354（C＞A），在我国的分布频率为 CC 型 73.9％、CA 型 23.5％、AA 型 2.5％。研究显示在 *ITPA*rs1127354 多态性直接与利巴韦林治疗慢性丙型肝炎患者时血红蛋白下降程度密切相关。*ITPA*rs1127354 AA 基因型患者诱发利巴韦林引起溶血性贫血发生的风险较低，提示 A 等位基因为利巴韦林诱发溶血性贫血的保护因子。

3. PEG-IFN-α/RBV 的个体化治疗建议　*IL28B* 遗传多态性(rs12979860)能够预测丙型肝炎基因型 1 型或 4 型患者的治疗疗效。*ITPA* 遗传多态位点(rs1127354)能够预测利巴韦林引起溶血性贫血的发生风险(表16-9,表 16-10)。

表 16-9　基于 *IL28B* 基因型预测丙型肝炎治疗疗效

基因型	表型	个体化治疗建议
*IL28B*rs12979860 CC 型	在 1 型或 4 型慢性丙型肝炎患者中,使用 PEG-IFN-α/RBV 标准治疗方案,效果较好	建议使用 PEG-IFN-α/RBV 标准治疗方案
*IL28B*rs12979860 CT 或 TT 型	在 1 型或 4 型慢性丙型肝炎患者中,使用 PEG-IFN-α/RBV 标准治疗方案效果较在 *IL28B* rs12979860 CC 型患者中差	建议延长 PEG-IFN-α/RBV 标准治疗方案时间,或加用蛋白酶抑制剂(替拉瑞韦和波普瑞韦)

表 16-10　基于 *ITPA* 基因型预测利巴韦林诱发溶血性贫血的风险

基因型	表型	个体化治疗建议
*ITPA*rs1127354 AA	使用利巴韦林诱发溶血性贫血的风险较低	使用利巴韦林治疗,发生溶血性贫血风险较低,使用利巴韦林相对较安全
*ITPA*rs1127354 CC 或 CA 型	使用利巴韦林诱发溶血性贫血的风险较高	使用利巴韦林发生溶血性贫血风险较高,建议预防可能发生的溶血性贫血

三、依非韦伦

依非韦伦（efavirenz）为非核苷逆转录酶抑制物（non-nucleoside reverse transcriptase inhibitor，NNRTI），常联合其他药物一起用于抗艾滋病毒（HIV type 1）的治疗。依非韦伦现已成为治疗艾滋病的一线药物，常作为 NNRTI 的首选。

1. 依非韦伦临床应用的主要问题　依非韦伦临床应用治疗窗窄（1～4μg/ml），个体差异较大。研究表明，依非韦伦血药浓度大于 4μg/ml 时，发生中枢神经系统不良反应的风险增加；而当依非韦伦血药浓度小于 1μg/ml 时，导致依非韦伦治疗失败的风险增加。

2. 依非韦伦临床药物基因组学研究　依非韦伦在肝脏中主要经 P-450 酶 CYP2B6 羟化代谢成 8-羟依非韦伦及少量的 7-羟依非韦伦。8-羟依非韦伦在 CYP2B6 的作用下，继续代谢为 8，14-二羟依非韦伦。其他代谢酶如 CYP2A6、CYP3A4、CYP3A5 等也参与了依非韦伦的代谢。依非韦伦的各种代谢产物在 UGT2B7 的作用下经葡萄糖醛酸结合经肾脏排出。与依非韦伦代谢相关基因的多态性可能导致依非韦伦药代动力学参数在个体间的差异。目前，对 *CYP2B6* 基因多态性引起的依非韦伦血药浓度的影响研究较为深入。*CYP2B6* 常见的多态位点 516G＞T（rs3745274）导致代谢酶活性下降，依非韦伦血药浓度增加，中枢神经系统不良反应发生风险也可能增加。Almudena Sánchez Martín 等研究表明，*CYP2B6* 516G＞T 突变患者中，每天给予标准治疗剂量依非韦伦 600mg/d 治疗，患者诱发中枢神经系统不良反应较高。根据 *CYP2B6* 516G＞T 基因多态性，每天给予携带 516GT 基因型的患者依非韦伦 400mg/d、给予携带 516TT 基因型的患者依非韦伦 200mg/d，随后进行血药浓度监测，发生中枢神经系统毒性的风险显著降低。同时还发现根据基因型给药和血药浓度监测每年可为患者节约 37971 欧元。Kuan-Yeh Lee 等研究也证实在 *CYP2B6* 516G＞T 突变基因型中建议降低依非韦伦的给药剂量。*CYP2B6* 516G＞T 多态性存在种族差异，在非洲人群发生频率约为 46％，在欧洲人群约为 21％，在亚洲人群约为 17％，在中国人群发生频率约为 34％。除了 *CYP2B6* 516G＞T 基因多态性外，*CYP2B6* 其他突变位点，如 983 T＞C（rs28399499）、15582C＞T（rs4803419）等，也可能与依非韦伦的代谢相关。

3. 依非韦伦的个体化治疗建议　应利用现有的药理遗传学和药物基因组学研究数据指导依非韦伦物治疗，能潜在的改善治疗反应和减少不良事件的发生（表 16-11）。

表 16-11 基于 *CYP2B6* 基因型指导依非韦伦用药

基因型	表型	临床意义	个体化治疗建议
CYP2B6 516GG	酶活性正常	正常代谢依非韦伦物	给予临床常规推荐剂量(600mg)治疗
CYP2B6 516GT	酶活性减弱	对依非韦伦代谢减慢	可考虑给予 2/3 临床常规推荐剂量(400mg)治疗,随后利用 TDM 调整给药剂量达到目标浓度
CYP2B6 516TT	酶活性低	对依非韦伦物代谢能力弱,血药浓度高,毒性反应发生风险高	可考虑使用 1/3 临床常规推荐剂量(200mg)治疗,随后利用 TDM 调整给药剂量达到目标浓度

注:其他基因型对依非韦伦代谢影响的研究结果相对较少。

四、奈韦拉平

奈韦拉平(nevirapine)为非核苷逆转录酶抑制物(non-nucleoside reverse transcriptase inhibitor,NNRTI),其与 1 型艾滋病毒(HIV-1)的逆转录酶直接连接阻断 RNA 依赖和 DNA 依赖的 DNA 聚合酶活性,从发挥抗 HIV-1 作用。奈韦拉平通常与其他抗逆转录病毒药物合用治疗 HIV-1 感染。

1. 奈韦拉平临床应用的主要问题 少部分(约 5%)患者在使用奈韦拉平的前 2 个月内,会出现严重的不良反应,如严重的皮肤不良反应(SJS/TEN),重症肝炎/肝衰竭等。

2. 奈韦拉平临床药物基因组学研究 奈韦拉平主要由肝脏 P-450 酶 CYP2B6 和 CYP3A4 代谢。有研究表明 *CYP2B6* 多态性可能影响奈韦拉平的血药浓度,进而可能影响到其不良反应。在印度妇女人群中发现 *CYP2B6* 516 G>T(rs3745274)突变可引起奈韦拉平清除率降低($P=0.04$)。在不同种族临产妇女中研究发现,非洲妇女中 *CYP2B6* 983 T>C(rs28399499)突变与奈韦拉平代谢减慢有关($P=0.004$),但与 *CYP2B6* 516 G>T 突变无关($P=0.8$)。这种研究结果不一致,可能是由于种族差异所致。大量的研究表明人类白细胞抗原(HLA)基因多态性与奈韦拉平诱发的严重不良反应密切相关。Meta-analysis 表明,*HLA-B*35* 与奈韦拉平诱导的皮肤不良反应显著相关(OR=2.45,95% CI:1.10~5.48);*HLA-DRB1*01* 与奈韦拉平诱导的肝毒性显著相关(OR=2.94,95% CI:1.92~4.50);在非洲人群中发现 *HLA-B*58:01* 也与奈韦拉平诱导的肝毒性显著相关(OR=3.51,95% CI:1.72~7.19);*HLA-C*04* 在不同的人群中均证实与奈韦拉平诱导的不良反应相关

（OR＝2.63,95% CI:1.97～3.52）。在中国汉族人群中研究也发现 *HLA-C*04* 与奈韦拉平诱导的不良反应相关（OR＝3.61,95% CI:1.135～11.489）。尽管 *HLA* 基因多态性与奈韦拉平诱发的严重不良反应密切相关,但存在种族差异。*HLA-B*35* 和 *HLA-DRB1*01* 可能主要与白种人群和泰国人群使用奈韦拉平导致的不良反应相关;而 *HLA-B*58:01* 可能主要与非洲人群使用奈韦拉平所致的不良反应相关;只有 *HLA-C*04* 在不同的种族中,均发现与奈韦拉平所致的不良反应相关。

3. 奈韦拉平个体化治疗建议 应利用现有的药理遗传学和药物基因组学研究数据指导奈韦拉平物治疗,能潜在的改善治疗反应和减少不良事件的发生（表 16-12）。

表 16-12 基于 *HLA* 基因型指导奈韦拉平用药

基因型	表型	个体化治疗建议
不携带 *HLA-C*04* 等位基因	使用奈韦拉平发生严重不良反应（SJS/TEN、肝毒性等）的风险较低	使用奈韦拉平治疗
至少携带一个 *HLA-C*04* 等位基因	使用奈韦拉平发生严重不良反应（SJS/TEN、肝毒性等）的风险高	慎用奈韦拉平治疗,注意监测不良反应的发生

注:①CYP2B6 多态性可能影响奈韦拉平的代谢,其药物基因组学研究数据有待进一步证实;②临床使用奈韦拉平常规监测血药浓度,可能利于达到最佳治疗浓度,从而提高疗效、减少不良反应发生,利于患者的治疗。

参 考 文 献

[1] Ar Kar Aung,David W Haas,Todd Hulgan,et al. Pharmacogenomics of antimicrobial agents. Pharmacogenomics,2014,15(15):1903-1930.

[2] Kaniwa N,Saito Y. Pharmacogenomics of severe cutaneous adversereactions and drug-induced liver injury. J Hum Genet,2013,58:317-326.

[3] Jing W,Zongjie H,Denggang F,et al. Mitochondrial mutations associated with aminoglycoside ototoxicity and hearing loss susceptibility identified by meta-analysis. J Med Genet,2015,52(2):95-103.

[4] Zhang FR,Liu H,Irwanto A,et al. *HLA-B*13:01* and the dapsone hypersensitivity syndrome. N Engl J Med,2013,369(17):1620-1628.

[5] M D Cappellini,G Fiorelli. Glucose-6-phosphate dehydrogenase deficiency. Lancet,2008,371:64-74.

[6] Matsumoto,T;Ohno,M;Azuma,J Azuma,et al . Future of pharmacogenetics-based

therapy for tuberculosis. Pharmacogenomics,2014,15(5):601-607.

［7］Martin MA,Hoffman JM,Freimuth RR,et al. Clinical Pharmacogenetics Implementation Consortium Guidelines for HLA-B Genotype and Abacavir Dosing: 2014 update. Clin Pharmacol Ther,2014,95(5):499-500.

［8］Muir AJ,Gong L,Johnson SG,et al. Clinical Pharmacogenetics Implementation Consortium (CPIC) guidelines for IFNL3 (IL28B) genotype and PEG interferon-α-based regimens. Clin Pharmacol Ther,2014,95(2):141-146.

［9］Martín AS,Gómez AI,García-Berrocal B,et al. Dose reduction of efavirenz: an observational study describing cost-effectiveness,pharmacokinetics and pharmacogenetics. Pharmacogenomics,2014,15(7):997-1006.

［10］Elena M. Cornejo Castro,Daniel F. Carr,Andrea L. Jorgensen,et al. HLA-allelotype associations with nevirapine-inducedhypersensitivity reactions and hepatotoxicity: a systematicreview of the literature and meta-analysis. Pharmacogenet Genom,2015,25: 186-198.

附 录

FDA 说明书中包含药物基因组学信息的药物（2016年8月）

药物	疾病	基因
阿巴卡韦	感染性疾病	*HLA-B*
曲妥珠单抗	肿瘤	*ERBB2*
阿法替尼	肿瘤	*EGFR*
阿米替林	精神病	*CYP2D6*
阿那曲唑	肿瘤	*ESR1、PGR*
阿福特罗（1）	肺病	*UGT1A1*
阿福特罗（2）	肺病	*CYP2D6*
阿立哌唑	精神病	*CYP2D6*
三氧化二砷	肿瘤	*PML-RARA*
托莫西汀	精神病	*CYP2D6*
咪唑硫嘌呤	风湿病	*TPMT*
博赛泼维	感染性疾病	*IFNL3*
博舒替尼	肿瘤	*BCR/ABL1*
白消安	肿瘤	*BCR-ABL1*
卡培他滨	肿瘤	*DPYD*

续表

药物	疾病	基因
卡马西平(1)	神经性疾病	HLA-B
卡马西平(2)	神经性疾病	HLA-A
卡谷氨酸	先天性代谢缺陷	NAGS
卡立普多	风湿病	CYP2C19
卡维地洛	心脏病	CYP2D6
塞来昔布	风湿病	CYP2C9
色瑞替尼	肿瘤	ALK
西妥昔单抗(1)	肿瘤	EGFR
西妥昔单抗(2)	肿瘤	KRAS
西维美林	牙科	CYP2D6
氯喹	感染性疾病	G6PD
氯磺丙脲	内分泌疾病	G6PD
顺铂	肿瘤	TPMT
西酞普兰(1)	精神病	CYP2C19
西酞普兰(2)	精神病	CYP2D6
氯巴占	神经性疾病	CYP2C19
氯米帕明	精神病	CYP2D6
氯吡格雷	心脏病	CYP2C19
氯氮平	精神病	CYP2D6
可待因	麻醉	CYP2D6

续表

药物	疾病	基因
克唑替尼	肿瘤	*ALK*
达拉菲尼(1)	肿瘤	*BRAF*
达拉菲尼(2)	肿瘤	*G6PD*
氨苯砜(1)	皮肤病	*G6PD*
氨苯砜(2)	感染性疾病	*G6PD*
达沙替尼	肿瘤	*BCR/ABL1*
地尼白介素	肿瘤	*IL2RA*
地昔帕明	精神病	*CYP2D6*
右兰索拉唑	肠胃病	*CYP2C19*
右美沙芬/奎尼丁	神经性疾病	*CYP2D6*
地西泮	精神病	*CYP2C19*
多塞平(1)	精神病	*CYP2D6*
多塞平(2)	精神病	*CYP2C19*
屈螺酮/炔雌醇	妇科、皮肤科	*CYP2C19*
伊利格鲁斯特	先天性代谢缺陷	*CYP2D6*
艾曲波帕(1)	血液病	*F5*
艾曲波帕(2)	血液病	*SERPINC1*
埃罗替尼(1)	肿瘤	*EGFR*
埃罗替尼(2)	肿瘤	*EGFR*
埃索美拉唑	肠胃病	*CYP2C19*

续表

药物	疾病	基因
依维莫司(1)	肿瘤	*ERBB2*
依维莫司(2)	肿瘤	*ESR1*
依西美坦(1)	肿瘤	*ESR1*
依西美坦(2)	肿瘤	*PGR*
氟尿嘧啶(1)	皮肤病	*DPYDPGR*
氟尿嘧啶(2)	肿瘤	*DPYD*
氟西汀	精神病	*CYP2D6*
氟比洛芬	风湿病	*CYP2C9*
氟伏沙明	精神病	*CYP2D6*
氟维司群	肿瘤	*ESR1*、*PGR*
加兰他敏	神经性疾病	*CYP2D6*
格列美脲	内分泌疾病	*G6PD*
格列吡嗪	内分泌疾病	*G6PD*
格列本脲	内分泌疾病	*G6PD*
依鲁替尼	肿瘤	del (17p)
伊洛哌酮	精神病	*CYP2D6*
伊马替尼(1)	肿瘤	*KIT*
伊马替尼(2)	肿瘤	*BCR-ABL1*
伊马替尼(3)	肿瘤	*PDGFRB*
伊马替尼(4)	肿瘤	*FIP1L1-PDGFRA*

续表

药物	疾病	基因
丙米嗪	精神病	CYP2D6
茚达特罗	肺病	UGT1A1
伊立替康	肿瘤	UGT1A1
异山梨醇/肼屈嗪	心脏病	NAT1-2
依伐卡托	肺病	CFTR
兰索拉唑	胃肠病	CYP2C19
拉帕替尼(1)	肿瘤	ERBB2
拉帕替尼(2)	肿瘤	HLA-DQA1 HLA-DRB1
来那度胺	血液病	DEL(5q)
来曲唑	肿瘤	ESR1、PGR
洛美他派	内分泌病	LDLR
磺胺米隆	感染性疾病	G6PD
巯嘌呤	肿瘤	TPMT
亚甲蓝	血液病	G6PD
甲氧氯普胺	肠胃病	CYB5R1-4
美托洛尔	心脏病	CYP2D6
米泊美生	内分泌疾病	LDLR
莫达非尼	精神病	CYP2D6
霉酚酸	移植免疫	HPRT1
萘啶酸	感染性疾病	G6PD

续表

药物	疾病	基因
奈法唑酮	精神病	*CYP2D6*
尼罗替尼(1)	肿瘤	*BCR-ABL*
尼罗替尼(2)	肿瘤	*UGT1A1*
呋喃妥英	感染性疾病	*G6PD*
去甲替林	精神病	*CYP2D6*
阿托珠单抗	肿瘤	*MS4A1*
高三尖杉酯碱	肿瘤	*BCR-ABL1*
奥美拉唑	肠胃病	*CYP2C19*
帕尼单抗(1)	肿瘤	*EGFR*
帕尼单抗(2)	肿瘤	*KRAS*
泮托拉唑	肠胃病	*CYP2C19*
帕罗西汀	精神病	*CYP2D6*
帕唑帕尼	肿瘤	*UGT1A1*
聚乙二醇 3350、硫酸钠、氯化钠、氯化钾、抗坏血酸钠、抗坏血酸	肠胃病	*G6PD*
聚乙二醇重组尿酸酶	风湿病	*G6PD*
奋乃静	精神病	*CYP2D6*
帕妥珠单抗	肿瘤	*HER2*
苯妥英	神经性疾病	*HLA-B*
哌咪清	精神病	*CYP2D6*

续表

药物	疾病	基因
帕纳替尼	肿瘤	BCR-ABL1
普拉格雷(1)	心脏病	CYP2C19
普拉格雷(2)	心脏病	CYP2C9
普拉格雷(3)	心脏病	CYP3A5
普拉格雷(4)	心脏病	CYP2B6
普伐他汀	内分泌疾病	LDLR
伯氨喹	感染性疾病	G6PD
普罗帕酮	心脏病	CYP2D6
普萘洛尔	心脏病	CYP2D6
普罗替林	精神病	CYP2D6
奎尼丁	心脏病	CYP2D6
硫酸奎宁(1)	感染性疾病	G6PD
硫酸奎宁(2)	感染性疾病	CYP2D6
雷贝拉唑	肠胃病	CYP2C19
拉布立酶(1)	肿瘤	G6PD
拉布立酶(2)	肿瘤	CYB5R1-4
利福平、异烟肼和吡嗪酰胺	感染性疾病	NAT1-2
利培酮	精神病	CYP2D6
利妥昔单抗	肿瘤	MS4A1
西米普韦	感染性疾病	IFNL3

续表

药物	疾病	基因
亚硝酸钠	中毒	G6PD
苯乙酸钠/苯甲酸钠	先天性代谢缺陷	NAGS、CPS1、ASS1、OTC、ASL、ABL2
索非布韦	感染性疾病	IFNL3
二巯丁二钠	血液病	G6PD
磺胺甲噁唑/甲氧苄啶	感染性疾病	G6PD
他莫昔芬(1)	肿瘤	ESR1、PGR
他莫昔芬(2)	肿瘤	F5
他莫昔芬(3)	肿瘤	F2
替拉瑞韦	感染性疾病	IFNL3
丁苯那嗪	神经性疾病	CYP2D6
硫鸟嘌呤	肿瘤	TPMT
硫利达嗪	精神病	CYP2D6
替格瑞洛	心脏病	CYP2C19
托特罗定	泌尿生殖疾病	CYP2D6
托西莫单抗	肿瘤	MS4A1
曲马多	镇痛	CYP2D6
曲美替尼	肿瘤	BRAF
曲妥珠单抗	肿瘤	ERBB2
维 A 酸	肿瘤	PML/RARA
曲米帕明	精神病	CYP2D6

续表

药物	疾病	基因
丙戊酸(1)	神经性疾病	*POLG*
丙戊酸(2)	神经性疾病	*NAGS*、*CPS1*、*ASS1*、*OTC*、*ASL*、*ABL2*
维罗非尼	肿瘤	*BRAF*
文拉法辛	精神病	*CYP2D6*
伏立康唑	感染性疾病	*CYP2C19*
沃替西汀	神经性疾病	*CYP2D6*
华法林(1)	心脏病或血液病	*CYP2C9*
华法林(2)	心脏病或血液病	*VKORC1*
华法林(3)	心脏病或血液病	*PROS*
华法林(4)	心脏病或血液病	*PROC*